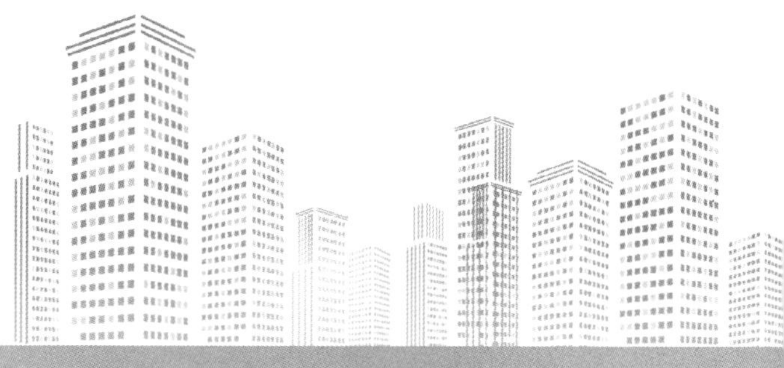

工作场所
心理健康促进实施指南

主　审　李　涛

主　编　李　霜　余善法

副主编　瞿鸿鹰　张巧耘

人民卫生出版社

图书在版编目（CIP）数据

工作场所心理健康促进实施指南 / 李霜，余善法主编. —北京：人民卫生出版社，2020

ISBN 978-7-117-29991-6

Ⅰ. ①工… Ⅱ. ①李…②余… Ⅲ. ①作业环境卫生—心理健康—指南 Ⅳ. ①R395.6-62

中国版本图书馆 CIP 数据核字（2020）第 074434 号

工作场所心理健康促进实施指南

主　　编：李　霜　余善法
出版发行：人民卫生出版社（中继线 010-59780011）
地　　址：北京市朝阳区潘家园南里 19 号
邮　　编：100021
E - mail：pmph @ pmph.com
购书热线：010-59787592　010-59787584　010-65264830
印　　刷：北京铭成印刷有限公司
经　　销：新华书店
开　　本：710 × 1000　1/16　　**印张：**17
字　　数：314 千字
版　　次：2020 年 6 月第 1 版　2020 年 6 月第 1 版第 1 次印刷
标准书号：ISBN 978-7-117-29991-6
定　　价：35.00 元
打击盗版举报电话：010-59787491　E-mail：WQ @ pmph.com
质量问题联系电话：010-59787234　E-mail：zhiliang @ pmph.com

《工作场所心理健康促进实施指南》

编写委员会

主　审　李　涛

主　编　李　霜　余善法

副主编　瞿鸿鹰　张巧耘

编　委（以姓氏汉语拼音为序）

陈　涛　国网吉林省电力有限公司电力科学研究院
陈惠清　广东省职业病防治院
成　蕊　国网浙江省余杭供电公司工会
戴俊明　复旦大学公共卫生学院
高茜茜　江苏省疾病预防控制中心
李　霜　中国疾病预防控制中心职业卫生与中毒控制所
李　涛　中国疾病预防控制中心职业卫生与中毒控制所
刘晓曼　中国疾病预防控制中心职业卫生与中毒控制所
邱　兵　中国民用航空医学中心
瞿鸿鹰　广东省职业病防治院
任　军　中国疾病预防控制中心职业卫生与中毒控制所
宋佳阳　中国疾病预防控制中心职业卫生与中毒控制所
孙彦彦　中国疾病预防控制中心职业卫生与中毒控制所
汤小辉　中国海洋石油集团有限公司质量健康安全环保部
王　超　北京市职业病防治研究院
王　瑾　中国疾病预防控制中心职业卫生与中毒控制所
吴　辉　中国医科大学
吴　辉　河南省职业病防治研究院
杨　敏　广东省职业病防治院
余善法　河南医学高等专科学校
余霞玲　中国石化集团公司职业病防治中心
张　丹　国网吉林省电力有限公司电力科学研究院
张巧耘　江苏省疾病预防控制中心
赵衍翠　苏州启明心理咨询事务所
周文慧　河南省职业病防治研究院

前　言

在与疾病的长期抗争中，人类经历了治疗疾病、预防疾病、保护健康、促进健康等演进过程，对健康的认识和观念不断深化。早期健康常被用来表达没有疾病或残疾，后来它的内涵不断丰富。1948 年，世界卫生组织（World Health Organization，WHO）将健康定义为“躯体、心理和社会方面完全良好的状态而不仅仅是没有疾病或身体不虚弱”。1978 年，WHO 在国际初级卫生保健大会上所发表的《阿拉木图宣言》中重申：健康不仅是没有疾病或虚弱，而是躯体的、心理的健康和社会适应良好的总称。该宣言指出：健康是基本人权，达到尽可能的健康水平，是世界范围内一项重要的社会性目标。1984 年，WHO 将健康的定义修订为个体或群体能够实现愿望，满足需求，改变或应对环境的程度。健康是日常生活的资源，而不是生活的目标；这是一个积极的概念，强调社会和个人资源，以及身体能力。1986 年，WHO《渥太华健康促进宪章》进一步将健康描述为一种日常生活的资源，而不是生活的目标。健康是一个积极的概念，强调社会和个人的资源，以及身体的能力。1989 年，WHO 又一次深化了健康的概念，认为健康包括躯体健康、心理健康、社会适应良好和道德健康。这种新的健康观念使医学模式从单一的生物医学模式演变为生物 - 心理 - 社会医学模式。这个现代健康概念中的心理健康和社会健康是对生物医学模式下的健康的有力补充和发展，它既考虑到了人的自然属性，也考虑到了人的社会属性，从而摆脱了人们对健康的片面认识。1998 年，赖芙和辛格从哲学的角度提出积极的人类健康的关键因素是生活有目标、人际联系有质量、自爱、有控制力。人类健康是多方面的动态过程，包括情感的、智力的、精神的、职业的、社会的和躯体的健康。健康是身体和精神方面积极状态的存在。健康的医学观点关注没有疾病的状态，而健康的哲学观点更加注重积极的人类健康。由此可见心理健康是健康的重要方面。同时，人们对心理健康的认识也在不断深入。1946 年，第三届国际心理卫生大会将心理健康定义为在身体、智能以及情感上与他人的心理健康不相矛盾的范围内，将个人心境发展成最佳状态。具体表现为身体、智力、情绪十分协调；适应环境，人际关系中彼此能谦让；有幸福感；在工作和职业中，能充分发挥自己的能力，过有效率的生活。2005年，WHO称心理健康是一种幸福状态，个体能认识到自己的能力，能够应对日常生活的压力，能够有成效地从事工作，能够为他或她的社区作出贡献。

健康促进是使人们增加对健康的控制力和增进健康的过程。1984年，WHO工作组对健康促进的理念、目标和内涵都做了深入探讨。1986年，在加拿大渥太华召开了第一届国际健康促进大会，提出了世界新的公共卫生运动——健康促进，明确了健康促进的概念、策略和内容，提出制定健康的公共政策、创造支持性环境、强化社区行动、发展个人技能和调整卫生服务方向的综合性策略，改变了20世纪70年代以前以疾病为中心，仅仅通过简单的信息和教育的手段。WHO健康工作场所模式中将社会心理工作环境、物理性工作环境、个人卫生资源和企业社区参与列为工作场所健康促进的四个重要领域，心理健康促进是工作场所健康促进的不可或缺的重要内容之一。2007年，中国疾病预防控制中心职业卫生与中毒控制所开始在我国9省市的22个企业中开展工作场所健康促进试点工作。在此基础上江苏省开展了创建健康促进示范企业活动。广东省也开展了健康促进示范单位创建活动。

《国务院关于实施健康中国行动的意见》(国发〔2019〕13号)提出实施心理健康促进行动和实施职业健康保护行动。健康中国行动推进委员会发布的《健康中国行动(2019—2030年)》提出的重大行动中，第五项心理健康促进行动中称心理健康是健康的重要组成部分，加强心理健康促进，有助于促进社会稳定和人际关系和谐、提升公众幸福感。在第九项职业健康保护行动中指出，工作场所接触各类危害因素引发的职业健康问题依然严重，职业病防治形势严峻、复杂，新的职业健康危害因素不断出现，疾病和工作压力导致的生理、心理等问题已成为亟待应对的职业健康新挑战。要采取综合措施降低或消除工作压力。2016年，全国爱国卫生运动委员会在《关于开展健康城市健康村镇建设的指导意见》的健康城市建设的重点任务中，要求开展健康“细胞”工程建设。以健康社区、健康单位和健康家庭为重点，以整洁宜居的环境、便民优质的服务、和谐文明的文化为主要内容，推进健康“细胞”工程建设，向家庭和个人就近提供生理、心理和社会等服务，倡导团结和睦的人际关系，提高家庭健康水平。在《全国健康城市评价指标体系(2018版)》健康社会的健康细胞工程中提出了健康企业覆盖率的指标。2019年10月21日，全国爱卫办会等七个部门联合下发了《关于推进健康企业建设的通知》，并制定了《健康企业建设规范(试行)》，《健康企业建设规范(试行)》第18条规定鼓励设立心理健康辅导室。制订并实施员工心理援助计划，提供心理评估、心理咨询、教育培训等服务。第29条规定关爱员工身心健康，构建和谐、平等、信任、宽容的人文环境。采取积极有效措施预防和制止工作场所暴力、歧视和性骚扰等。这些文件为我们开展工作场所心理健康促进提供了政策依据。

为了服务于健康企业、健康城市和健康中国建设，指导健康企业建设工作，我们组织编写了这本指南，全面介绍工作场所心理健康促进的理论、标准、方法和国内外良好实践，期望为健康中国的建设作出贡献。

尽管我们在编写过程中，力求客观、全面、系统、准确地反映当前国内外工作场所心理健康促进方面的最新理论和实践，但是国际上不同国家的实践存在很大差异，加之这个领域的研究和实践文献浩繁，各位编写者恐难以尽览，可能难以总结出普遍性理论和实践经验。对书中存在的偏颇和错漏，敬请读者谅解并提出宝贵意见！

李　霜　余善法

2020年1月

目　录

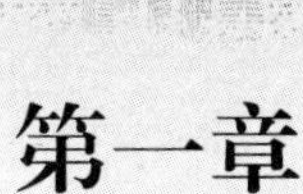

第一章 工作场所与心理健康

第一节 概 述

一、心理健康的定义

心理健康是指人的内心世界与客观环境的一种平衡关系，是自我与他人之间的一种良好的人际关系的维持，即不仅能获得和确保自我安定感和安心感，还能自我实现，具有为他人的健康贡献、服务的能力。1946 年，第三届国际心理卫生大会定义为：心理健康，是指在身体、智能以及情感上与他人的心理健康不相矛盾的范围内，将个人心境发展成最佳状态。具体表现为：身体、智力、情绪十分协调；适应环境，人际关系中彼此能谦让；有幸福感；在工作和职业中，能充分发挥自己的能力，过有效率的生活。

心理健康是指个人能够充分发挥自己的最大潜能，以及妥善地处理和适应人与人之间、人与社会环境之间的相互关系。心理健康至少应分为两层含义：其一是无心理疾病；其二是具有一种积极发展的心理状态。“无心理疾病”是心理健康的最基本条件，心理疾病包括所有各自心理及行为异常的情形。具有“积极发展的心理状态”则是从积极的、预防的角度对人们提出要求，目的是要保持和促进心理健康，消除一切不健康的心理倾向，使心理处于最佳的状态。

心理健康的第一个重要标志，是对生活充满热爱，觉得生活充满乐趣。对生活充满热爱，不仅表现为积极工作，勤奋学习，还表现在注重体形的健美与面容的修饰。心理健康的第二个标志是情绪的稳定。不管面对怎样的逆境，遭受怎样的打击都能保持稳定的心境，有充沛的精力和奋发向上的朝气。心理健康的第三个标志是有较强的适应能力。无论是生活在什么环境下都能迅速按环境的变化调整生活的节奏，使身体迅速适应新的环境需要。

2005 年，WHO 将心理健康定义为一种幸福状态，在这样的一种状态中，个体能认识到自己的潜能；能够应付日常生活的压力；能够有成效地从事工作；能够为他或她的社区作出贡献。

心理健康和心理疾病经常被混淆为同一件事。他们非常不同的是，这两个术语不能互换使用。心理疾病指的是抑郁、焦虑、精神分裂症、双相情感障碍、饮食失调等。心理健康远多于不仅仅是没有心理疾病的生活。

从健康状态到心理疾病状态一般可分为4个阶段，即健康状态、不良状态、心理障碍、心理疾病。

1. **健康状态** ①本人不觉得痛苦，即在一个时间段里快乐的感觉大于痛苦的感觉；②他人不感觉到异常，即心理活动与周围环境相协调；③社会功能良好，即能胜任家庭和社会角色。

2. **不良状态** 界于健康状态与疾病状态之间的一种状态。是正常人群中常见的一种亚健康状态，它是由于个人心理素质、生活事件、身体不良状况等因素所引起。特点是：①时间短暂，持续时间较短，一般在一周以内便能得到缓解。②损害轻微，对其社会功能影响比较小。处于此类状态的人一般都能完成日常工作学习和生活，只是感觉到的愉快感小于痛苦感。③能自己调整，大部分人通过自我调整、放松方式能使自己的心理状态得到改善。小部分人若长时间得不到缓解可能形成一种相对固定的状态。这小部分人应该去寻求心理医生的帮助，以尽快得到调整。

3. **心理障碍** 是指因为个人及外界因素导致心理状态的某一方面（或几方面）发展的超前、停滞、延迟、退缩或偏离。特点是：①不协调性，其心理活动的外在表现与其生理年龄不相称或反应方式与常人不同。②针对性，处于此类状态的人往往对障碍对象有强烈的心理反应，而对非障碍对象可能表现得很正常。③损害较大，对其社会功能影响较大。它可能使当事人不能按常人的标准完成其某项（或某几项）社会功能。④需求助于心理医生，此状态者大部分不能通过自我调整和非专业人员的帮助而解决根本问题。必须依靠心理医生的指导。

4. **心理疾病** 由于个人及外界因素引起个体强烈的心理反应并伴有明显的躯体不适感。是大脑功能失调的外在表现。特点是：①强烈的心理反应，可出现思维判断上的失误，思维敏捷性的下降，记忆力下降，大脑黏滞感、空白感，强烈自卑感及痛苦感，缺乏精力、情绪低落或忧郁，紧张焦虑，行为失常，意志减退等。②明显的躯体不适感，由于中枢控制系统功能失调可引起所控制人体各个系统功能失调。③损害大，患者不能或勉强完成其社会功能，缺乏轻松、愉快的体验，痛苦感极为强烈。④需心理医生的治疗，患者一般不能通过自身调整和非心理科专业医生的治疗而康复。心理医生治疗一般采用心理治疗和药物治疗相结合的综合治疗手段。早期通过情绪调节和药物快速调整情绪，中后期结合心理治疗解除心理障碍，并通过心理训练达到社会功能的恢复并提高其心理健康水平。

没有心理健康就没有健康，有证据表明，压力会加重身体疾病，如冠心病，肌肉骨骼疾病和糖尿病。还有证据表明精神痛苦与有害的生理功能之间存在直接联系。此外，经历精神痛苦和健康状况不佳可能导致健康损害增加行为（如吸烟，饮酒，不健康的饮食习惯和减少运动）。不健康行为的增加会对个人的身体健康产生“打击”影响。

二、工作场所与心理健康

工作场所是影响我们心理健康的关键环境之一。人们越来越意识到工作在促进或阻碍心理健康及其矫正疾病方面的作用。虽然很难量化工作对个人身份、自尊和社会认可的影响，但大多数心理健康专业人员都认为，工作环境会对个人的心理健康产生重大影响。一方面，工作可以通过增加社会包容、地位和身份以及提供一个时间结构，而对心理健康产生有益作用；另一方面，许多社会心理风险因素会增加焦虑、抑郁和心理衰竭的风险。国际劳工组织将社会心理风险定义为压力过程中不可或缺的因素，一方面是工作内容、工作组织、工作管理和环境条件之间的相互作用，另一方面是员工的能力和需求。

工作场所心理健康概念往往侧重于个人而非组织。然而，全面的工作中的心理健康政策包括对组织本身的心理健康的评估。个人和组织在促进工作中良好心理健康方面的收益反映在增加的福祉和生产上。

工作中心理健康问题的后果包括：①旷工，因病缺勤增加，特别是短期缺勤的频繁增加；健康状况差，抑郁、压力、倦怠、高血压、心脏病、溃疡、睡眠障碍、皮疹、头痛、颈部和背部疼痛发生率增加，对感染抵抗力降低。②工作绩效降低，包括生产率和产量下降；错误率增加；事故数量增加。③员工的态度和行为不佳，包括缺乏动力和信念；工作时间越来越长，但回报却越来越少；不守时；辞职增加。④工作中的关系恶化，包括同事之间的紧张和冲突；与客户关系不佳。

工人的健康本身就是一个单独的目标。解决工作场所的心理健康问题意味着将社会责任纳入公司的日常实践和惯例中。

心理健康工作场所的特征包括：①个人健康和生活方式，为员工提供健康选择所需的信息和技能，并在工作场所和家庭中养成健康的习惯。②工作场所文化和支持性环境，创造一个尊重和支持的工作环境，让健康的选择成为一个容易的选择，所有个人都感到有价值，他们可以为决策作出贡献。③物理环境和职业健康和安全，减少工作场所的物理和化学危害，以减少与工作有关的伤害，疾病和残疾。

三、工作场所心理健康促进

心理健康促进是增强良好心理健康保护性因素的过程，包括个体、社会和环境条件的发展，实现健康最佳和促进个人赋权和能力发展。心理健康促进要求个人积极参与，以实现积极的心理健康和幸福，提高生活质量。工作场所心理健康促进的目标是创造一个为员工提供具有心理健康的和支持环境的工作场所。有各种各样的行动和策略可以成功用于促进心理健康和预防职业紧张。实现健康最佳和生产力最大化。它不是解决一个具体的问题，而是一个更大范围的增加整体幸福感的方法。传统上，人们对心理健康和健康问题的关注大多集中在专门预防心理疾病 / 疾病，而不是促进和提高最佳积极的心理健康。心理健康促进的当代框架不再只专注于预防心理疾病，取而代之的是一个整体的方法，包括增强幸福和提高功能。预防心理疾病或障碍全面的方法都需要有效地解决和促进员工在工作场所的健康。

工作场所可以促进心理健康，把精力集中在积极的技能建设上，让员工有必要在自己的生活中作出积极的改变；培养积极的人际关系和员工与社区的情感联系；增加心理健康支持的可得性；支持积极的生活方式选择，例如健康饮食和体育活动；提供让健康的选择更容易的工作空间。员工可以支持自己的精神健康，更多地了解个人健康行为对心理健康的影响；认识到自己的健康行为（应对技巧，饮食习惯，身体锻炼）并确定需要更改的部分；当他们感到压力时，获得心理健康支持。

在心理健康工作场所中，管理者应鼓励员工参与工作场所健康相关的决策计划；对员工进行持续和公平的管理；为员工提供进步和提高技能的机会；建立一个诚实的“双向”工作场所反馈机制，这样管理者与员工能够沟通和分享想法；定期评价员工的满意度，并制订一个计划，基于员工的关注和反馈，以作出改变；实施为员工创造支持性工作环境的政策，以至于在工作中作出健康的决定是很容易的。员工应参与技能构建的课程；加入或创建一个工作场所健康委员会；经常进行一些伸展性休息，在午餐时间与同事一起，开始一个休息时间的散步，或者一个健康食谱交换，或尝试新的活动；与管理者讨论有关的健康问题；参与社区中工作场所健康活动，或者组织自己的健康活动。

心理健康工作场所的要素包括：有社会支持；一种融于其中和有意义的工作的感觉；在工作中找到价值；在工作中能够决定行动的过程；能够按照自己的节奏组织工作。

（余善法）

第二节　工作场所心理健康问题

一、抑郁

抑郁是指由于情绪低落和冷漠等导致的由悲观和失望所构成的负面心理状态，是影响职业人群工作、学习以及生活能力的较严重的心理卫生问题。当抑郁症状发展到较严重的程度，且持续时间较长，即可危害职业人群的社会与职业能力，从而发展为临床意义的抑郁症。抑郁是全世界各民族，种族和年龄组报告的最常见的精神健康问题，长期的抑郁症状会影响人们的身心健康，主要躯体症状表现为体重减轻、食欲不振、消化不良、头痛和睡眠障碍、专注力差等。此外，抑郁可导致慢性病的发展，如心脏病和糖尿病，对有关个人造成严重的功能障碍，并增加医疗保健服务的利用和公共卫生负担。根据最新的全球疾病负担统计，抑郁是世界范围内残疾的主要原因，影响了 3.5 亿人，成年人的全球终生患病率在男性中为 5%～12%，在女性中为 10%～25%。在美国，抑郁症已成为医疗费用负担中的第二位的疾病，占医疗总费用的比例达到 6.2%，造成的直接和间接经济损失达到 500 亿～1 000 亿美元。我国职业人群抑郁症状较为严重，2009 年的一项调查显示，超过 50% 的人存在不同程度的抑郁症状，应引起人们的广泛关注和高度警觉。

二、焦虑

焦虑是指在缺乏充足的客观原因时，患者产生紧张，不安或者恐惧的内心体验，并表现相应的自主神经功能失调，此时的个体常伴有心悸，出汗等自主神经功能紊乱的症状。美国焦虑症协会的一项调查表明，职业人群发生焦虑的可能要高于一般人群，焦虑会影响其在工作场所的表现，与同事、上级的关系，工作质量，引起缺勤影响组织的绩效，甚至导致一系列的身心疾病。据美国国家精神卫生研究所（National Institute of Mental Health，NIMH）的估计，约 31% 的美国成年人在其生命的某个阶段出现焦虑症的症状，大约 8% 的美国人在任何特定时间都有创伤后应激障碍，焦虑相关的疾病每年花费高达 423 亿美元；荷兰公民焦虑发生率为 6.0%，而医务人员焦虑的发生率则高达 24%。近年来，我国民众心理疾病呈高发态势，已经步入“全民焦虑时代”，焦虑已成为困扰我国职业人群的主要心理问题。

三、失眠

失眠通常被定义为睡眠不佳或不满意。常被视为一种持续性疾病，主要症状是难以入睡、睡眠不深、多梦、早醒或醒后不易再睡、醒后不适感疲乏或白天困倦等。长期、持续的失眠可引起焦虑、抑郁或恐惧心理，并导致精神活动效率下降，妨碍社会和职业功能。一般认为，职业紧张、工作控制、雇佣机会、工作环境差、职业气候、社会支持以及工作和家庭满意度等是导致失眠的重要因素，高血压，糖尿病和代谢综合征等与生活方式有关的疾病，更容易发生失眠。

全世界一般人群中失眠的患病率很高，保守估计慢性失眠患病率在成人中为 9%～12%。WHO 曾对 14 个国家 15 个地区超过 2 万人进行调查，发现 27% 的人存在睡眠障碍，包括失眠、打鼾、早醒等。澳大利亚睡眠协会的一项调查结果显示，6% 的居民存在失眠、打鼾等睡眠问题。失眠已成为威胁公众健康的一个突出问题，应引起人们足够的重视。

四、职业紧张

职业紧张是当工作需求与个人的能力、资源或需要不匹配时，发生的有害的躯体和情绪反应。20 世纪 90 年代初，联合国报告将职业紧张列为“20 世纪的疾病”之后，WHO 也称职业紧张已成为“世界范围的流行病”。美国职业安全与卫生研究所报道，40% 的工人报告工作是极其紧张的；25% 的工人认为工作是生活中第一位的紧张因素；34% 的雇员认为与上一代相比他们具有更多的工作相关性紧张；26% 的工人说他们“经常或十分经常因工作而精疲力竭”；25% 的欧盟国家工人报告职业紧张影响他们的健康，并且这个数字呈增加趋势。

职业紧张与健康抱怨的关系比经济或家庭问题更密切。职业紧张是亚健康状态的主要原因，可引起作业者心理功能紊乱（抑郁、焦虑）和心理疾病。在英国，每年因职业紧张所导致的冠心病死亡人数达 180 000 例，即每天 500 例；30%～40% 的因病缺勤是由心理和情绪失调所致；职业紧张程度高的人群酒精中毒、自杀和过劳死亡的发生率高于一般人群。日本的情况也大多如此，据调查职员缺勤最常见的原因是因工作繁忙而引起的心理和躯体过劳，其次是工作场所的人际关系紧张。在我国一些中青年专家、学者、企业家和艺术家因职业紧张程度过高和过劳而导致的心理问题、自杀和因病死亡案例频现于媒体。近年来的调查研究结果显示，我国心理疾病和慢性疲劳综合征在某些职业人群中的发生率已达 20%～30%，亚健康状态在人群中大量存在。根据过去几十年发达国家职业人群紧张水平的发展规律，可以预测今后时期将是我国职业人群职业紧张水平急剧上升的时期。

职业紧张的损失是巨大的，不但对劳动者的身心健康带来损害，对企业和社会造成的经济损失也同样不容忽视。职业紧张造成的经济损失包括事故、缺勤跳槽、生产率下降、直接医疗、法律和保险费、工人的赔偿等产生的直接和间接经济损失。欧洲国家的调查资料显示，1992 年英国职业紧张造成的经济损失占 GDP 0.7%，瑞典和丹麦占 GDP 0.07%。1999 年欧盟的平均经济损失占 GDP 0.27%，瑞士的经济损失占 GDP 1%～3.3%。同年，英国卫生与安全局报告估计职业紧张每年给企业造成 3.53 亿～3.81 亿英镑损失，给社会造成 37 亿～38 亿英镑损失。2005 年第四次欧洲工作条件调查结果显示，在原欧盟 15 国中，职业紧张和相关健康问题的损失据估计每年达 2 650 亿欧元。在美国，2002 年职业紧张的经济损失是 420 亿美元，占国内生产总值（GDP）0.3%，2006 年经济损失达 3 000 亿美元，占 GDP 2.6%。我国尚无这方面的调查资料。

五、职业倦怠

职业倦怠是个体在工作重压下产生的身心疲劳与耗竭的状态，伴随于长期压力体验下而产生的情感、态度和行为的衰竭，是个体不能顺利应对工作压力时而产生的心理综合征。目前在北京、上海等一线城市，青年职工的频繁离职现象，背后与职业倦怠有着密切的关系。研究发现，长期的职业倦怠会影响人们的身心健康，主要躯体症状包括深度疲劳、失眠、头昏眼花、恶心、过敏呼吸困难、肌肉疼痛和僵直、月经不调、腺体肿胀、咽喉痛、反复患流感、传染病、感冒、头痛、消化不良和后背痛等。其中，呼吸系统传染病和头痛会持续很长时间，有些人还会出现更为严重的肠胃问题、溃疡、高血压和 2 型糖尿病。此外，存在有职业倦怠的员工常常有离职意图和不时地请病假现象，还经受着焦虑和抑郁的折磨。从职业倦怠的自评流行率看，我国职业人群的职业倦怠程度要略高于欧美发达国家，职业倦怠阳性率达到 60%～70%，严重职业倦怠约为 5%～10%，均高于欧美职业倦怠阳性率 40%～50%，严重职业倦怠约 5% 左右的水平。更为重要的是，职业倦怠往往并非单纯只涉及个体的行为方式，还会影响职工的工作质量与团队合作。它也可以通过激化诸如同事间的冲突、阻碍与客户间良好关系的建立等途径，将这种负面的情绪向周边人群扩散。这种“传染性”可以长期存在，并导致负面情绪在个体、同事和客户间恶性循环，从而进一步增加人群的职业倦怠感，最终甚至可能干扰到企业的正常运行。

六、工作 - 家庭不平衡

随着经济的全球化、社会城市化、工业化和市场化的发展，越来越多的劳动者将面临如何平衡工作与家庭关系的挑战。平衡的个体会有较高的生活质量、组织承诺和工作满意感，离职意愿也较小，生活压力也较低。而不平衡，即工作和家庭发生冲突的个体将会造成身心不适，尤其是心理上的不良状况。然而，现实生活有太多因素影响着工作与家庭的平衡关系，如工作投入、工作时间投入、工作支持、灵活的时间安排、职业紧张、性别、社会支持、非工作投入、非工作时间投入、家庭支持、家庭压力、家庭冲突、孩子数量、最小孩子年龄、配偶的工作情况、婚姻状况、家庭经济状况等。因此，有关工作 - 家庭平衡的学术、实践以及政策研究应在工作和家庭两者之间找到合适的发展空间，把握两者的相互作用关系，帮助个体去更好地理解和有效地处理冲突，促进平衡，从而减少工作家庭冲突、增加工作 - 家庭增益，提升工作家庭生活的满意度。

七、出勤主义

出勤主义是指尽管员工由于工作上的不安全感，尽管感到身体不适应该请病假，但仍然参加工作的行为。

员工的出勤主义行为逐渐成为职场中的一种常见现象，全球约 88% 的组织员工都有过带病参加工作的经历。研究发现，出勤主义行为会导致员工身体和心理健康水平下降，工作满意度降低，工作绩效水平下降以及缺勤行为增加。而且还会造成组织生产力的损失和增加组织的额外花费。如 2007 年英国员工带病出勤行为给公司带来的损失约为 151 亿英镑；2010 年美国因员工带病出勤带来的损失为 1 800 亿美元。受儒家文化与集体文化的影响，我国员工可能会表现出更加多的出勤主义行为，如 Lu、Cooper 和 Lin 的一项跨文化研究表明，中国员工的出勤主义行为比英国员工更加普遍，2010 年约 74% 的职场人士都有过带病参加工作的经历。因此，在我国文化背景下，开展出勤主义研究具有重要的意义。

八、歧视

职业歧视即一种以不平等态度对待某些员工的行为。歧视的目标较多地指向种族、阶级、职业、籍贯和性别等。研究人员将工作场所中的歧视区分为两种形式，即正式（即公开）和人际（即微妙）歧视。正式歧视被定义为在招聘，晋升，获取和资源分配方面的歧视，这种歧视是敌对的，公开的；人际歧视的特征往往是消极的，非言语性的，甚至是社交互动中出现的一些言语行为。

当前，职业歧视已成为一个全球性问题，无论发达国家还是发展中国家，都不同程度地存在着这种现象，尤其是女性和建筑业工人。在我国，护理人员和外来务工人员是目前歧视现象重点研究对象，研究表明持续存在的歧视可能严重影响员工个体身心健康（抑郁和焦虑表现较为突出）和士气，进而影响企业或组织的生产力、凝聚力、出勤率，还会导致员工流失率增加。

九、骚扰

工作场所骚扰是针对特定个体或群体的贬低或威胁行为，通常包括身体与情感骚扰，性骚扰是其中的一种，是工作场所主要的不良社会心理因素之一。工作场所性骚扰是指发生在工作场所中的不受欢迎的具有性性质的举止。性骚扰可以包括不受欢迎的性求爱、要求性欢愉，以及其他具有性性质的口头、非口头或身体的举止，大部分被骚扰对象为年轻女性。工作性骚扰由于其发生场所的特定性而有普遍、严重的危害性，使其在全球有升温的趋势。在职场发生的性骚扰事件要比其他场合发生的性骚扰所造成的损害后果严重得多。因为在职场这样一个相对密闭的空间范围内，骚扰人与受害人通常具有特定的关系，导致性骚扰发生次数频繁，其不仅给性骚扰受害人带来持续的精神痛苦和精神损害，而且会造成工作环境的无序和恶化，形成不健康的工作氛围，进而迫使受害人工作效率低下、被解雇或辞职，导致一定的经济损失甚至严重影响了被骚扰人的心理健康，使被骚扰人不仅身体受到侵害，同时精神上长期处于紧张状态，导致精神抑郁而选择自杀。可见，职场性骚扰已经成为当今一个严重的社会问题。

十、暴力

工作场所暴力指工作场所发生的可导致工人健康损害和安全危险的暴力行为，通常以身体攻击和语言威胁的形式出现。工作场所暴力包括身体暴力和心理暴力，身体暴力包括击打、射击、踢腿、拍打、推、咬、使用尖锐物体伤害，以及性侵犯和强奸，其造成的身心伤害要比其他形式的暴力更严重，如创伤后应激障碍、焦虑、恐惧和抑郁等；心理暴力则指口头辱骂、威胁或言语的性骚扰。

工作场所暴力的存在不仅严重危害职业安全，破坏单位内部稳定和人与人之间的和谐，还会影响到社会治安秩序和公共安全。目前，工作场所暴力已在全世界蔓延，在许多工业化国家已达到“泛滥程度”。从恃强凌弱、聚众滋扰到精神状态不稳定、同事的威胁、性骚扰和他杀，甚至恐怖主义行为，也出现在其中。这种现象在全球出现增加趋势，无论是在发展中国家或发达国家，曾经被视为“安全”的职业，诸如教师、社会服务工作者、图书馆员和医务工作者等，也越来越多地暴露在工作场所暴力之中。我国正处于社会转型期，人口、资源环境、效率和公平等社会矛盾较为严重，比较容易形成社会失序、经济失调和心理失衡等问题，并导致恶性工作场所暴力事件的发生。

十一、霸凌

职场霸凌是一个既复杂又隐晦的概念，是工作场所中组织文化等相关前置因素不良运作下的产物，其表现形式相当多元，员工若长期遭受职场霸凌的侵蚀，不仅会造成个人身体及心理上的困扰，还将引起员工持续性的情绪和心理上的敌意对待，把负面情绪发泄到周围环境、顾客或同事身上，最终导致职场破坏行为的产生。持续存在的职场霸凌会对员工的工作、健康以及输出行为产生负面的影响，容易导致健康问题、易怒、离职意愿增强以及工作满意度降低等情况。国际劳工组织报道，职场霸凌几乎是全球的普遍现象，全球约 97% 的员工曾遭遇过职场霸凌行为。而且不同国家发生职场霸凌现象的概率也有所差异，美国和印度发生率较高。在权力距离大、强调集体主义的社会环境中，我国企业中的职场霸凌现象也较为突出，据 2009 年智联招聘调查显示，我国有七成的员工遭受过“职场冷暴力”，尤其是在服务行业中更易滋生霸凌现象。

十二、污名

Goffman（1963）在其 *Sigma*：*Notes on the Management of Spoiled Identity* 一书中将污名定义为个体在社交关系中具有的会影响其身份地位的令人“丢脸”的特征，这种特征包括身体的（如残疾、HIV 感染等）、人口统计学的（如种族、性别）和社会的（如职业、所属群体）等。依据 Goffman 对污名的定义，有学者基于公众评价视角将职业污名的操作性界定为某一职业因具有一些令人“丢脸”的特征而在某种程度上遭受的贬抑、排斥、被质疑等，具体则表现为公众对该职业持有的负面评价的总体程度。已有研究表明，职业污名会给从业者带来一系列负面影响，如情绪耗竭、离职、压力感等。现实生活中，不仅清洁工、舞女、屠夫等长期受他人规避、轻视或厌恶的职业被污名化，一些众所周知的高声望职业，如医生、警察、律师等也越来越遭受到污名化的威胁，使职业人群心身受到极大的危害，社会秩序和公共安全受到了严重影响。

十三、物质滥用

物质滥用是指一种对物质使用的不良适应方式，它会导致临床明显的损害或痛苦，并会在长时间内持续或间断复发。物质滥用包括酒精、尼古丁、阿片类药物及苯丙胺滥用，这种滥用远非尝试性使用、社会娱乐或随处境需要的使用，而是逐渐转入强化性的使用状态，从而导致依赖的形成。

近年来，药物滥用，尤其是处方药滥用的情况急剧增加。据美国国家药物滥用研究所调查，大约有 4 800 万人（12 岁及以上）在其一生中使用处方药作为非医学原因，这个数字约占美国人口的 20%；因药物滥用每年损失的费用达数千亿美元；在缅因州，毒品死亡人数在过去十年中持续上升，从 1997

年的 34 起增加到 2005 年的 176 起，增加了 400% 以上，这种增加的大部分与药物滥用有关，尤其是毒品和镇静剂；我国台湾地区，阿片类药物的消费量从 2002 年的每日定义剂量 362 个增加到 2007 年的 560 个每日定义剂量，处方镇静剂 / 催眠药的人日数从 2002 年的 4.0% 增加到 2009 年的 6.6%；据我国禁毒委员会办公室发布的 2014 年中国禁毒报告数据显示，截止到 2013 年底，我国登记在册吸毒人数多达 247.5 万名，比 1990 年登记的 7 万人增加了 34 倍，我国药物滥用形势依然严峻。

十四、心理疾病

心理疾病是指在各种生物学、心理学以及社会环境因素影响下大脑功能失调导致认知、情感、意志和行为等精神活动出现不同程度障碍为临床表现的疾病。因雇佣导致的任何心理疾病被定义为职业性心理疾病。职业性心理疾病是存在于工作环境中的或雇用过程中遭遇大量的生物、化学、物理和心理因素导致的。常见的职业性心理疾病包括调适障碍，抑郁症，创伤后应激障碍，急性应激反应，焦虑障碍和其他疾病。据统计，我国 15 岁及以上成年人心理疾病患病率达 17%，其中抑郁症约为 5%，焦虑症约为 5%，药物、酒精等物质依赖症约为 5%，重度心理疾病的患病率约为 1%；精神分裂症患者约 1 000 万，抑郁症患者超过 2 600 万人；心理疾病在中国疾病负担的排名中超越心脑血管、呼吸系统及恶性肿瘤等疾病位居首位，占总负担的五分之一。心理疾病已严重威胁到了我国职业人群的健康，制定心理疾病劳动保险赔偿制度已迫在眉睫。

十五、自杀

自法国经历了国际媒体所描述的工作场所的“自杀流行病”以来，越来越多的员工选择在面临极端工作压力的情况下自杀。法国政府为此成立了国家自杀观察站，以应对工作场所和整个法国社会不断上升的自杀率。

工作场所自杀并非法国独有，在美国、澳大利亚、日本、中国、印度和韩国均有报道。据统计，自杀导致全球每年近 100 万人死亡，工作场所自杀事件急剧上升。自杀给受害者的家人和朋友造成破坏性的情感影响是显而易见的，其造成的经济损失也是巨大的，如自杀事件导致美国每年造成 450 亿美元的工人损失和医疗费用，加拿大、爱尔兰、新西兰等国家和地区均对自杀和自杀行为的经济损失和负担进行了调查，结果大抵相似。我国职业人群自杀率以及自杀导致的损失虽然未见统计，但一些中青年专家、学者、企业家和艺术家因职业紧张程度过高和过劳而导致的心理问题、自杀和因病死亡案例频现于媒体，而且呈现出一种上升现象。

十六、创伤后应激综合征

创伤后应激障碍(post-traumatic stress disorder，PTSD)是一种由非同寻常的威胁或灾难性事件所引发的强烈的恐惧感、无助或厌恶等严重的心理反应，至少会持续一个月。其特征为创伤或灾难性事件后长期甚至一生存在的焦虑反应，主要症状为持续的警觉性增高症状群、反复发生的闯入性再体验症状群、反应性麻木症状群。日常生活中的暴力袭击、强奸、性虐待、绑架、重大交通事故以及自然灾害等均可导致PTSD的发生，且有进一步扩展的趋势。

研究发现，PTSD是一种发病率较高的心理疾病，常与抑郁、惊恐障碍、其他焦虑障碍以及物质依赖等共病，共病率高达80%。严重影响患者的心理和社会功能，给患者本人及其家庭、社会带来沉重的经济负担。美国国家精神卫生研究所(NIMH)报道，大约8%的美国人在任何特定时间都有PTSD。其中，女性PTSD的终生患病率约为10%，男性为5%。在韩国，生活在城市地区的成年人的终生创伤经历率为78.8%，终生PTSD患病率为4.7%。我国报道了不同类型PTSD发病率的差异，如在高海拔地区分配给军用车辆的士兵中，PTSD的患病率为8.65%，洪水灾难幸存者为33.89%，地震幸存者为18.8%，交通事故幸存者为41%，急诊科工作人员在10%～25%之间，高于欧美国家，应引起人们足够的重视和高度警觉。

十七、心理健康与躯体健康相互作用

对于外界环境因素的刺激，人的心与身是作为一个整体来反应的，心理健康和躯体健康不是孤立存在的，而是互相联系，相互制约，交互影响着的。例如，一个人如果长期处于高度紧张或抑郁状态下，由于其激素内分泌、肌肉紧张度等的变化，会导致免疫系统难以处于最佳工作状态，这时人的抵抗力就会下降，疾病也就乘虚而入。而这也正是为什么情绪不好的人容易得感染性疾病，为什么心情长期处于紧张状态的人容易患心血管疾病，为什么肥胖的人容易患代谢性疾病的主要原因之所在。

20世纪60～70年代，研究已发现，不良心理状态与主观报告的躯体症状，如疲劳、失眠、头昏眼花、恶心、过敏呼吸困难、肌肉疼痛和僵直、月经不调、腺体肿胀、咽喉痛、反复患流感、传染病、感冒、头痛、消化不良和后背痛等有关。近年来，大量研究发现焦虑、抑郁、创伤后应激障碍，恐惧、负性情绪、工作不满意感等不良心理状态对机体免疫系统、心血管系统、代谢系统以为行为活动等方面有着重要的影响。因此，当个体发生不良情绪时应进行及时有效的排遣或疏导，以避免引起躯体上的不适，甚至产生疾病。

(周文慧　余善法)

第三节 工作场所心理健康问题的常见影响因素

有学者指出，工作场所心理健康问题是当前较为重要的社会和公共卫生问题之一。据报道，近年来，美国、加拿大和日本等发达国家职业人群的心理健康问题呈现逐年增加趋势，且情况愈发复杂。在我国，由于偏重经济发展，劳动者心理亚健康、心理失衡越来越普遍，心理健康领域所面临的挑战愈加严峻；同时，企业关于劳动者心理健康对生产效率和未来发展的影响认识不足，进而缺乏必要的重视。因此，在试图解决工作场所心理健康问题从而促进劳动者身心健康的工作中，梳理出工作场所心理健康问题的常见影响因素就显得很有必要。

本节将从工作本身的固有特征、组织和管理环境以及个体因素三个方面对工作场所心理健康问题的常见影响因素进行概述。

一、工作本身的固有特征

1. **工作环境条件** 工作场所的环境条件（噪声、照明、温湿度以及其他感官刺激物等）能影响劳动者的情绪和一般精神状态，而不良的工作场所设计或不适的人体工效学设计同样影响心理状态。有研究表明，高强度噪声会使大脑皮质兴奋和抑制失调，对心理产生一种压制，引起明显的躯体不适、焦虑、敌对、忧郁、睡眠障碍和情绪障碍等不良心理反应。而高照度光环境可以提高作业人员警觉度，降低困倦度，减弱疲劳度，显著改善人体的情绪状态等。

2. **工作负荷** 工作负荷是指人体在单位时间内承受的工作量，是劳动者工作条件的一个指标。有研究发现，工作超负荷和工作负荷不足都是身心健康的影响因素。如果工作超过劳动者的能力限度，出现超负荷情形，就会导致职业紧张增加、作业效绩下降、身心健康受损，甚至导致事故或差错发生率增加。如果工作负荷远低于人的能力，劳动者会因缺乏刺激而出现兴奋不足，从而影响身心健康，降低工作效率或出现差错。

3. **工作时长** 我国现行法律规定，劳动者每日工作时间不超过 8 小时，平均每周工作时间不超过 44 小时，但实际执行起来还存在一定差距。欧美发达国家平均周工时逐渐缩短，而亚太地区，尤其是经济正快速发展的东亚地区周工时明显较长。近年来，国内职员因长工时、过度工作而导致的猝死、罹患抑郁等现象日趋严重，目前已引起相关部门或学者的重视。在长工时所致的健康效应研究中，关注度较高的是职业紧张、抑郁和焦虑以及过劳死等，而长工时带来的其他健康危害，如长工时带来的人际关系障碍、孤独感等，以及长工时制度的改进措施及其效应评估等内容应该成为未来研究的方向。

4. **工作班制** 轮班工作通常指的是在日常白天工作安排之外的工作时间安排，是当前大多数企业常见的工作班制。轮班工作包括轮流轮班，晚班和夜班，分裂轮班和延长值班时间。分裂的轮班包括两种被延长休息时间打破的短班。大量的研究表明，轮班工作对一个人的身体健康以及家庭和社会生活都有影响，是职业健康的重要影响因素。从本质上说，我们的许多生理功能都遵循 24 小时周期，即所谓的"昼夜节律"。睡眠、清醒、消化、肾上腺素分泌、体温、血压、脉搏和许多其他的功能和行为都是由这个周期来调节的。每个人都以不同的方式适应时间表的变化，但是，频繁的日程安排变化和生物钟紊乱会导致慢性疲劳和其他健康问题。它可以导致睡眠模式的破坏，更高的受伤风险，不健康的饮食模式，胃肠失调和采用消极压力应对策略。除了身体的影响外，轮班工作还影响着一个人的家庭和社会生活。目前，大量的研究证实轮班作业对血压、血糖、代谢系统、心血管系统、心理效率等有影响，甚至有科学家发现轮班作业或是夜间轮班与前列腺癌、乳腺癌、大肠癌等有关，更不必说对睡眠质量、情绪障碍和家庭生活、人际交往以及家庭 - 工作冲突等方面的影响。

5. **工作需求与控制力** 工作需求常常体现在新技术的引进与学习、工作时间的限制以及体力付出等方面，控制力则主要表现为技术的利用程度、技能决定权以及工作决策参与度等。新技术的引进需要管理人员与劳动者去适应它，一项涉及 10 个国家管理人员的调查发现，日本的管理人员尤其受到保持新技术优势的压力的影响，在英国的一项研究中也发现，"赶上新技术步伐"是职业紧张的主要影响因素。工作时间的限制主要是指完成有期限要求的工作的时间不充足。有学者发现，当工作需求高的时候，缺勤或坚持带病工作时有发生，较高的工作需求与出勤主义行为呈正相关关系。工作控制力常常被认为是职业人群健康的有益因素，较高的技术利用程度、技能决定权以及工作决策参与度能有效缓解职业紧张的水平，拥有较高工作控制力的员工，能通过调整自己的工作，更好地适应工作需求，提高工作的安全水平与效率。

6. **工作付出与回报** 职业紧张研究中，常以工作付出 - 回报失衡作为紧张判定的模式之一，主要指工作付出的努力和从工作中获得的回报不平衡。有学者研究发现，付出 - 回报失衡不仅仅影响职业紧张水平，也是工作场所心理健康问题的重要影响因素；高付出、低回报与情绪障碍、职业倦怠、睡眠障碍以及心血管疾病、代谢疾病、免疫功能损伤等一系列身心健康症状有关。

7. **工作不稳定性** 工作不稳定让职工感到缺乏安全感、担心失业，容易产生职业紧张、引起情绪障碍，还有学者发现缺乏工作安全感的员工会出现更高的出勤主义行为水平。

8. **工作单调性** 工作单调性一般指个体的工作被重复的程度。有研究报道，流水线作业人员的工作单调性较高，其工作满意度较低，容易出现情绪障碍、离职行为等。

二、组织和管理环境

1. **组织文化** 组织文化会对组织内员工的思想、行为、决策产生影响。学者 Dew 等人选择新西兰的一家公立医院、一家私立医院和一家小工厂的员工进行组织文化和出勤主义行为关系的研究，结果发现，公立医院表现出的是“战场”文化，职业身份、道德身份和组织忠诚感促进了员工的出勤主义行为；私立医院表现出的是“避难所”文化，强烈的团队合作精神和对同事的忠诚促进了出勤主义行为；小工厂则是“贫民区”文化，放任的管理和较差的工作条件造成了较少的就业机会和工作不安全感，使得员工在面对疾病的时候仍然选择出勤。由此可见，不同的组织文化通过不同的中介变量影响着员工的出勤主义行为。

2. **组织氛围** 组织氛围是员工对组织内部环境质量的感知，对工作中人际关系的形成和发展起着重要作用。有学者发现，良好的组织氛围将能有效缓解个体的职业倦怠。组织氛围与职业倦怠之间具有较为紧密的关系，在组织中的支持型管理行为、员工集体参与决策的水平以及组织目标的广泛性与职业倦怠的程度呈负相关，而团队合作低水平、员工不信任、紧密控制与职业倦怠程度呈正相关。同时，也有学者报道组织氛围与工作场所孤独感、工作-家庭冲突之间的关系。有学者发现，团结氛围与工作场所孤独感显著负相关，恐惧氛围与工作场所孤独感显著正相关，当组织氛围强调奖惩与个人利益而忽视团队合作与相互信任时，将难以在工作场所中形成友谊。温暖支持、工作自主性、奖励取向和管理效率对工作场所孤独感具有显著的负向解释力，且温暖支持是人格变量与工作场所孤独感之间的中介变量。一项针对临床一线护士的调查显示，护士护理组织氛围对工作-家庭冲突具有显著影响，若护士处在温暖和谐的工作氛围中，并能够得到领导或同志的关心、认同和支持，那么这将有利于缓解她们的工作-家庭冲突。

3. **社会支持** 有学者认为，从社会心理风险与个体心理健康之间关系的角度来看，社会支持应该被定义为个体从其所拥有的社会关系中获得的精神上和物质上的支持，包括工具性支持、情感支持、信息支持和同伴支持，这些支持能减轻个体的心理应激反应，缓解精神紧张状态，提高社会适应能力。职业健康心理学研究中，常把社会支持分成家庭支持、同事支持和上级支持三个因子。不同学者会选择总因子即社会支持总评分、三个子因子或某个子因子作为变量进行研究，大部分研究结果表明，社会支持对职业人群的心理健康发挥着重要的维护作用，虽然对社会支持正向作用的存在形式尚未达成共识。一种观点倾向于主效应模型，即社会支持对于个体身心健康具有普遍的增益作用；另一种观点倾向于缓冲器模型，即社会支持通过调节其他因素对心理健康的消极影响来提高个体的心理健康水平。

此外，工作场所中的组织管理制度、领导风格、人-组织的匹配程度等也会对员工的心理健康产生影响，而和谐的工作场所人际关系、清晰的职责与工作角色定位、健康的工作组织等却能成为心理健康的保护因素。

三、个体因素

（一）人口统计学特征

1. **性别** 当前研究中常提及的性别，不是简单的生理性别，而是基于生理性别，在社会文化建构下形成的具有社会属性的性别特征和差异，是生活、婚姻、文化、教育、经济、政治等因素共同影响的结果。因此，在工作场所心理健康问题研究中，性别是一个不容忽视的因素。大量的研究均发现，职业人群的身心健康水平在性别间存在差异，尤其体现在工作-家庭平衡、骚扰、暴力、抑郁、焦虑等方面。

2. **年龄** 不少学者研究发现，不同年龄（段）劳动者的心理健康问题存在差异，如职业紧张、工作-家庭平衡、出勤主义、骚扰、抑郁、失眠等。综合研究人群的来源、职业特征和身心健康表现等发现，其心理健康问题的差异可能解释为：一是随着年龄的增长，生理功能发生变化，影响了身心健康；二是心理逐步成熟，更能客观的认知、有效的应对工作场所各种矛盾与冲突，能有力的缓解职场的不适感；三是不同年龄段，被赋予的社会、家庭、职业角色与责任有差异，享有的社会资源不同，从而影响心理健康问题的发生、发展。

3. **文化程度** 有学者认为，教育在知识高度发达的现代社会，已成为决定个体发展程度的主要因素。一个人接受的教育越多，教育程度越高，其完善自我、实现自我的可能性就越大，获得或可利用的各种社会资源就越多，从而能更好地应对工作场所的矛盾与冲突。然而，另有学者发现，文化程度高的人群更容易出现职业倦怠、暴力、物质滥用、失眠、抑郁甚至是自杀。文化程度高的人群考虑事情更缜密，对环境变化更敏感，更容易引起心理疾病；抑或是文化程度高的人群对自己、对工作的期望值可能较高，当期望与现实出现落差且在一段时期内缺乏有效的应对措施时，发生心理健康问题的风险就增大了。

4. **婚姻状态** 人们在婚姻中不仅可以获得生理需要的满足、物质需要的满足，还能获得爱、依恋、情感交流等心理上的满足。有学者认为，婚姻状况良好的个体往往比未婚、丧偶或离婚的个体更容易获得较高的生活质量和更长的寿命。婚姻关系作为最重要的社会关系之一，良好的婚姻状况可以获得更充分的社会支持，尤其是来自家庭的支持、配偶的支持。因此，在探讨工作场所心理健康问题时，婚姻状态是不可忽视的因素。

此外，经济状况、家庭状况、健康状况、职务职称等也应是工作场所心理健康问题研究中需要考虑的因素。有学者在出勤主义行为研究中发现，个体的经济状况与家庭状况影响出勤主义行为，工资水平较低的员工会表现出较多的出勤主义行为。文献报道，抑郁、焦虑与出勤主义行为存在相关性，其他疾病例如过敏、哮喘、头痛、消化问题等是出勤主义行为的重要影响因素，也对职业倦怠、物质滥用、抑郁、焦虑等有影响。

（二）生活行为方式

1. **饮酒与吸烟** 研究发现，嗜酒者在精神症状上的得分高于普通人。酒依赖者往往缺乏责任感和耐心，自我控制力较差，易对他人产生攻击行为。过量饮酒还会影响精神运动和认知功能，影响人体对情绪的控制，导致暴力、自杀等。吸烟经常与饮酒行为相伴而生，同样对心理健康产生影响。研究发现，吸烟与控制、低自尊、反抗性、攻击等人格特征有密切联系，有吸烟行为者的抑郁、焦虑水平显著高于无吸烟行为者。我国是世界烟草消耗大国，国内学者对吸烟者的研究证实，与无吸烟行为的人相比，烟民拥有更多的紧张、焦虑等负面情绪，并且更容易产生心理障碍。然而，研究中发现，饮酒与吸烟对心理健康产生影响，同时也受心理健康问题的影响，两者相互作用。烟草中尼古丁的奖赏效应和酒精对低级中枢神经的兴奋作用，促使人们求助于烟酒来缓解心理健康问题的困扰，即心理状态不佳时，会促使饮酒、吸烟行为的发生。

2. **身体锻炼** 锻炼是建立和保持心理健康的一项重要的因素。越来越多的学者发现，身体锻炼可以促进个体心理健康。早在1974年，Snyder等就开始关注身体锻炼与健康成年人的总体幸福感关系的研究。而后，一项对千余名成年人的调查结果显示，日常有慢跑习惯的身体锻炼者的生活满意度明显高于不锻炼者，身体锻炼量越大，锻炼者的生活满意度越高。另有学者的研究发现，气功的修习可以缓解老年人的抑郁症状，提高老年人的幸福感。目前，关于身体锻炼促进心理健康的作用机制尚不清楚，考虑可能与锻炼引起神经系统变化，提高自我效能感、改善社会支持状况和强化能力感和价值感，从而提高其主观幸福感有关。身体活动可以改善或预防不良心理健康的症状，例如痛苦、沮丧和焦虑。然而，也有研究表明身体锻炼并非有百益而无一害。有学者认为，频繁的身体活动可能导致个体烦躁不安，情绪受损，甚至会增加焦虑、抑郁的程度。身体锻炼会促进人体内产生内啡肽和多巴胺，让人产生愉悦感、呈现兴奋状态，但若失去必要的控制，进而演变成一种义务或过度行为时，便形成“锻炼成瘾”，对情绪、心理及社交健康等产生消极影响。

3. **睡眠** 睡眠对人的身心健康有很大的影响。由于各种原因，许多成年人经常睡眠质量不理想。不规则的工作时间表、高的压力水平、工作和/或其他责任的要求、忙碌的家庭生活可能都是睡眠质量降低的原因。大多数成年人大约需要7～8个小时的睡眠，当然有些人可能每晚需要睡眠5个小时或10个小时。虽然人们可能会适应剥夺他们睡眠的时间表，但许多功能仍然受到损害，包括反应时间和判断力。咖啡因和其他兴奋剂无法有效地克服睡眠不足的影响。英国利兹大学开展的一项涉及1 000多名英国成年人、年龄从18岁到80岁不等的大型调查结果显示，睡眠不足会影响一个人的心理健康以及记忆力。他们还认为，在公共卫生领域，睡眠应被视为优先倡导的健康行为，就像保持合适体重、饮食健康以及多运动一样。

4. **健康饮食**　健康的饮食和心理健康是相互联系的。不良的饮食习惯与精神健康不良的症状征兆有关。吃蔬菜和水果少、吃加工食品多与不良的心理健康结果有关。健康均衡饮食中的许多营养素（一种富含深绿色或橙色的蔬菜和全谷物）通常与积极的心理健康有关。

5. **物质滥用**　工作场所使用咖啡因、减肥药、酒精饮料、安眠药、治疗焦虑和抑郁等药物均是这个领域的问题。物质使用的范围从有益到有问题，取决于使用的量和频度。药物滥用发生在个体使用物质开始对他们的整体幸福感和周围人的幸福感产生负面影响时。药物滥用的一些有害影响是即时的，例如导致伤害、暴力或不想要的性行为等危险行为。长期药物滥用可能导致慢性健康状况，可能会影响人际关系、财务状况和工作。许多人在没有问题的情况下使用物质，而另一些人则在有问题的情况下使用。各种各样的因素，包括糟糕的应对技巧和缺乏支持，可能会影响一个人是否发展成药物滥用问题。

（三）个性心理特征

1. **人格特质**　人格特质是个人对各种情境作出反应的独特模式，它会影响个人对外界环境中各种刺激或事件的看法与态度。心理学上，常把人格分为内控型和外控型两类，前者常常表现为积极、乐观、相信自己，能通过努力去克服困难、解决矛盾与冲突，后者则表现出被人、被事所摆布，甚至消极应付生活中的不快。有学者发现，人格特质会通过问题解决的评估与社会支持的中介作用来影响心理适应，而内控者往往比外控者较容易获得更多、更满意的社会支持，从而能更好地应对心理健康问题。

2. **A型行为**　A型行为的人通常具有强烈的事业心和竞争精神，经常受困于工作完成的时间期限，容易产生时间紧迫感。同样的情境下，A型行为的人的情绪反应比非A型行为的人来得更强烈，容易缺乏耐性，增加压力或不愉悦的感受。有学者发现，A型行为人员的职业紧张感最强、紧张反应得分最高、心理健康水平最低。

（四）遗传因素

随着心理生理学、脑科学以及行为遗传学的快速发展，遗传因素对心理和行为反应的作用引起了学者的关注。一些学者通过双生子、家系和寄生子的流行病学调查研究发现，遗传因素在心理和行为反应中发挥着作用。近年来，越来越多的研究专注于遗传多态现象作为个体差异因素来解释观测到的非均质性的认知功能，关于导致心理健康问题的遗传因素研究也常见文献报道。有研究发现，调控5-羟色胺功能和HPA轴的基因表达差异是职业紧张发生的遗传因素。在一项101名成年人参与并完成的5-HT2A受体A-1438G基因多态性与心理认知关系的研究中发现，携带*GG*基因型的参与者与携带*AG*、*AA*基因的相比，表现出更高的神经质水平、抑郁水平和更高的情绪应对策略。然而，与很多疾病一样，心理健康问题的产生可能是环境与遗传因素共同作用的结果，其发生机制往往较为复杂，目前尚未明确，但遗传因素对职业人群心理健康所产生的影响作用却不容忽视。

（吴　辉　余善法）

第四节　工作场所心理健康问题的经济损失

随着经济全球化和自由市场的建立，以及信息和通信技术的进步，职业人群作业方式发生了巨大的变化。这些变化为社会和个人的发展提供了机遇，但若管理不善，也会增加职业人群心理紧张的风险。研究表明，短时间暴露于职业紧张因子会增加睡眠障碍、情绪变化、疲劳、头痛等健康损害风险；而长时间的职业紧张更是导致员工抑郁、自杀、免疫功能下降、心血管疾病等健康损伤的重要危险因素，进而导致员工工作效率下降、人际关系矛盾。最终，职业紧张都将在社会层面、组织层面、行业层面以及个人层面造成巨大的经济负担。其中，在社会层面，职业人群心理健康损伤可能导致造成国家健康服务成本增加，并导致经济生产率下降；在组织行业层面，可导致企业生产力降低，缺勤率增加、员工流失率上升；在个人层面，职业紧张可导致个人医疗和保险支出增加，以及个人收入降低，甚至可能因健康损害而离职，失去收入来源，造成个人沉重的经济负担。

一、工作场所心理健康问题济学损失评估方法

目前对工作场所心理健康问题经济学损失评估主要采取演绎法和归纳法。演绎法首先确定疾病总体支出费用，后估算该疾病病因中工作场所心理健康问题因素所占权重，进而通过职业紧张所占权重及疾病总体费用支出，计算工作场所心理健康问题所产生的经济损失。归纳法首先收集和确定不同

类型的成本，后计算和汇总，得到工作场所心理健康问题归因的疾病和经济损失总成本。目前许多相关研究是基于归因分值以及对疾病负面效应百分比来计算工作场所心理健康问题的经济损失，这样就允许研究者在总体经济负担中根据需要提取不同紧张因子所造成的经济损失数据，以得到更加具体的循证依据。在职业卫生领域，以下几个测量工具可为工作场所心理健康问题卫生经济损失的估算提供支持。

（一）健康生产力受损量表(隐性缺勤量表)

健康生产力受损量表（stanford presenteeism scale）由斯坦福大学编制，以评价因健康原因导致的生产力受损，国内由赵芳等人进行汉化并使用，信效度水平良好。健康生产力受损量表共包括工作受限和工作经历 2 个维度下的 6 个条目，均使用 Likert 5 级赋分法，评分范围 6～30 分。评分越高带病上班所致生产力损失越大，评分越低带病上班所致生产力损失越小。该问卷只针对隐性缺勤进行测量，无法将测量结果转换为可计量的健康生产力损失，但条目少，使用方便。

（二）工作生产力和活动受损问卷

工作生产力和活动受损问卷（work productivity and activity impairment questionnaire: general health）包括 6 个条目：①询问调查对象的雇佣情况；②实际工作的时间；③由于健康问题导致的离岗时间；④由于其他原因导致的离岗时间，以及健康对生产力产生影响；⑤健康对工作生产力的影响程度；⑥健康对工作以外日常生活的影响程度，所有条目均采用 10 分等级测量，0 代表“没有影响”，10 代表“影响极大”。该问卷对干预效果的测量非常敏感，可同时测量缺勤和隐性缺勤导致的生产力损失，且条目少，使用方便。

（三）艾丁克工作能力调查问卷

艾丁克工作能力调查问卷（Endicott work productivity scale），主要用于评价对工作绩效和效率有影响的各种态度和行为，可以敏感反应紧张焦虑等心理损伤干预效果。问卷以工作生产力维度 25 个条目为核心，附加对超时工作、工作时间和时间减少原因的调查。条目赋值 0～4 分，总分 0～100 分，具有较好的信效度水平。

二、职业紧张在不同层面造成的经济学损失

（一）社会经济层面

1999 年，欧盟职业安全与健康组织对欧盟 15 国工作相关疾病总成本的估算值为 1 850 亿～2 890 亿欧元，进而欧盟委员会于 2000 年根据工作场所心理健康问题所导致的缺勤、生产力损失、医疗保健成本、社会福利成本进行估算，结果显示在欧盟 15 个成员国工作场所心理健康问题将造成每年 200 亿

欧元左右的经济损失。Juel 等 2006 年采用演绎法研究显示，丹麦每年由职业紧张归因的健康服务、保险支出、病假、过早退休、早逝等经济损失为 23 亿～147 亿克朗。同样地，Bejean 等 2005 年针对法国职业紧张造成的经济损失研究显示，法国每年职业紧张归因所造成的医疗支出约 4.1 亿欧元，病假损失 2.8 亿欧元，过早退休导致的生产力损失 4.7 亿欧元，早逝导致的生产力损失 9.5 亿欧元，其所造成的总体经济损失在每年 11.7 亿～19.7 亿欧元，而该损失到 2010 年已增长到 19 至 30 亿欧元。同时，该研究亦对职业紧张因子中的高工作要求所导致的抑郁症、心血管疾病和骨骼肌肉损伤的经济损失进行了估算，分别为每年 6.5 亿～7.5 亿欧元、3.9 亿～7.2 亿欧元和 0.3 亿欧元。

而 Bodeker 在 2010 年采用归因分值法对德国工作场所心理健康问题归因经济损失估算的研究显示，由职业紧张所造成的总体损失在 292 亿欧元，其中直接经济损失（紧张预防、康复、强化治疗及健康管理）为 99 亿欧元，间接经济损失（失能损失工作年、伤残、早逝等）为 193 亿欧元，平均每名职业员工每年因职业紧张所造成的社会经济损失为 1 199～2 399 欧元。Ramaciptti 在 2003 年的研究指出瑞士职业紧张归因的经济损失相当于其 GDP 的 1.2%（42 亿瑞士法郎），Candola 等 2010 年对英国的估算也得出相似结果（0.7%～1.2% GDP）。Matteson 1987 年的研究估算显示，在美国由工作场所心理健康问题导致的经济损失为 2 770 美元 /（年•人），考虑其 1.08 亿职业人口总量后，估算总体经济损失约为每年 3 000 亿美元。而美国国家职业安全与卫生研究所 1999 年估算数据显示，仅纳入缺勤和员工流失两项指标，工作场所心理健康问题归因经济损失就已高达每年 2 000 亿美元。

（二）组织层面

工作场所心理健康问题可明确导致用人单位员工心理损伤，进而增加其缺勤和员工流失、降低劳动生产力和工作表现（隐性缺勤）。英国一项针对职业心理损伤对用人单位经济损失的评估显示，职业紧张、焦虑以及抑郁每年会给用人单位造成约 1 035 英镑 /（年•人）的损失，其中 335 英镑为缺勤损失，605 英镑由隐性缺勤损失，95 英镑由工作失误导致。Hoel 等估计用人单位至少有 30% 的病假案例是由职业紧张所导致，由此比例计算，仅由职业紧张导致病假的经济损失为 131 英镑 /（年•人）。Faley 等的研究显示，美国 2 万人的大型企业中，女性受到性骚扰而产生的工作场所心理健康问题，每年会造成企业 670 万美元的损失。

（三）行业层面

德国联邦劳工和社会事务部报告显示，德国每年因工作场所心理健康问题所造成的工作天数损失为 150 万天，相当于总共工作天数的 5.2%，每年可导致 1.6 亿的行业损失。而英国教师每年因职业紧张、焦虑和抑郁共损失

21.3 万工作天数，导致英国教育行业 1 900 万英镑经济损失，而在英国医疗行业，职业心理损伤（紧张、焦虑、抑郁）归因经济损失更为严重，达到 4.25 亿英镑每年。

三、职业紧张健康损害导致的经济损失

1. 心血管疾病　国内外大量流行病学调查发现，工作场所心理健康问题可明确增加高血压、冠心病、心肌梗死、缺血性心脏病等心血管疾病发病和死亡风险。Lewis 等的研究发现，急性和慢性职业紧张（如职业紧张、高要求、低自主性）以及社会支持缺乏等因素均可导致心血管疾病风险增加。Niedhammer 总结工作场所心理健康问题引起心血管疾病机制为直接机制和间接机制两个方面，直接机制即职业紧张可直接引起血压、胆固醇升高，以及一系列生理指标改变，最终导致心血管功能受损；间接机制即工作场所心理健康问题通过影响行为危险因素（如酗酒、吸烟、药物滥用、饮食改变等）间接引发心血管疾病。Peter 等的研究发现，付出回报失衡员工发生高血压的风险增加 62%～68%；总胆固醇升高的风险增加 24%；男性总胆固醇 / 高密度脂蛋白比值升高的风险增加 26%～30%。

2006 年，翟屹等的研究显示，我国 35～74 岁人群高血压、冠心病、脑卒中的直接经济负担分别为 201.5 亿、157.9 亿和 242.9 亿元人民币，由高血压导致的冠心病和脑卒中的直接经济负担 190.84 亿元人民币。刘明等的研究显示，中国城镇居民中心血管疾病直接经济负担为 8 569.32 元 /（人•年）。Nichols 等计算 2008 年欧盟因心血管疾病的经济损失总共为 1 960 亿欧元，分为直接医疗费用（54%）、生产率损失（24%）和非正规护理（22%）。冠心病总费用 600 亿，其中估计有 33% 归因于直接医疗费用，29% 是生产力损失，38% 是冠心病患者的非正规护理。因此，控制好工作场所心理健康问题所导致的心血管损伤，可以大大减轻该类疾病所造成的经济负担。

2. 骨骼肌肉系统疾病　肌肉骨骼损伤常出现在劳动者工作生活中，严重影响劳动者工作效率，威胁劳动者日常生活，由肌肉骨骼损伤引起的职业性伤害已受到海内外学者的重视。长期持续的躯体紧张反应会导致作业人群各类损伤的发生率增加，尤其是骨骼肌肉损伤。当职业人群处于工作场所心理健康损伤时，对待工作任务要求更高，对周围事物的紧张程度也更强，高要求的持续工作，使其肌肉骨骼处在高负荷阶段，工作任务分配不均匀，工作强度过重，劳动者没有充足的休息时间，工作难度增加，使劳动者难以适应等，均与肌肉骨骼损伤的发生息息相关。吴金贵等的研究显示，控制潜在混杂因素后，职业紧张可能是颈、肩、腰部症状的危险因素，*OR* 值分别为 1.44、1.27 和 1.60。工作付出－回报不平衡同样也是颈、肩、腰部症状的危险因素，*OR* 值

分别为 1.31、1.34 和 1.33；工作满足度低则可能是肩、腰部症状患病的危险因素，*OR* 值分别为 1.33、1.32；抑郁能预测腰痛症状，*OR* 值为 1.37。

Bevan 估计欧盟骨骼肌肉疾病的直接损失高达 GDP 的 2%，背部疼痛在欧洲劳动力成本每年超过 120 亿欧元，类风湿性关节炎为 450 亿欧元。Morse 估算英国 2008 年因腰背痛和关节疾病导致的损失为 5.6 亿英镑，若将因此造成的失业和缺勤纳入估算，损失将达到 18 亿英镑。挪威每年由于后背痛等压力损伤导致的经济损失为 21 亿欧元。

3. **糖尿病** 越来越多的临床和科研工作者认识到心理因素在疾病的发生发展过程中发挥着巨大的作用，发现了糖尿病与职业紧张、社会因素密切相关的证据。张立新等的研究发现，存在中度、高度职业紧张和中度、高度紧张反应的交警人群糖尿病发病风险是其他警察的 2.44～4.62 倍。Smith 等的队列研究发现，低工作控制的女性较对照组女性患糖尿病的风险增加。

糖尿病经济损失的估计通常包括 1 型和 2 型糖尿病的相关费用，包括直接医疗成本（如药品费用、住院和门诊治疗）、间接成本（如生产力损失）以及与糖尿病有关的疾病的相关费用（如肾功能衰竭、心血管疾病、足病等）。近 20 年来我国糖尿病的经济负担逐渐增加。1993 年我国糖尿病医疗总费用 22.16 亿元，2007 年增至 2 000 亿元，卫生总费用占比也从 1.96% 上升至 18.2%。1980 年，我国每千名糖尿病患者的疾病负担为 0.71 个伤残调整寿命年（disability adjusted of life years，DALYs），2002 年增至 1.97 个 DALYs，年增长速度为 4.75%。而 2005 年我国因糖尿病共损失 139.95 万个生命损失年，所致间接经济负担高达 80.68 亿元。2010 年全球因糖尿病共损失 0.21 亿个健康寿命损失年。

四、工作场所心理健康问题干预的成本效益

Matrix 在总结不同工作场所心理健康干预措施（包括工作环境改善、压力管理、心理治疗等措施）后指出，工作场所心理健康干预每投入 1 欧元，将会产生 13.62 欧元的收益。Houtman 等在评估芬兰警务人员心理健康干预项目后结果显示，4 年干预项目总共支出 300 万欧元，员工缺勤率下降了 3%，挽回约 4 000 万欧元经济损失。Tasho 等在英国进行的工作场所职业紧张和健康干预项目，两年至少为接受干预企业节省 110 万英镑。瑞士于 2008—2011 年以 8 家大型企业超过 5 000 名员工为对象，开展职业紧张干预项目，主要从员工压力认知、工作环境认知、压力管理课程、集体凝聚力建设以及企业压力管理等方面进行干预。结果显示，干预一年半后，25% 员工自觉压力感下降，每年平均每人挽回 2.6 天缺勤天数。Reenen 等指出，在美国进行工作场所职业紧张干预项目后 1 年，平均每人可挽回经济损失 29～61 美元 / 年，而当干预

项目持续进行，两年后平均每人可挽回经济损失 257 美元 / 年。

由于纳入评估的研究成本因素的不同，目前所得到的职业紧张归因经济学损失各不相同，但现有数据表明，职业紧张归因经济损失规模不可忽视，若消极对待，将会对社会、组织、行业和个人造成巨大的经济损失。同时，目前的研究多是重点评估职业紧张造成经济损失的几个主要方面，一些无法量化的指标尚未合理评估，加之衡量货币的贴现率等因素，所以职业紧张归因经济损失实际上要高于目前的评估值。因此本部分可得出如下结论：①针对职业紧张的预防和干预措施可以有效地促进职业人群身心健康，保证社会经济健康发展，并可以挽回巨大的社会、组织、个人经济损失；②还需进一步开发针对组织层面职业紧张归因经济损失的可靠高效评估工具；③还应进一步加强和细化职业紧张归因健康风险，以及由此造成的经济风险；④我国针对职业紧张卫生经济学的研究和探索尚浅，今后应加强相关研究，为我国制定相应干预措施和政策

（王　超）

第五节　工作场所心理健康问题的预防控制

心理健康涉及情感、心理和社会福祉，它会影响思维、感觉和行为，它还对如何应对压力、如何与他人相处以及如何作出选择等产生影响。研究表明，心理健康状态良好的员工表现的相对更好，一个心理健康的工作场所会给工作带来积极性，并努力让员工发挥最大的潜能。最近一项由 WHO 牵头的研究估计，抑郁症和焦虑症使全球经济每年损失 1 万亿美元的生产力。注重心理健康促进和支持精神障碍患者的工作场所更有可能减少旷工，提高生产率，并从相关的经济收益中获益。因此，在推进“健康中国”国家战略实施的大背景下，通过不同的措施或途径，有效地预防和控制工作场所心理健康问题，促进和保护员工的健康、安全和福利，已成为当前职业卫生领域的一项重要任务。

一、原则

与其他公共卫生问题相似，三级预防的原则也适用于工作场所心理健康问题的预防和控制。

一级预防：针对工作场所健康问题的来源，开展源头治理。减少或消除工作场所心理健康问题的危险因素，或者改善资源、发展或提升保护因素，有效避免职业人群遭受心理健康问题的困扰。一级预防主要针对的是病因预防，也是预防和控制心理健康问题的根本措施。常见的措施包括：健全的健康和安全政策、合理的工作负荷设置、工作组织文化的提升、创造积极的工作

环境、工作系统的再设计等。

二级预防：通过提供适宜的知识、技术或资源，改变工人对心理健康危害因素的应对方式，发挥工作的积极方面和员工的优势，提升其应对策略。针对已经遭受健康危害因素影响或存在健康问题早期体征的人群，改进其应对过程，提供必要、有效的措施，阻止健康问题的进一步发展。常见的措施包括：提供心理健康教育、提供培训（通过健康促进或提供适宜的心理学技术，增强个人的应对策略）、提倡适宜的身体锻炼、养成健康的生活行为方式等。

三级预防：旨在治疗或帮助遭受心理健康问题困扰的工人，采取必要的措施，解决心理健康问题，尽可能地降低健康损害及影响。常见的措施包括：心理健康咨询与治疗、员工援助计划、职业康复服务等。

二、常见的预防控制策略

（一）健全的健康和安全政策

全世界最早颁布的以职业安全与健康命名的法律是美国于 1970 年通过的《职业安全与健康法》，法案中将职业心理危害作为一个项目用于未来研究。随后，丹麦、瑞典、英国等欧洲国家和阿根廷、巴西、墨西哥等美洲国家以及日本、韩国等亚洲国家均在国家层面以法律、宣言或指南等形式关注了工作场所心理健康问题，甚至部分国家将心理或精神健康疾病列入国家职业病名单，如意大利（PTSD 和慢性调节障碍）、荷兰（职业紧张相关障碍和倦怠、工作相关抑郁症、PTSD、酒精成瘾）、巴西（紧张、PTSD、睡眠疾病和倦怠）等。加拿大精神卫生委员会 2013 年发布的《工作场所心理健康与安全国家标准》，是第一个以工作场所心理健康和安全为目标的国家标准，为实现预防和控制职业心理健康问题的标准化和规范化提供了借鉴。

我国于 2016 年发布了《关于加强心理健康服务的指导意见》，明确提出应普遍开展职业人群心理健康服务，并对常见心理行为问题的识别、调适以及咨询、援助计划等内容进行介绍。然而，在为职业健康安全提供保障的现行法律法规中，涉及职业心理健康问题的内容不多。《职业病防治法》规定工作场所设备、工具、用具等设施符合保护劳动者生理、心理健康的要求，《精神卫生法》和《女职工劳动保护特别规定》对职业心理健康保护有所提及，但所涉及的规定或要求均略显笼统，其效力和可操作性不强。因此，制定和完善保护工作场所心理健康的法律法规和相关工作机制就显得尤为重要。从政府层面出发，依靠法律的强制性和权威性，不断提升我国工作场所心理健康问题的防治能力，才能有效地保护劳动者身心健康、促进企业社会的稳定发展。

（二）工作条件的改善

1. 设计合理的工作系统　合理的工作系统就是要求工作系统中人的因

素（能力、责任感、资源、满意度等）和非人的因素（组织、材料、设备等）之间达到一种良好的匹配状态。设计工作开始前，既要考虑组织的环境因素和工作设计本身的因素如工作内容、自主性、责任与角色等，也要充分考虑员工的个人需求、能力、价值观以及兴趣爱好等。在遵循工作负荷（工作量、工作节奏）与能力相称、角色明确、权责清晰、回报可待等原则下，结合工作内容和员工特点改进工作需求、增加工作自主性和决策参与度、注重员工技能培训和安全保障等是设计合理工作系统的优选途径，能在一定程度上提高员工的工作满意感，减少工作场所心理健康问题的发生。此外，设置合理的工作时长和轮班制度，丰富工作场所的业余生活，增加职业的稳定性，以及避免单调、重复的工作方式，能在一定程度上减缓工作场所职业人群的身心不适感，这也应是工作系统设计合理的重要考量指标。

2. **构建健康的工作组织**　健康的工作组织是指通过一套共同的工作和组织设计特征来促进员工福祉和组织有效性的工作组织，它往往表现为创造良好的工作氛围、劳动关系，通过人力资源管理策略和文化建设，提升员工适应变革的能力，或是向社会提供高质量的产品和服务，不断提高组织运作的效率，增加组织的市场价值。构建健康工作组织的目的是鼓励员工积极参与组织变革管理、岗位再设计等，通过改变组织来优化工作环境和组织文化，减少工作场所心理健康问题的发生。基于 Jamison 等提出的创建健康组织的理论，构建健康组织可以从人 - 岗位匹配、完善的绩效管理和奖励体系、提供员工参与管理的机会、考虑员工的职业发展规划、为员工家庭和生活需求提供支持以及发展健康工作组织认证制度等方面来组织实施。

3. **创造积极的工作环境**　积极的工作环境有助于劳动者缓解职业紧张，保持稳定的情绪和精神状态。积极的工作环境不仅包括适宜的物理性环境条件、合理的岗位工效学设计，还包括健康的组织文化、积极的工作氛围、充分的社会支持以及高效的管理制度等。此外，有学者认为工会在促进工作场所心理健康方面能发挥积极作用，其可能的作用方式包括：倡导工作场所的心理健康和安全，对可能遇到心理健康问题的工人提供帮助与支持。

（三）健康教育与健康促进

针对工作场所心理健康问题开展的健康教育应是多样化的，不仅提供大众化的健康知识、技能、服务，帮助个体和群体掌握卫生保健知识，树立健康观念，自觉采纳有益于健康的行为和生活方式（如常见的戒烟限酒、适度运动、合理膳食等），还应结合工作场所心理健康问题的危险因素，制定专业的培训方案，有针对性地开展管控技能培训（如认知 - 行为训练、压力管理培训、情绪管控与激发训练等）。然而，健康教育的核心仍是行为干预。

与健康教育相比，健康促进一词的含义更广泛，包括健康教育以及能够促使行为、环境改变的组织、政策、经济支持等各项策略。从成本 - 效益的角度上看，健康促进是一项低投入、高产出的保健措施。因此，开展有效且可行的健康促进工作对工作场所心理健康问题的管控大有裨益。WHO 认为组织层面（职业情境，包括政策法规、组织活动、管理架构等）与个体层面（个体心理资源，主要是改善个体对环境的适应能力）相结合的工作场所心理健康促进对职业紧张管控的效果更为显著，而这种实践认知也为管控工作场所歧视、职业倦怠、物质滥用、抑郁等其他常见心理健康问题提供参考。

（四）重视积极心理学的作用

有学者认为，积极心理学重点关注的是积极情绪体验（幸福、感激、满足）、积极的个人特质（乐观、弹性、性格力量）、各群体之间的积极关系，以及产生积极成果的环境（学校、工作场所）。积极心理学的目的不是要否认生活中令人痛苦或不愉快的事件，否认人类发展、应对和创造力方面的负面经验的价值，或否认消除疾病的迫切需要；而是旨在提供对人类经验的更完整的科学理解，包括积极和消极的经验，以便更好地将有关心理疾病的现有知识与有关积极精神健康的知识结合起来并加以补充。它倡导研究和探索人类的美德，把握心理学的积极取向，旨在培养个人能力、资源和心理力量，强调个体的积极力量和群体环境、社会文化等外部因素的交互作用，以创新的方式促进心理健康，预防心理疾病，提高工作和生活质量。研究表明，积极的情绪和对生活的积极评价与降低疾病和伤害的发生风险、更健康的行为、更好的免疫功能、更快的体能恢复以及寿命的延长等有关。积极的个人特质包括个体在不同程度上存在的积极倾向，如创造力、勇气、善良、毅力和乐观，这些特质在培养后可以增强韧性、缓冲心理障碍和其他逆境，从而保持或促进心理健康。

（五）心理健康咨询与治疗

心理咨询是运用心理学的方法，对心理适应方面出现问题并寻求解决问题的求询者提供心理援助的过程。通过心理咨询，挖掘心理潜力，提高自我认识能力，解决求询者因工作、生活中各种刺激而引起的社会适应障碍、情绪失调、工作 - 家庭冲突、自我实现不足等心理健康困扰。工作场所心理健康咨询往往分为个体咨询和团体咨询。前者主要是通过评估个体当前的心理健康状态，采取适宜的应对策略，以减缓或克服心理健康问题的困扰；后者常常是以小组讨论的形式探讨更适宜的应对方式，或是寻求更充分的社会支持。在职业人群中，心理健康问题的原因可能是工作本身的固有特征、组织和管理环境、个体特征中的一个或多个因素，情况往往较为复杂，因此，心理健康咨询应是个体咨询和团体咨询结合进行为宜。

与心理咨询相比，心理治疗所面对的人群的心理健康状况更差，往往存在神经症、性变态、人格障碍、行为障碍以及心身疾病等。但在工作实践中，两者所采用的理论方法常常是一致的，心理咨询与心理治疗很难割裂开来。心理治疗是基于心理治疗理论及相关实证研究而建立的治疗系统，其治疗方法的选择往往受求助者的心理健康状态或心理疾病症状所影响。目前文献报道的心理治疗技术和方法主要有：暗示、催眠术、精神分析、行为矫正、生物反馈、冥想、气功、瑜伽、体育运动、音乐、绘画、造型等。

（六）员工援助计划

员工援助计划于 20 世纪 50 年代起源于美国，随后得到快速发展，如今世界 500 强企业几乎都建立了员工援助计划。它是一项企业为员工设置的一套系统的、长期的福利与支持项目。通过专业人员对组织的诊断、建议和对员工及其直系亲属提供专业指导、培训和咨询，旨在帮助解决员工及其家庭成员的各种心理和行为问题，提高员工在企业中的工作绩效。通过文献检索发现，员工援助计划已在公务员、工人、医护人员、教师等多个职业领域实施，其结果表明员工援助计划能够帮助职业人群形成积极的职业价值观，提高职业认同感，增加个体承受职业压力的生理、心理和行为弹性，促进其在工作中运用恰当的情绪劳动策略，降低职业紧张、职业倦怠感等，有效维护了职业人群的身心健康。然而，员工援助计划涉及的内容较复杂，不同阶段、不同行业、不同地区需要结合自身条件，对员工实施有针对性、系统性的员工援助计划。目前国际员工援助计划协会认定的方法或内容主要包括：一是为员工提供咨询、培训与援助，二是对员工个人问题提供评估服务，三是帮助员工处理可能影响工作绩效的问题，四是为员工提供相关医疗保障服务，五是帮助企业客户管理并维护与相关机构的关系，六是为员工健康福利方面提供支持，七是鉴定员工援助计划的效果。

（七）职业康复服务

职业康复是指通过提供职业服务，如职业指导、职业训练和有选择的安置工作，使工伤、残障、心理异常和心理不健康者能够保持工作，获得与其能力相适应的工作，从而提高他们参与到社会中去的积极性。职业康复起源于第一次世界大战结束后，国际上许多国家如英国、德国、美国等都非常重视职业康复服务，建立了比较完善的技术服务体系。国内职业康复始于 19 世纪 70 年代，目前以“工伤致残”的康复为主，呈现出快速发展的趋势，而其他领域的职业康复服务发展相对缓慢。国外学者对残疾人、慢病患者、心理疾病人群的研究发现，职业康复对个体和社会具有积极的意义。国内的研究主要侧重于工伤康复服务，针对心理异常人群的研究报道不多。一项 50 对抑郁患者进行工作相关社交技能训练的病例 - 对照研究发现，工作相关社交技能训练可以改善抑郁症患者的症状，提高就业率。因此，在生理疾病尤其是传统意义上的残疾人的职业康复取得长足进展的同时，加大心理异常人群职业康复的关注与投入，促使心理健康问题人员获得足够、公平的就业机会，不仅让其生活有保障，也让这部分人员生活的更有尊严、更有价值，更能促进社会的和谐发展。

（吴 辉 余善法）

参考文献

1. Lu L，Lin HY，Cooper CL. Unhealthy and present：motives and consequences of the act of presenteeism among Taiwanese employees，2013，18（4）：406-416.
2. Goffman E. Stigma：Notes on the Management of Spoiled Identity. Englewood Cliffs，N.J.：Prentice-Hall，Inc，1963.
3. Pan HH，Ho ST，Lu CC，et al. Trends in the consumption of opioid analgesics in Taiwan from 2002 to 2007：a population-based study. J Pain Symptom Manage，2013，45（2）：272-278.
4. Whiteford HA，Degenhardt L，Rehm J，et al. Global burden of disease attributable to mental and substance use disorders：findings from the Global Burden of Disease Study 2010. Lancet，2013，382（9904）：1575-1586.
5. Sarah Waters. Suicide voices：testimonies of trauma in the French workplace. Med Humanit，2017，43（1）：24-29.
6. Kessler RC，Sonnega A，Bromet E，et al. Posttraumatic stress disorder in the National Comorbidity Survey. Arch Gen Psychiatry，1995，52：1048-1060.
7. Shi L，Wang LL，Jia XL，et al. Prevalence and correlates of symptoms of post-traumatic stress disorder among Chinese healthcare workers exposed to physical violence：a cross-sectional study. BMJ Open，2017，7（7）：e016810.
8. 余善法. 职业紧张评价与控制. 北京：人民卫生出版社，2018.
9. World Health Organization. Healthy workplaces：a model for action：for employers，workers，policy-makers and practitioners. Geneva（Switzerland）：World Health Organization，2010.
10. Leka S，Jain A. Health impact of psychosocial hazards at work：An overview. Geneva：World Health Organization，2010.
11. Memish K，Martin A，Bartlett L，et al. Workplace mental health：An international review of guidelines. Preventive Medicine，2017，101：213-222.
12. Sivris KC，Leka S. Examples of Holistic Good Practices in Promoting and Protecting Mental Health in the Workplace：Current and Future Challenges. Safety and Health at Work，2015：295-304.
13. LaMontagne AD，Martin A，Page KM，et al. Workplace mental health：developing an integrated intervention approach. BMC Psychiatry，2014，14：131.

14. 李霜，张巧耘. 工作场所健康促进理论与实践. 南京：东南大学出版社，2016.
15. Reavley NJ，Ross A，Martin A，et al. Development of guidelines for workplace prevention of mental health problems：A Delphi consensus study with Australian professionals and employees. Mental Health & Prevention，2014，(2)：26-34.
16. ILO. Mental Health in the Workplace. Geneva：International Labour Office，2000.
17. Kobau R，Seligman M，Peterson C，et al. Mental health promotion in public health：perspectives and strategies from positive psychology. American Journal of public health，2011，101(8)：e1- e9.

第二章 工作场所心理健康促进

第一节 概　　述

据 WHO 2006 年估算，全球因抑郁症导致的疾病负担中，8% 可归咎于职业风险。经济合作与发展组织 2013 年的研究表明，心理健康问题在全球职业人群中普遍存在。高收入国家有 5% 的职业人群饱受严重心理健康问题的影响，15% 受到中度心理健康问题的影响。与高收入国家相比，中、低收入国家的工作场所往往更小，工作条件更易使人产生压力，职业健康保护也更薄弱，心理健康问题更加突出。2018 年，WHO 出版的《通过更健康、更安全的工作场所来预防疾病》一书中指出：抑郁症与职业紧张有关；职业紧张、低决策纬度、低社会支持、高工作心理社会需求以及工作不安全感与常见的心理障碍（主要包括轻度至中度抑郁症和焦虑症）显著相关；工作和生活的不平衡是导致抑郁症的原因之一；抑郁症与农业中某些农药的使用有关；毒品和酒精的使用与职业环境有关（例如古柯种植，或在娱乐或制酒行业工作）；据估计，11%（4%～31%）的抑郁症和 16%（6%～38%）的药物和酒精使用可归因于职业风险。2019 年 6 月 21 日，国际劳工组织在其一百零八次会议上通过了《关于消除工作中的暴力、骚扰公约》（ILO 190 号公约）和《关于消除工作中的暴力、骚扰建议书》（ILO 206 号建议书），为定义暴力、骚扰特别是性骚扰提供了范本，建构了消除全球工作场所暴力和骚扰工作框架。

心理健康是健康的重要组成部分，关系广大人民群众幸福安康、影响社会和谐发展。当前，我国正处于经济社会快速转型期，人们的生活节奏明显加快，竞争压力不断加剧，个体心理行为问题及其导致的社会问题引起广泛关注。加强心理健康促进，有助于改善公众心理健康水平、提高公众幸福感、促进社会心态稳定和人际和谐、实现国家长治久安。2019 年 7 月，国务院印发《关于实施健康中国行动的意见》，健康中国行动推进委员会发布《健康中国行动（2019—2030 年），均对心理健康促进行动提出了明确要求。职业人群的心理健康问题对社会、家庭、个人、卫生健康系统和用人单位来说，都是不能承受之重，仅在欧洲，与工作有关的心理健康问题带来的经济损失就占国民生产总值的3%～4%，这些社会成本呈现越来越高的增加趋势。我国是世界上劳动人口最多的国家，2017年我国就业人口7.76亿人，占总人口的55.8%，多数劳动者职业生涯超过其生命周期的二分之一。工作场所接触各类危害因素引发的职业健康问题依然严重，职业病防治形势严峻、复杂，新的职业健康危害因素不断出现，疾病和职业紧张导致的生理、心理等问题已成为亟待应对的职业健康新挑战。

一、变化中的工作场所

随着经济全球化、城市化、人口流动以及信息技术发展等因素，“工作”的性质正在发生迅速变化，这些因素对劳动者的健康，特别是心理健康产生重要影响。

（一）经济全球化

在发展中国家，经济全球化通过改善国民经济促进了地区发展和财富积累，大型跨国公司借由全球化引入了发达国家职业健康服务理念和方法。这些变化，增加了劳动者的收入，促进了教育和培训，改善了工作条件，对劳动者的心理健康产生了积极的影响。但是，全球化对就业和工作条件也会产生消极影响。例如，大型跨国公司的发展伴随着更多的权力下放、工作外包，正式工和非正式工的工作环境和职业危害暴露程度有很大的差异。全球化也导致了新兴产业的出现，如以外包加工、流水线作业为主的电子制造服务业。在中美洲的流水线装配业中，从业人员中90%是妇女和儿童，他们的工作特点是不稳定（临时合同和分包）、低工资、长工时和伴随性骚扰。虽然这些新兴产业对国民经济作出了重要贡献，但这样的工作条件会对劳动者及其家人的心理健康产生不良影响。

（二）城市化与人口流动

据国际劳工组织估计，全球约有1.2亿工人生活在本国以外，占全球劳动力的3%。由于就业需要，工人选择流动到容易找到工作或工作条件较好的国家和地区。欧盟约有1.4亿工人，其中有1亿人在中小型工作场所工作，中小型企业的工作条件差别很大，此类企业经常在监管框架之外运营，增加了发生心理社会危害的可能性。

我国改革开放40年来，由于工业化、城镇化快速发展，大量农村人口进入城市工作、生活，形成了规模庞大的流动人口。截至2017年底，我国流动人口数量达2.44亿，约占总人口的18%。从现在起到2035年，人口流动迁移仍将是我国经济社会发展中的重要人口现象，规模亿计的流动人口将成为常态。流动对人的心理健康有积极的影响，也有诸如难以融入新的环境、缺乏家庭和其他社会支持网络、与户籍人口的公共服务和社会保障存在较大差异而带来的负面影响。党中央、国务院高度重视我国流动人口问题，作出了一系列重大部署。习近平总书记在党的十九大报告中那个明确提出“加快农业转移人口市民化”的要求。我国2009年就启动了由原国家人口计生委负责的流动人口社会融合相关工作，旨在促进流动人口社会融合，使流动人口共享城市发展成果，在流入地获得均等的生存和发展机会，公平公正地享受公共资源和社会福利，最终实现经济立足、社会接纳、身份认同、文化交融和政治参与。

（三）信息技术发展

信息和通信技术的进步，影响着职业人群与工作场所之间的传统关系。信息和通信技术可以使工作在不同的地点进行。虽然有些人可能享受在家工作的自由，但对大部分人来说，独自工作的孤独感和缺乏社会支持会导致职业紧张，并增加罹患心理健康问题的风险。此外，技术的进步并没有缩短工作时间、减轻职业紧张和增加休闲活动。相反，技术进步可能导致家庭和工作之间的界限变得模糊，危及传统的工作和私人领域之间的明确分界。Duxbury 和 Higgins 开展的一项对加拿大 31 500 名工人的研究发现，技术是导致四分之一的加拿大人每周工作超过 50 小时的主要原因之一，而且几乎覆盖所有在家无偿加班的人。

1998 年，由东京医科大学主办、29 名专家参加的会议上，欧盟国家、日本和美国的职业健康专家一致通过了《东京宣言》。该宣言指出，工作场所的经济和技术变化导致了员工的压力。工作场所的变化包括重组、合并、收购和裁员，不断加速的工作和生活节奏，闲暇时间的侵蚀，工作和家庭时间的混合。这些发展变化主要是由旨在提高短期生产力和利润的经济、技术变革推动的。使用临时工等新的雇佣方式越来越多地被采用。与此同时，还存在工作稳定性下降、管理模式变化等情形。这些快速的工作场所变化，加上就业过剩和就业不足，很可能会引发巨大的压力。

二、工作场所心理健康问题的来源

心理健康问题是生物、心理、社会和环境因素相互作用的结果。职业人群心理健康的影响因素，既包括性别、人格特征等内部因素，也包括职业紧张、工作环境等外部因素。人们通常认为，心理健康问题不是用人单位的责任，是在工作场所之外产生的。越来越多的证据表明，工作的内容和情境都可能在工作场所心理健康问题的发展中发挥作用。不良的社会心理工作条件，通常被称为“职业紧张源”，会增加罹患临床和亚临床心理疾病的风险，包括抑郁、焦虑、倦怠等。影响心理健康结局的职业紧张源可以是个体层面的，也可以是工作小组或组织层面的。工作负荷(过重和不足)、工作的参与和控制不足、单调乏味或不愉快的工作任务、角色模糊或冲突、工作认知不足、不公平、不良人际关系、工作条件差、领导和沟通方式不良、家庭和工作冲突等,都是工作场所心理健康问题的核心影响因素。研究表明,对这些危险因素进行早期识别和干预(即初级预防)是减轻职业人群心理健康问题所致疾病负担的最有效方法。此外,一级预防与二级、三级预防措施同时实施,而且干预策略和措施不仅针对员工个体,还包括组织层面时,效果最明显。工作场所心理健康问题的一级预防旨在通过从源头上改变或消除潜在的危险因素,减少心理健康问题的发生。二级预防以员工为导向,旨在为被认定为"有风险"的员工提供适当的技能,以应对压力环境。三级预防包括治疗已经受到心理健康问题影响的员工,包括康复和支持员工重返工作岗位。研究表明,良好的工作场所环境对员工的心理健康有积极的影响,既能促进心理疾病的康复,又可提高心理健康水平。工作场所可以成为在其内部和更广泛的范围中预防、识别和管理心理健康问题的有效环境。

三、政府部门的作用

各国政府在促进心理健康,包括促进职业人群的心理健康、及早发现和有效治疗心理健康问题方面发挥至关重要的作用。政府部门本身也是用人单位,公务员也是职业人群的重要组成部分。政府部门的关键作用包括确保妇女、残疾人和流动工人等弱势群体能够享有和其他群体相同的工作条件和福利待遇;在防止歧视、收入保护、工作安全和健康、心理健康政策和服务以及降低失业率等关键领域进行立法和制定政策。用人单位、劳动者和非政府组织在与政府部门合作改善职业人群的心理健康方面也发挥着重要作用,可以联合倡导制定促进员工心理健康和预防治疗心理健康问题的政策和战略。

四、工作场所心理健康促进指南性文件

随着工作相关心理健康问题所致疾病负担日趋严重,这一问题逐渐得到社会的认知,医学、心理学、公共卫生、管理和职业健康与安全等各学科领域,为预防、识别和管理工作场所心理健康问题而制定的干预措施也越来越丰富。虽然这是良好的发展态势,但是许多现有的干预措施未能对工作场所的心理健康采取全面、综合的措施,往往只集中于干预某一个领域。例如,在发达国家和地区,当问及人力资源和职业健康安全管理部门如何应对员工的职业紧张时,最常见的回答是实施员工援助计划(employee assistant program,EAP)。尽管 EAP 是有效的干预措施,但要想真正起到预防作用,干预措施需要包括如下几方面内容:首先,控制与工作特征相关的风险因素,并将其降至最低;

其次，在工作场所内促进积极的和保护性的因素；最后，开展疾病管理。也就是说，一级、二级和三级预防措施必须同时针对员工个体和组织层面来施行。《东京宣言》提出了建设心理健康工作环境的具体建议，包括：①实施预防与压力有关的伤害和疾病的策略；②开展工作场所、区域和国家层面的监测工作，一方面确定职业紧张所致健康问题的程度，另一方面提供基线资料以评估干预效果；③对职业健康等专业人员开展教育培训，协助他们参与测量和制订方案，以减少职业紧张的影响，并评估这些方法的效果；④开发有效和可靠的研究方法；⑤创建一个信息资源库；⑥通过减少失业和就业不足、减少过度就业、提倡“健康工作”概念和使组织结构改革人性化，处理失业对有关个人、家庭和他们所居住的社区产生的与压力有关的后果。

WHO 在其出版的《工作场所心理健康政策与项目》中指出，“制订及推行工作场所的心理健康政策和计划，有益于增进员工健康、提高企业生产力，并有助于社会整体的幸福感。”

为了将职业心理健康领域的研究成果转化为对工作场所的实用建议，国内外已经制定了很多指南性文件供用人单位和劳动者使用。2012 年，国际劳工组织发布了一份关于预防职业紧张的指南，其中包括一系列评估清单；WHO 于 2003 年和 2004 年分别制定了《提升工作中心理骚扰的意识》和《提升发展中国家职业紧张的意识》两个指南；欧盟于 2004 年和 2007 年分别发布了《职业紧张框架协议》《工作场所骚扰和暴力框架协议》，并制定了促进这些框架协议实施的指南（PRIMA-EF 2008）；WHO、国际劳工组织、国际公共服务组织（PSI）和国际护士协会（ICN）在 2002 年制定了适用于卫生部门工作场所的工作场所暴力准则；2019 年，中华全国总工会制定了《促进工作场所性别平等指导手册》。虽然有关工作场所心理健康问题的大多数证据都来自高收入国家，但是其中一些证据也适用于发展中国家，可用于指导中低收入国家制定工作场所心理健康政策。不同国际组织、区域和国家制定的有关工作场所心理健康方面的指南，详见表 2-1-1。

表 2-1-1　不同国际组织、区域和国家制定的有关工作场所心理健康方面的指南

名称	发布机构	国际组织 / 区域 / 国家	发布时间
ISO 10075—1 心理工作负荷有关的工效学原则：术语和定义	国际标准化组织	国际标准化组织	1991 年
ISO 10075—2 心理工作负荷有关的工效学原则：设计原则			1996 年
ISO 10075—2 心理工作负荷有关的工效学原则：测量与评估			2004 年

续表

名称	发布机构	国际组织/区域/国家	发布时间
关于卫生部门工作场所暴力的框架准则	世界卫生组织 国际劳工组织 国际护士协会 国际公共服务组织	世界卫生组织 国际劳工组织 国际护士协会 国际公共服务组织	2002年
提升工作中心理骚扰的意识	世界卫生组织	世界卫生组织	2003年
工作组织与职业紧张	世界卫生组织	世界卫生组织	2004年
工作场所心理健康政策与项目	世界卫生组织	世界卫生组织	2005年
预防自杀：工作场所的资源	世界卫生组织	世界卫生组织	2006年
提升发展中国家职业紧张的意识	世界卫生组织	世界卫生组织	2007年
社会心理风险管理欧洲框架指南	世界卫生组织 社会心理风险管理欧洲框架联盟	世界卫生组织 欧盟	2008年
健康工作场所行动模式	世界卫生组织	世界卫生组织	2010年
职业紧张预防检查要点	国际劳工组织	国际劳工组织	2012年
心理健康与工作政策框架	经济合作与发展组织	经济合作与发展组织	2015年
迈向心理健康组织：七步指南	世界经济论坛	世界经济论坛	2015年
职业紧张指南：生活的调味品还是死亡之吻	欧盟委员会	欧盟	2000年
职业紧张框架协议	欧洲工会联盟	欧盟	2004年
工作场所骚扰和暴力框架协议	欧盟	欧盟	2007年
工作场所促进心理健康雇主指南	欧洲工作场所健康促进工作网	欧盟	2011年
应对职业紧张的管理标准（HSG 218）	英国健康安全局	英国	2007年
通过富有成效和健康的工作条件促进心理健康：雇主指南	英国国家卫生保健卓越研究所	英国	2009年
工作场所心理社会因素管理指南（PAS 1010）	英国标准研究所	英国	2011年
心理健康与幸福：基层管理人员指南	爱尔兰商业与雇主联合会	爱尔兰	2012年
工作场所心理健康与安全国家标准（CAN/CSA-Z1003-13/BNQ 9700-803/2013）	加拿大标准协会魁北克标准化局心理健康委员会	加拿大	2013年
预防工作场所心理健康问题：组织指南	澳大利亚维多利亚州工作安全署	澳大利亚	2013年
建设心理健康工作场所：雇主和雇员指南	澳大利亚心理健康工作联盟	澳大利亚	2014年
促进工作场所性别平等指导手册	中华全国总工会	中国	2019年

五、工作场所心理健康促进项目的经济学评价

对解决心理健康问题的战略进行成本效益研究，以让企业了解净效益，对持续开展工作场所心理健康促进工作非常有益。用人单位除了关心工作场所心理健康促进项目干预措施的有效性外，还关注对项目的投资是否具有良好的成本 - 效益。WHO 最近主导的一项研究估计，在扩大治疗常见心理障碍方面每投入 1 美元，在改善健康和提高生产力方面就会得到 4 美元的回报。Hamberg-van 等对工作场所心理健康促进经济学评估进行了系统综述，主要聚焦心理健康问题预防、病患治疗和重返工作岗位等的经济学评估，结果显示投资回报率在 20%～566% 之间。

（李 霜 刘晓曼）

第二节 工作场所心理健康促进基本概念

一、心理健康

心理健康（mental health）是人在成长和发展过程中，认知合理、情绪稳定、行为适当、人际和谐、适应变化的一种完好状态，是健康的重要组成部分。WHO 对健康的定义是：健康不仅是没有疾病，而是身体、心理和社会适应的完美状态。这一定义将身体、心理和社会健康结合在一起，包含两个主要观点，一是没有心理健康就没有健康，二是健康不仅仅是没有疾病。

WHO 对心理健康的定义是"个体能够认识自身的能力，能应对正常的生活压力，能有成效地从事工作，并能够对其社区作出贡献的幸福状态。"作为人类，心理健康对我们的集体和个人思考、表达情感、与他人互动、谋生和享受生活的能力至关重要。没有心理障碍，并不意味着就拥有了良好的心理健康。换句话说，心理障碍患者同样可以拥有较高水平的心理健康，尽管他们受到来自让人痛苦、不安或虚弱的心理症状的种种束缚，依旧可以过着一种令人满意的、有意义的且对社会有贡献的生活。

每个人的心理健康状态都不是一成不变的，取决于生活与职业紧张、生活习惯和遗传等多种因素，心理健康状态的可变性可看作一个连续体。心理疾病状态也是变化的连续体。如图 2-2-1 所示，最佳心理健康是纵轴连续体的一端，而糟糕的心理健康是另一端；在横轴上，有严重心理疾病是连续体的一端，而没有心理疾病症状是另一端。这意味着有些人可能患有心理疾病但心理健康，而有些人即使没有心理疾病也可能心理健康状况不佳。

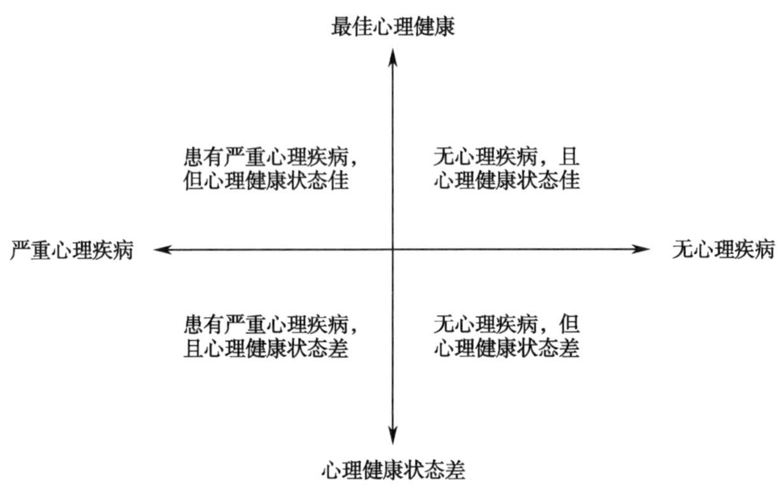

图 2-2-1　心理健康与心理疾病状态的连续体

二、健康促进

WHO 于 1946 年发表的健康定义，改变了人们“无病就是健康”的旧观念，把人们带到一个从更广泛领域、全方位去思考人类健康的新境界。健康的新概念对指导人们重新思考健康及其影响因素意义重大，健康促进理论随后应运而生，从而推动公众从被动地接受健康教育向主动地从提高自身认识、发展自身能力、纠正自身行为等方向转变。WHO 前总干事 Brundland 在第五届全球健康促进大会上指出：健康促进就是要使人们尽一切可能让他们的心理和身体保持在最优状态，宗旨是使人们知道如何保持健康、在健康的生活方式下生活，并有能力作出健康的选择。健康促进也是在全球科技快速发展，各国经济状况普遍改善，但社会成员的身心健康状况、健康意识与健康技能却没有同步发展，甚至某些国家或地区出现环境和健康恶化的大背景下提出的。

目前，国际公认的健康促进定义有两个：一是 1986 年第一届国际健康促进大会发表的《渥太华宪章》中提出的“健康促进是促使人们提高、维护和改善自身健康的过程，是协调人类与环境的战略，它规定个人与社会对健康各自所负的责任”。二是著名健康教育学者劳伦斯•格林（Lawrence W. Green）提出的“健康促进是指一切能促使行为和生活条件向有益于健康改变的教育和环境支持的综合体”，即“健康教育 + 环境支持”。健康促进的内涵远远超出了以通过信息传播和行为干预帮助个人和群体采纳有利于健康行为和生活方式的健康教育，它要求应同时调动社会、政治和经济的广泛力量，改变影响人们健康的社会政策和物质环境，从而促进人们维护和提高他们自身健康。

健康教育是健康促进不可或缺的组成部分，而且深深植根于健康促进之中。健康促进离不开健康教育，没有健康教育，健康促进变成类似于环境整治的社会工程；没有健康促进，健康教育的效果无法深入而持久。相关研究表明，影响个体行为的，不仅仅是知识、态度、技能等个体因素，还受到周围环境的影响。目前已经形成共识：个体水平、人际水平、组织水平、社区水平以及公共政策等不同水平的因素均可影响人们的行为。这些不同水平的因素都可以直接或间接地影响行为，而不同因素相互间又存在着交互作用。因此，健康促进需要关注更广泛的层次。

三、工作场所健康促进

1997年，《卢森堡工作场所健康促进宣言》将工作场所健康促进（workplace health promotion，WHP）定义为："雇主、雇员和社会共同努力，改善工作健康和福祉，结合旨在改善工作组织和工作环境的活动，促进积极参与，鼓励个人发展。"工作场所健康促进的主要目的是：帮助改善实体和心理工作环境，提高员工总体健康水平，使其具有更好的健康价值观和工作与生活方式，以实现可持续发展和社会公平与正义。

我国职业卫生领域目前采用的定义是：职业健康促进或称工作场所健康促进，是指采取综合干预措施，以改善工作条件，改变劳动者不健康生活方式和行为，控制健康危险因素，预防职业病，减少工作有关疾病的发生，促进和提高劳动者健康和生命质量为目的的活动。

四、心理健康促进

心理健康是健康的重要组成部分。心理健康促进（mental health promotion，MHP）的工作框架以整体健康观为背景，因此，《渥太华宪章》中有关健康促进的基本要点都适用于MHP，即应建立促进心理健康的公共政策、创造心理健康支持性环境、加强社区行动、发展个人技能和调整心理健康服务方向。

由于人们所处的社会文化背景不同，研究问题的立场、方法不同，加之心理健康问题本身的复杂性，使学术界对MHP的定义至今尚未统一，有关的定义或框架有多种说法，关于其定义、在整个健康促进概念中的位置以及它与预防心理障碍之间的界限尚存在着争论，需要在不同的语境和文化中进行定义和解读。

澳大利亚联邦卫生和老年保健部定义MHP是为最大限度地增进群体和个体的心理健康和福祉而采取的行动。加拿大心理健康协会认为，MHP是为整个社区和患有心理疾病的个体开发积极心理健康的过程。Hodgson等人将

MHP 定义为增强个人、家庭、团体或社区的能力，以加强或支持积极的情感、认知和相关体验的过程。Sartorius 的定义是我们在个人、家庭或社会的价值尺度上改善心理健康所占地位的行动。这一定义基于这样一种观点，即当心理健康受到更多的重视时，人们往往更有动力去改善它。Secker 认为，心理健康促进的主要特点是借鉴健康促进理论，对心理健康与心理疾病重新进行概念界定，致力于探索和重视对心理健康的理解，发展旨在解决社会和经济不平等问题的部门间联盟，并通过评估研究和制定符合健康促进原则的战略来验证的参与性方法。Secker 认为，应该认识到 MHP 不是作为三级预防的策略，而是作为最积极意义上的心理健康促进。良好的心理健康是我们共同的目标，MHP 是实现这一目标的有效手段。MHP 是个人积极参与，实现积极心理健康的民有、民治、民享的过程。其策略与改善生活质量和健康潜力有关，而不是改善症状和缺陷。加强 MHP，有助于促进社会稳定和人际关系和谐、提升公众幸福感。可以以社区、学校或工作场所为基础，开展基于不同场所的 MHP 活动。Barry 等认为心理健康促进是致力于促进积极的心理健康，并采用部门间战略来加强保护因素，使人们能够获得资源和支持性环境，从而保持个体和群体的心理健康。心理健康促进的目的不仅限于预防心理健康问题，具有更广泛的健康、社会和经济效益。基于 Antonovsky 提出的健康本源学，健康促进更关注积极的变量，不是关注什么因素会让我们生病，而是更关注什么可以保持和促进我们的健康和幸福。因此，2007 年，Jane 及其同事将心理健康干预和项目区分为两大类：心理健康促进和预防心理疾病 / 失调。MHP 是增强有助于良好心理健康的保护性因素的过程。心理疾病 / 障碍预防，旨在减少心理疾病的发生、频率和再次发生心理疾病的风险，或预防、推迟其发生，并减少其对个人、家庭和社会的影响。

WHO 关于心理健康促进的具体方法包括：①儿童早期干预（如提供对儿童健康和营养需求敏感的稳定环境，使其不遭受威胁，具有早期学习机会，以及交往活动具有反应性、带有情感支持并可促进发育）；②向儿童提供支持（例如，生活技能规划、儿童与青少年发展规划）；③赋予妇女社会经济权利（例如，改善获得教育与小额贷款方案）；④向老龄人口提供社会支持（例如，帮助行动、老年人社区和日托中心）；⑤针对包括少数民族、土著、移民和受到冲突与灾难影响的弱势人口的规划（例如，灾后心理社会干预）；⑥学校内的心理健康促进活动（例如，支持学校生态变化的规划、对儿童友好的学校）；⑦工作中的心理健康干预（例如，预防职业紧张规划）；⑧住房政策（例如，改善住房）；⑨预防暴力规划（例如：减少酒精可得性和武器可及性）；⑩社区发展规划（例如："社区关怀"行动，统筹农村发展）；⑪减贫及对穷人实施社会保护；⑫反歧视法律和宣传运动；⑬促进心理障碍患者获得权利、机会和关护。

五、工作场所心理健康促进

工作场所和学校、医院、城市、岛屿和市场一起被 WHO 确定为 21 世纪健康促进优先场所。工作场所作为关键的干预环境，在改善成人心理与身体健康方面，正扮演越来越重要的角色，工作场所是影响人们心理健康的一个关键领域。Harnois 和 Gabriel 指出，工作可以通过增加社会包容性、地位和身份感以及提供一个时间结构而有益于心理健康。相反，许多工作中的心理社会风险因素会增加焦虑、抑郁和倦怠的风险。1986 年，国际劳工组织根据工作内容、工作组织、工作管理和环境条件之间的相互作用，以及员工的能力和需要，将心理社会危害定义为紧张过程中的不可或缺的因素。员工的生理、心理和社会健康可以通过两种途径受到工作和工作环境的影响：直接影响和间接影响。在实体工作环境及其相关风险与员工健康之间，可以观察到一条直接的生理路径。此外，不良的实体工作条件也会产生间接的影响，造成职业紧张。有大量证据表明社会心理工作环境与员工健康之间的关系，Cox 和 Rial 的研究表明，这一通路也由个体的紧张体验介导，路径图见图 2-2-2。消极的生理和社会心理工作环境，不仅影响员工的健康，还会进而影响组织的健康及员工的工作效率。

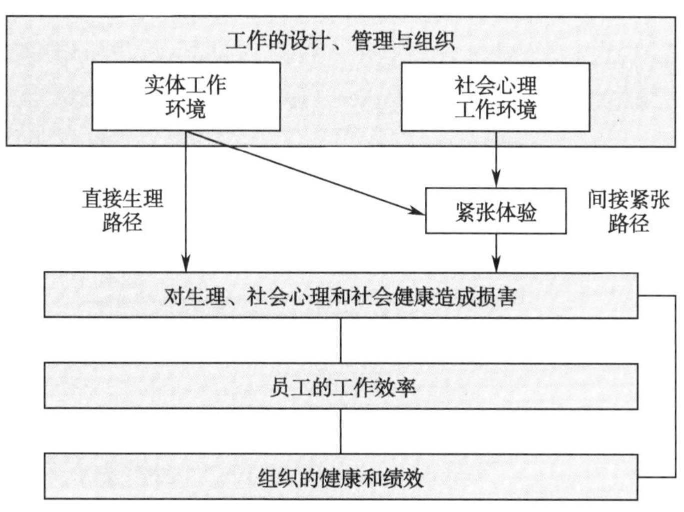

图 2-2-2　工作对员工生理、心理和社会健康的影响路径

系统综述显示，雇主可以通过实际行动（如增加工作稳定性、调整工作结构及减轻任务负荷）来减少员工紧张、焦虑与抑郁情绪，并提高其自尊、工作满足感及工作效率，从而对员工的心理健康产生积极影响。雇主也可通过付给员工用以保证健康生活的最低工资来改善员工的健康状况，合理的薪资水

平可以保证员工远离贫困，而贫困恰好是不良心理健康的主要危险因素之一。据 OECD 统计，人们平均每年投入 15.7%～25.4% 的时间在工作上（荷兰最少，为每人每年 1 381 小时；墨西哥最多，为每人每年 2 226 小时）。因此，生活质量、身体健康、心理健康和幸福感在工作场所是至关重要的问题。

工作场所心理健康促进（workplace mental health promotion，WMHP）研究最早起源于 20 世纪初的美国。当时企业注意到员工的酗酒、吸毒和某些药物滥用问题会影响员工和企业的绩效，于是一些企业开始聘请专家帮助员工解决这些个人问题，这就是工作场所心理健康促进实践的开始。经过多年的发展，国外工作场所心理健康促进服务的重点已经从最初的酗酒、滥用药物等行为矫正发展到目前对员工心理健康问题的全面综合性服务，并已逐渐成为企业人力资源心理管理的有效手段之一。

与工作相关的心理健康决定因素嵌入到生理和心理社会工作环境中。工作场所的心理社会危害包括工作组织、设计和管理方面的问题，如工作量大、缺乏控制、不适合的工作角色、人际关系不良、缺乏职业前景和发展等。WHO 在 2013 年发布的《全面心理健康行动计划》（Comprehensive Mental Health Action Plan，CMHAP）中提出要“为受心理和社会心理失调影响的劳动者提供促进工作参与和重返工作岗位项目”和“促进安全性和支持性的工作环境，并注意改善工作组织、为管理人员提供心理健康培训、开设压力管理课程、实施工作场所健康促进计划以及处理污名化及歧视问题。”WHO 健康工作场所行动模式是在《全球工人健康行动计划》（Workers’ Health：Global Plan of Action，GPA）的基础上制定的，亦符合 CMHAP 的要求，特别强调了社会心理工作环境的重要性。

传统上，工作场所的心理健康和心理疾病问题的重点几乎完全集中在预防心理疾病 / 失调，而不是促进和增强最佳的积极心理健康。NeLH 指出，MHP 的当代理论框架不再仅仅集中于预防心理疾病，取而代之的是一个整体的方法，包括促进健康和增强功能。因此，心理疾病 / 障碍预防和 MHP 不是相互排斥的，预防工作场所心理疾病 / 障碍和 MHP 的目标是使员工的心理健康状态朝着心理健康谱的积极方向发展，远离心理疾病，见图 2-2-3。

工作环境中可能存在许多影响心理健康的危险因素，大多数与工作类型、组织和管理环境、员工的技能与能力，以及对员工开展工作的支持之间的相互作用有关。例如，一个人可能有完成任务的技能，但是他们可能没有足够的资源来做需要做的事情，或者可能有不支持的管理方式或组织风格。工作场所中的心理健康风险包括：缺乏健康和安全政策；沟通和管理不善；参与决策的程度有限或者对工作的控制力低；对员工的支持水平较低；不灵活的工作时间；任务或组织目标不明确等。还可能与工作内容有关，如个人能力无

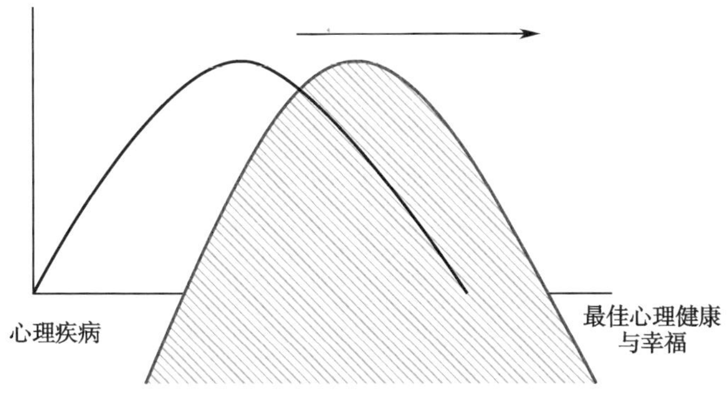

图 2-2-3 工作场所心理疾病预防与心理健康促进的目标

法胜任工作任务，或工作量高。有些工作可能比其他工作（例如急救人员和人道主义工作者）具有更高的个人风险，这些工作可能对心理健康产生影响，并导致心理障碍的症状，或导致酒精或精神药物滥用。在缺乏团队凝聚力或社会支持的情况下，风险可能会增加。欺凌和心理骚扰是员工职业紧张的常见原因，对工人的健康构成威胁，它们与心理和生理健康问题有关。这些健康后果可能会导致生产率下降，员工流动率增加，也会对家庭和社会交往产生负面影响。

（李 霜 孙彦彦）

第三节 工作场所积极心理

一、心理健康带来的积极工作表现

（一）工作满意度

工作满意度（job satisfaction）是指个人对他所从事工作的态度，是企业员工职业生活质量的一项重要心理指标，其水平的高低直接反映了企业组织管理绩效也在某种程度上决定了企业生产效益，因此一直是组织行为学和社会心理学领域的重要研究内容。

近年来的学者们倾向于将工作满意度分为内在满意度和外在满意度两方面。内在的工作满意度是指人们对工作任务本身性质的感觉，如工作活动、能力利用、成就感；外在的工作满意度是指人们对工作（工作任务或工作本身）之外的工作相关情况方面的感知，如工作政策，人际关系和工作补偿。

研究表明，影响工作满意度的原因除个体因素（包括年龄、婚姻状况、自尊、个人价值观、人际关系、人格特质等）、组织因素（包括单位性质、组织氛围、组织公平、组织信任等）和工作因素（如职业类别、职位 / 职称、薪资福利待遇、工作负荷、职业紧张、工作自主权等）外，心理资本、情绪智力等积极心理资源与工作满意度呈正相关。

（二）工作投入

工作投入（work engagement）是以工作认知为基础，伴随工作情绪而产生的行为表现。它存在于任何一个工作场所的工作者身上，只是程度的差异而已。无法投入工作角色的员工便无法彻底发挥自己的潜能，所以常常被看成是能够降低离职倾向、提高工作效率、激发创新行为的重要变量，是学者们研究的重点领域，其中影响较大的有以下几个：Kahn 是工作投入这一概念的首倡者，他认为工作投入是“组织成员通过自我管理使自我与工作角色相匹配”。工作投入表现为三种：躯体投入、认知投入和情感投入。投入工作角色不仅要求身体（躯体）上的投入，更要求其认知上赞同工作的价值，并在感情（情绪）上接受和热爱工作角色，三方面的共同投入才是高水平的工作投入。Maslach 等将工作投入和工作倦怠看作一个三维连续体的两极。认为工作投入是“一个持续的、充满积极情绪和激发的状态”。包括卷入、活力、效能感三个维度，与工作倦怠的三个维度玩世不恭、情感衰竭、个人成就感降低正好相反。Schaufelihe 团队将工作投入界定为“一种积极的、完满的、与工作相关的情绪状态”，伴随高度的激发和认同感。包含活力、奉献、专注三个维度。Britt 等则以责任三维模型为理论基础，将工作投入定义为“个体对自己的工作绩效的强烈责任感和承诺意愿，并能意识到自身工作绩效的优劣与自己的工作状态关系重大”。包括责任感、承诺和绩效影响知觉 3 个维度。

研究表明，影响工作投入的原因除个体因素（包括人口学因素、人格特质等）、组织因素（包括工作特征、领导风格、组织承诺等）和家庭因素（如家庭结构等）外，乐观、自我效能感等积极心理资源可以显著影响工作投入。

（三）职业认同

职业认同（career identity）从表意上来说是指个体对于所从事职业的肯定性的评价。但与此同时，它又是认同概念的延伸，由于职业认同往往和个体所从事的职业相关，因此在不同的研究方向其概念也不尽相同。在心理学上，有人认为，职业认同是个体对于所从事职业各方面因素的综合看法，并且该看法与社会对其职业的看法评价一致。在教育学上，教师职业认同是教师对职业及其内在角色的积极的认知、体验及其行为倾向。在管理学方面，职业认同主要研究的是个体对于自己所从事的工作的一种积极态度。在医学领域，职业认同的研究对象主要集中在护士这一群体，集中研究他们对于自己的护理工作能否进行积极的自我认定。一般认为，职业认同包括三个维度：认知性认同，情感性认同和评价性认同。研究表明，影响职业认同感的原因除从业人员人口学因素（例如，性别、年龄、性格特点、价值观、专业等）、工作特征（例如，职业、工作内容、时间、组织方式、经验来源等）、制度和外部支持因素（例如，薪酬制度、管理制度、奖励制度、晋升机制、社会支持等）外，健康的心理和积极的应对方式可以显著提高职业认同。

二、积极心理学的主要内容

（一）心理资本

2004 年，美国管理学会主席 Luthans 将积极心理学的理念引入管理学领域，开创了积极组织行为学（positive organizational behavior，POB），并提出这一领域中的重要概念——积极心理资本，简称“心理资本”（psychological capital，PC）。2007 年，Luthans、Youssef 和 Avolio 将心理资本定义为“个体在成长和发展过程中表现出来的一种积极心理状态”，并且提出了心理资本的要素选择标准：①在面对充满挑战性的工作时，有信心（自我效能）并能付出必要的努力来获得成功；②对现在与未来的成功有积极的归因（乐观）；③对目标锲而不舍，为取得成功在必要时能调整现实目标的途径（希望）；④当身处逆境和被问题困扰时，能够持之以恒，迅速复原并超越（韧性），以取得成功”。即心理资本作为一个核心概念，是个体在成长和发展过程中表现出来的一种心理状态，包括自我效能感、希望、乐观、韧性四个方面。

基于 Luthans 等对心理资本的概念的界定可以认为心理资本是一种可测量、可开发和可以进行管理的心理状态。查阅国内外学者对于不同人群的多项研究显示，心理资本与积极的态度、行为和绩效存在正向相关，与消极的态度、行为和绩效存在负向相关。不仅如此，心理资本还被证实与个体心理健康、幸福感等存在显著相关。由此，我们可以了解到对个体或者团体进行心理资本的干预是有效的并且具有十分重要意义的。

心理资本的前因变量研究指影响心理资本因素的研究。已有研究显示，这些主要有个体因素和组织因素。在个体层面，涉及有人口学变量，人格特征和自我强化等方面。在组织层面，研究发现组织支持、组织文化氛围、领导风格等，都可影响心理资本。例如，良好的组织氛围能激励员工的信心、提升心理资本水平，积极努力地实现工作目标。组织支持有助于促使员工更好地设定工作目标，并积极、主动地实现目标。领导风格与员工的工作态度和工作行为相关。如，变革型领导与员工的心理资本正相关，可提升其心理资本水平。

（二）情绪智力

情绪智力（emotional intelligence，EI）指个体正确地感知、恰当地理解情绪，通过一定的策略调节情绪，运用情绪知识处理问题的能力。情绪智力是决定一个人生活成功的重要因素，直接影响一个人的心理健康和社会地位。国内外研究者基于不同的理论模型（主要为情绪智力的能力模型和情绪智力的混合模型），对情绪智力提出不同的定义以及测量方法。

1. **情绪智力的能力模型**　情绪智力的能力模型认为情绪智力是知觉、理解和运用情绪信息的一种能力。1990 年，沙洛维和梅耶提出情绪智力包括三个维度，分别是表达情绪、管理情绪和运用情绪。之后，他们又对情绪智力的维度进行了补充和修改，认为情绪智力包括非常重要的四个因素：第一个因素是感知、评估与表达情绪的能力。个体能够通过生理状态、感受和识别自己的情绪，通过语言的声音、表情和行为评估他人的情绪，在这两个基础上，个体能够准确地表达情绪和相关情感需求，并且能够对情感表达的准确性和真实性进行辨别。第二个因素是能够促进个体思维过程的情绪能力。情绪促进个体将注意转向重要的信息，当个体的情感从乐观向悲观变化时能够促进个体从多角度考虑问题，在一定情境中合适且有效的情绪能够使得个体对情感的判断和记忆起一定的促进作用。此外，处于不同情绪状态中能促进个体产生对特殊问题的解决办法。第三个因素是理解、分析运用情绪信息的能力。能够认识到词语与本身之间的关系（如能够认识到喜欢和爱之间的关系），理解复杂的符合情绪，解释情绪所包含关系的意义，认识到情绪并将其进行转化（化悲痛为力量）。第四个因素是情绪管理能力。这种情绪管理具备促进情绪和理智发展的反思性，个体能对积极和消极的情绪保持开放的心情，根据对情绪信息的判断和运用，自主地选择进入还是远离某种情绪，对自己和他人的情绪能够熟练地进行监察，通过调节消极情绪促进积极情绪的方式管理自己和他人的情绪。

2. **情绪智力的混合模型**　情绪智力的混合模型则认为情绪智力是情绪与个体能力、人格、社会性等的统一体。1995 年，戈尔曼认为情绪智力由五个维度组成，分别是认识自己的情绪、管理自己的情绪、对自我进行激励、理解他人情绪和管理人际关系。1998 年，他对情绪智力的维度进行了修订和补充，修订后的五个维度分别是自我意识、自我调节、自我激励、移情和社会技能，这五个维度一共包含了 25 个特征。在这五个维度中，最重要的是自我意识，它是能力发展的基础；自我调节要求个体通过经验和技巧调节情绪，表达与情境相符合的情绪；自我激励是个体需要凭借理智和意志保持强烈的情感诉求，从而激励自己实现目标；移情是结合自己的经验站在他人的角度体验他人的情绪，分析预测他人的行为；社会技能是一种互动调节能力，是基于自我意识和移情的基础之上的。之后，戈尔曼和其他研究者对自己的模型进行精炼，将其简化为 4 个维度、20 个特征，这四个维度分别为自我意识、自我管理、社会意识和人际关系。

能力模型理论的情绪智力测验测量的是个体最佳的行为表现，会发现测量的结果与认知能力相关度较高。比较具有代表性的测验有多因素情绪智力量表（multiple emotional intelligence scale，MEIS）、情绪智力量表（emotional intelligence scale，EIS），以及情景判断式情绪智力量表（Wong & Law emotional intelligence scale，WLEIS）等，其中多因素情绪智力量表属于任务测验，而情绪智力量表和情景判断式智力量表属于自我报告测验。混合模型理论的情绪智力测验测量的是个体的典型行为表现，与人格相关的特点相关度较高，主要有情商问卷表（emotional quotient inventory，EQ-i）和情绪胜任力量表（emotional competency inventory，ECI）等，这些问卷表都属于自我报告测验。情绪智力可增强心理资本、幸福感等积极情绪的作用，缓解情绪劳动、职业紧张等消极情绪的影响。

（三）心理弹性

心理弹性（resilience）是人类面对困难和逆境时的一种良好适应，是个体的一种品质和技能，也是人们普遍具有的一种潜能。个体面对压力、困难挑战或重大生活改变等情况时，是否会出现适应障碍，负性情绪或无力应付感，甚至是相应处理问题的能力受损，还是能够积极地应对、成功地复原，可以通过心理弹性这个决定性因素来体现。心理弹性的测量可以通过心理弹性量表（Conner-Davidaon resilience scale，CD-RISC）等来测量。

针对心理弹性人们提出了三种不同的模型：①补偿模型：该模型认为人既会受到积极因素的影响也会受到消极因素的影响，这两种因素虽然各自起着积极或消极的作用，但当共同作用于个体时，他们对人的影响是可以叠加的。当积极因素起的作用大时人们就会乐观积极的生活，当消极因素作用大时个体就会出现一些心理问题。②挑战模型：该模型认为个体在经历强水平的危险因子或者非常弱的危险因子的环境下都不利于个体的成长，而当面临一些中等强度的危险因子时个体更能够出现一些积极的结果。危险因素水平过高或过低都不利于学生心理弹性水平的发展。在儿童的生长环境中面对中等程度的危险因素能够帮助儿童锻炼他们的社会技能，并挖掘一切可利用的资源来帮助自己成长。过高的危险因素会将儿童还没有发展起来的心理弹性压垮，使儿童遭遇毁灭性的破坏。而过低的危险因素会使儿童缺少意识去发展自己的各种技能。③调节模型：该模型认为存在一些保护性的因素可以减少危险因素对个体产生的消极影响。即个体本身的一些资源及积极因素可以帮助个体尽快地从挫折及困难境地中走出来。可以通过培养个体的积极资源发展个体的心理弹性水平。

心理弹性可以影响职业人群的心理健康。例如，心理弹性与医生的焦虑症状呈负相关，此外，高水平的心理弹性能够缓解疲劳、职业紧张的程度，提高其心理健康水平。此外，心理弹性会显著影响个体的生活满意度，当个体面对比较强的压力时，具有较强心理弹性的个体会表现好一些，而心理弹性差的个体则会受到很严重的消极影响。人们面对或者正在遭受的压力对个体产生什么样的影响受到他本身所具备的心理弹性的影响，即心理弹性在压力与心理健康之间起着中介变量的作用。

心理弹性可在个体处于压力和应激状态时起到很重要的作用，可以降低心理应激反应，是提高生活满意度的重要预测因子，有益于在创伤后获得新生心理弹性也有利于机体降低应激反应，减小逆境对个体的消极影响，使个体的适应和成长最大化，促进心理健康水平的提升。心理弹性的水平越高，说明个体对外界环境的调控力越好，越容易适应高压力状态，不易出现心理问题或是心理障碍，因此，个体心理健康的发展，一部分是通过心理弹性不断增强来完成的也体现其社会化水平和适应水平的提高和完善。“积极心理学”马丁•塞利格曼教授指出拥有较高水平的心理弹性的个体可以将悲观无力感化成乐观积极、敢作为。

（四）组织支持感

根据社会交换理论原则，个人与组织的结合实质上是一种彼此交换，一方付出了劳动，另一方支付相应的报酬并认为这一交换同样存在于职业情境中。员工与组织之间遵循互惠原则，员工工作的动力来源于组织所给予的经济报酬。如果组织能够表现出对员工真心的关爱和帮助，那么组织就会得到员工的感恩和回馈。因此，组织支持感（perceived organizational support）是指员工所作出的贡献是否得到了组织的广泛关注以及员工的幸福感是否得到了组织的高度重视。高水平的组织支持感的员工对组织对其贡献及错误的反应会有积极的、安全的预期，因此他们没有理由担心全身心投入工作角色会对其形象、地位及事业产生不良后果。组织的支持可以满足员工的社会情感需求，对于员工的付出以及贡献，组织能够给予相应的回报，使得员工愿意为了组织的目标而进行奋斗。

组织支持感主要通过员工绩效、职业紧张、工作满意度和离职倾向等方面对员工的组织行为产生影响。员工组织支持感对工作投入有积极的影响，通过鼓励、表彰、赏识等正面的反馈，可以提升员工的工作投入水平，增强员工自信，转化为其工作动力。

（五）积极溢出

积极溢出（positive spillover）也称工作 - 家庭（家庭 - 工作）增益、强化或丰富化，包含满意、促进、增强、激励等作用，是个体在工作中高水平的满意度和成就感能延伸到非工作生活中带来非工作生活的幸福感等积极情绪。2006 年，Hanson 等开发出了一个包含六维度量表，即工作到家庭的情感、行为、技能和价值观的积极溢出以及家庭到工作的情感、行为、技能和价值观的积极溢出，具有较高的信度和效度，较为准确地反映了工作 - 家庭积极溢出的内涵与结构。

员工在工作角色和家庭角色中所获得的资源（例如技能、观点、心理和体能资源、社会资本资源、弹性、物质资源）能够对这一角色领域的绩效和积极情感产生积极溢出，也能够对另一角色领域的绩效产生积极溢出，同时一个角色的积极情感对另一个角色的绩效具有促进作用，而且一个角色的高绩效会促进这个角色的积极情感。这个模型中加入了工具途径的缓冲变量（包括另一个角色的重要性、感知到这一角色的资源与另一角色相关、这一角色的资源与另一角色的要求和准则相一致）和情感途径的缓冲变量（另一个角色的重要性）工具途径的缓冲变量在一个角色所获资源对另一角色绩效积极溢出作用中具有促进作用；情感途径的缓冲变量在一个角色的积极情感对另一角色的绩效积极溢出的作用中具有促进作用。

虽然工作和家庭之间的冲突可能会导致员工的健康问题，包括抑郁、焦虑及不良的生理健康状态等，但员工参与工作和家庭等多种角色会在一定程度上让员工个体受益。员工参与多种角色可以提高个体的生理健康和心理健康水平；工作 - 家庭的积极溢出与个体的精神状态和幸福感正向相关；工作 - 家庭正向溢出可以促使个体对家庭生活有更高的积极心理反馈，同时也能使员工对组织产生更多的想要报答的积极态度。我国学者的研究也显示工作和家庭的积极溢出能够给员工和组织带来很多益处，不仅可以提高员工的健康水平及幸福感，同时也能为组织带来多种正向的结果，如提高组织绩效等。Meta 分析发现工作 - 家庭丰富化与工作满足、家庭满足、情感承诺及身体与心理健康等密切相关。工作投入也显示能预测工作对家庭的积极溢出，同事对家庭的友善支持可预测家庭对工作的积极溢出。

（吴　辉）

第四节　工作场所心理健康促进模式、策略与原则

一、工作场所心理健康促进的整合模式

工作场所心理健康促进的目标是创造一个为员工提供心理健康和支持性环境的工作场所，有各种各样的行动和策略可以应用于工作场所心理健康促进中。Jan 及其同事在促进健康、幸福以及预防心理疾病的行动中，观察到了一些共同的特征：识别工作场所风险因素；使用组织措施减少已识别的风险因素；形成有助于员工健康及福祉的工作环境或健康文化；弹性工作时间和对日常生活困难提供支持（如提供儿童保育）；工作改变和职业发展；采用多

维度的心理健康计划（如为员工提供心理健康问题的培训，职业紧张和心理疾病筛查，免费心理咨询等）。

Lamontagne 等的研究建议，工作场所心理健康促进应该采取三管齐下的整合模式（见图 2-4-1）：通过减少与工作相关的风险因素来保护心理健康；通过开发工作的积极方面和员工的优势来促进心理健康；解决心理健康问题。在此基础上，世界经济论坛发布的一份指南强调了各组织可以采取如下步骤来创建健康的工作场所：了解工作场所的环境，以及如何改善工作环境来促进不同员工获得更好的心理健康状态；从已经采取行动的组织领导者和员工的动机中学习经验；不能照搬其他已经采取行动的公司所做的先例；了解员工个人的机会和需求，帮助制定更适宜的工作场所心理健康政策；知晓从哪里可以获得支持。

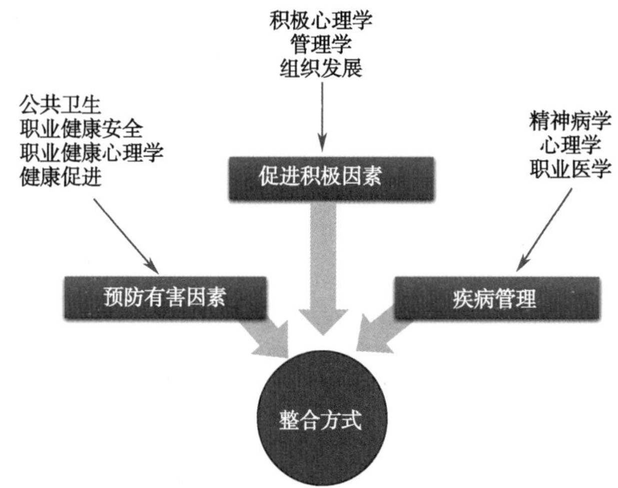

图 2-4-1　工作场所心理健康促进的整合模式

Beyond Blue 公司在 Lamontagne 的研究基础上，进一步发展了 WMHP 整合模式。提出整合不仅指利用不同的健康相关部门职能（如职业卫生与安全、人力资源和员工福利），也可以指将员工心理健康活动纳入更广泛的员工福利和组织战略中。该整合模式理论认识到影响员工健康、安全或福祉的广泛因素的价值，并确定其重点是保护员工的心理健康、促进积极心理和解决各种原因所致的员工心理健康问题，见图 2-4-2。

理干预措施应作为包括预防、早期识别、支持和康复在内的综合健康和福祉战略的一部分予以提供，职业卫生专业技术人员可帮助实施这些干预措施。成功的关键是在提供保护、促进和支持干预措施以及监测其有效性时，让利益相关方（员工、用人单位、行业团体、工会组织、政策制定者、卫生专业人员、研究人员和其他人）参与进来。

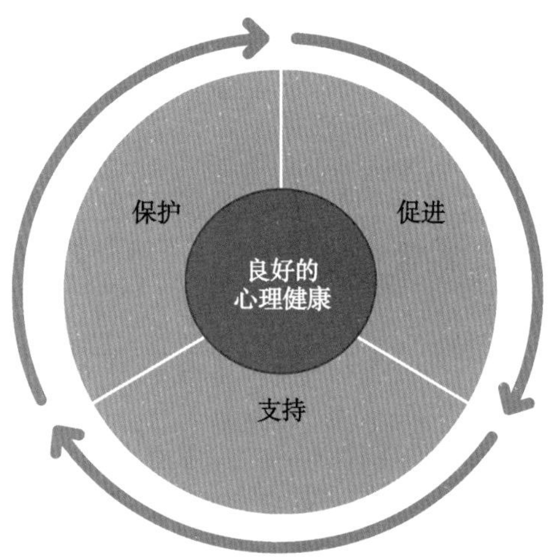

图 2-4-2 工作场所心理健康促进的整合模式

二、工作场所心理健康促进的策略

2007 年世界卫生大会通过了《工人健康：全球行动计划》，为成员国的行动提供了新的动力。该计划是基于 1996 年世界卫生大会提出的“人人享有职业卫生的全球战略”制定的。《2006 年斯特雷萨工人健康宣言》《2006 年职业安全卫生促进框架公约》（ILO 第 187 号公约）和《2005 年全球健康促进曼谷宪章》也为这一努力方向达成了重要的共识。“全球行动计划”确立了 5 个目标，其中之一是“保护和促进工作场所健康”。工作场所心理健康是工作场所健康不可分割的重要内容。近年来，不同国际组织、区域和国家在保护工人身心健康方面制定了一系列的策略并开展了相关活动，为全球范围内有效开展工作场所心理健康促进引领方向，见表 2-4-1。

表 2-4-1 不同国际组织、区域和国家与工作场所心理健康促进相关的策略与活动

策略与活动名称	内容简介	国际组织 / 区域 / 国家
职业紧张管理标准	该标准最初由英国健康安全局（Health and Safety Executive，HSE）制定，现已被意大利采纳并使用。该管理标准不是强制性的，提供了一个逐步的风险评估和管理方法，包含了需求、控制、支持、关系、角色和变化等工作设计的 6 个关键领域，以帮助组织加强工作场所健康、福利的保护与促进	英国、意大利

续表

策略与活动名称	内容简介	国际组织 / 区域 / 国家
重组中的心理健康与福祉（PSYRES）	PSYRES 是国家层面的一项研究驱动的倡议，旨在传播组织重组过程中关于工作场所心理健康保护和促进的知识和良好实践	荷兰、波兰、芬兰和丹麦
欧洲职业紧张框架协定	该框架协定具有里程碑意义，它鼓励国家层面负责制定职业紧张预防政策和行动的各有关部门提高认识，加强社会伙伴意识，既要积极影响相关立法进程，又要为用人单位执行心理社会风险预防控制程序制定有效工具	欧盟
工作场所心理健康与安全国家标准	该标准是加拿大心理健康战略的一部分，是全球第一个针对工作场所心理健康与安全的国家标准。该标准为非强制性标准，涉及工作场所的健康、安全、法律、社会科学等方面。强调从工作场所的管理、责任、影响等内、外部作用因素入手来解决工作场所的心理健康与安全问题，有助于劳动者保持身体健康、提高工作效率、保护和促进职业成就感，同时也有助于用人单位吸引并招募人才、降低人员流动风险、提高效益水平、保持组织的优越性和可持续发展。标准的实施需要用人单位及劳动者的积极参与，并且双方均应承担相应的责任，以确保能取得良好的成效	加拿大
工人全面健康（Total Worker Health，TWH）	TWH 是美国国家职业安全与卫生研究所（National Institute for Occupational Safety and Health，NIOSH）提出的一项以促进员工的全面健康与福祉的策略。传统的职业安全和健康保护计划主要集中于确保工作安全，保护工人免受工作本身带来的危害。TWH 基于传统认知基础上，认识到工作是健康的社会决定因素之一，与工作相关的收入、工作时间、工作量、压力水平、人际关系、带薪休假以及促进健康的工作场所等因素都可能对工人、家庭和社区的福祉产生重要影响。其定义是将保护工人免受工作安全和健康危害与促进工伤和疾病预防工作相结合，以增进工人福祉的政策、计划和实践	美国
工作中的人（People at Work，P@W）	“工作中的人”是一个心理社会风险评估过程，由昆士兰大学开发和管理，是澳大利亚安全工作、澳大利亚国立大学、维多利亚安全工作等许多发起者的合作成果。其目的是帮助组织识别和管理工作场所对组织内所有员工心理健康的风险，提供可靠和有效的社会心理风险评估工具资源，以支持组织实施社会心理风险管理。	澳大利亚

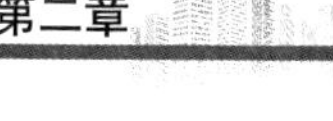

续表

策略与活动名称	内容简介	国际组织 / 区域 / 国家
幸福工作场所项目	由泰国健康促进基金会资助，是一个关于工作和生活平衡的全面方法。该项目是基于幸福的概念和员工的心理体验，提供相关培训和“幸福指数”评估工具，帮助组织衡量员工的幸福感，以便采取相应干预措施	泰国
幸福员工项目	该项目是加纳卫生部与德国技术合作组织的合作项目。以 WHO 健康工作场所行动模式为基础，社会心理工作环境是该项目健康和安全方面的关注的一部分内容	加纳
健康企业	作为健康城市健康细胞工程不可或缺的部分，健康企业覆盖率已被纳入《中国健康城市评价指标体系（2018 年）》中。健康企业的概念维度和建设规范（试行）中都包含了员工心理健康和福祉内容。对预防和控制职业紧张，预防工作场所中的暴力、歧视和性骚扰提出了要求	中国
心理健康促进行动	2019 年 7 月，健康中国行动推进委员会发布了《健康中国行动（2019—2030 年）》，其中一项是多部门联合推进的“心理健康促进行动”，内容包括对机关、企事业单位、高校和其他用人单位开展心理健康促进活动的具体要求	中国
工作场所心理健康指南（制定中）	2019 年，WHO 心理健康与药物滥用司计划与威康信托基金会、国际劳工组织等组织机构合作，制定工作场所心理健康指南。该指南将涉及需要采取的行动，以帮助预防、管理和解决工作场所心理健康相关议题	世界卫生组织

三、工作场所心理健康促进的原则

（一）基本原则

1. 以员工的日常工作和生活为背景，纳入全人群，而不是聚焦于特殊心理障碍人群。

2. 重点关注提高心理健康和生活质量的保护性因素。

3. 关注决定个体和群体心理健康的社会、生理和经济环境等因素。

4. 采用综合的方法、整合的策略。

5. 促进组织机构中各个部门的共同行动，而不是只停留在卫生相关部门内开展工作。

6. 以组织倡导、员工参与和赋权增能为基础。

(二) 加拿大 WMHP 原则

工作场所心理健康促进与工作场所有关，创造支持员工心理健康的工作条件和环境，可带来额外的社会和经济效益。加拿大心理健康协会提出了 WMHP(?)的八项原则：

1. 促进工作与生活的平衡。让员工认识到需要在工作、家庭和个人生活之间取得平衡。

2. 鼓励相互尊重和非贬损行为。促进形成在与他人、客户和公众的互动中相互尊重和体谅的工作环境。

3. 允许持续学习，促进员工的成长和发展。创造让员工在发展人际关系、情感和工作技能方面得到鼓励和支持的工作环境。

4. 鼓励员工积极参与决策。促进形成使员工既能参与有关如何完成工作的讨论，也能参与重要的决策过程的工作环境。在员工享受并感觉与工作紧密相连的工作环境中，他们更有动力把工作做得更好。

5. 明确界定员工的职责。创造一个让员工知道他们需要做什么，以及如何做更有助于组织成功的工作环境。

6. 让每个员工知道如何管理他们的工作量。采用一种工作环境，使任务和责任能够在可用的时间内成功地完成。

7. 适当的冲突解决实践。营造一个确保员工心理安全的工作环境，让同事和主管支持员工的心理健康关注点，并根据需要作出适当的反应。

8. 积极认可员工的贡献。营造公平、及时、恰当地认可和赞赏员工努力的工作环境。

(三) 澳大利亚 WMHP 原则

澳大利亚制定了关于如何在组织层面成功实施 WMHP 的三个关键原则：高层领导的承诺、持续且有意义的参与和持续的沟通。

1. **高层领导的承诺** 组织领导和企业主需要在他们的工作场所对支持开展工作场所心理健康促进项目作出可见的、长期的承诺。领导者最有可能对员工的工作环境、管理实践和经验产生积极的影响。

领导者可通过以下路径引领工作场所心理健康促进：①展现出对工作场所心理健康的可见的、积极的承诺；②公开谈论工作场所的心理健康，包括个人经历；③把员工心理健康作为企业的愿景之一；④对待心理健康就像对待身体健康一样，将良好的健康和安全管理融入到所有的商业决策、政策和程序中；⑤培养自己的领导能力和人员管理技能；⑥为调整和建立绩效评估方法而调配必要的资源；⑦对欺凌和歧视零容忍；⑧提供促进心理健康的弹性工作环境。

2. 持续且有意义的参与 研究表明，工作场所心理健康促进成功的至关重要一环是心怀公共卫生或职业健康理念的人士积极地持续参与。制定工作场所心理健康促进策略应该以“合作设计”为基础，通过不同方法促进员工积极参与工作场所心理健康促进制定、实施和评估等全过程。“合作设计”是基于这样一个理念，即任何产品、服务或战略的未来用户都是他们自己经验的专家，他们会带来不同的观点，为方向提供信息。

提高参与度的方式包括：①从不同层级和部门中确定拥护者和支持者，让他们参与整个工作场所心理健康促进过程，并进一步影响和鼓励其他人参与；②鼓励各级员工发出自己的声音，提供自由参与（如设置匿名意见箱）方式；③提供安全、开放的交流机会；④公开工作场所心理健康促进计划制订和实施过程中的所有信息和进展；⑤鼓励管理层定期提供机会，让员工就与心理健康和福祉相关的问题及总体战略通过各种渠道（如员工调查、意见箱、小组会议、电子邮件等）给予反馈，并确保包括匿名反馈的方式；⑥告知员工整个组织（如董事会和管理层）在不同层面上所做的努力。

3. 持续的沟通 员工想知道自己的工作场所发生了什么。定期和持续的沟通将有助于破解心理健康和幸福的障碍，减少心理健康问题所带来的耻辱感，有助于大家普遍接受公开讨论情绪和心理健康问题，也有助于使更广泛地组织和人群来支持 WMHP。

在沟通、交流任何组织变革计划时，有 5 个关键问题需要回答：①为什么现在要改变？②如果不改变会发生什么？③变化会是什么样子？④对每个人有什么好处？⑤愿景是什么？

回答了上述问题，可以提高员工对改善心理健康工作的认识。应确保每个人都了解工作场所心理健康促进计划、所拥有的资源、应该扮演的角色以及可以获得的健康与福祉利益等。

四、工作场所心理健康促进伦理

工作场所心理健康促进应遵从全员自愿参与原则，尊重个人习惯、信仰、人格和情感；充分让参与者了解工作场所心理健康促进计划的目标、方法、预期效益和潜在的风险；提供给参与者的资料必须便于理解；参与者有机会提出关注的问题；设立投诉渠道 / 申诉程序。

工作场所心理健康促进项目应严格保护个人信息和隐私，将所有保密信息安全存储，并指定专人查阅和访问；任何项目报告中不得出现个人信息和隐私。

相关工作人员应不受第三方影响，不涉及利益冲突，不隐瞒评价结果。

根据 WHO 的界定，道德健康是指不以损害他人的利益来满足自己的需要，具有辨别真与伪、善与恶、美与丑、荣与辱的是非观念，能按照社会的行为规范与准则来约束和支配自己的思想与行为，能为他人的幸福做贡献。道德健康的本质，是个体与他人和社会的自觉融合，是个体在思想与行为上与社会规范和行为准则的相一致性，并由此形成公正、诚信、负责、勇敢、善良等优秀的道德品质。作为个体整体健康中的伦理维度，道德健康内在地与心理健康相即相容，并对心理健康具有重要的促进和发展价值。

（李　霜　刘晓曼）

第五节　我国工作场所心理健康促进的局限和不足

一、以自上而下的工作形式为主，对企业和员工赋权增能不足

健康促进中的赋权增能是指“使人们获得控制影响其生活和健康影响因素的能力的过程”。工作场所心理健康促进中个人赋权增能过程包括个人识别健康相关问题、规划关键目标和解决问题的策略以及达到自我决定的目标。组织层面的赋权增能包括能够加强员工参与和提高效率以帮助员工达成目标的过程和组织结构，以刺激员工参与决策、分享责任和发展技能。

我国的工作场所心理健康促进工作长期以来以政府推动为主，企业并未意识到劳动者的心理健康对企业生产效率和未来发展的影响程度，缺乏必要的重视，创建意愿不高。而员工对的工作场所心理健康促进工作必要性和其能够为自身带来的福利收益也认识不足，不能积极响应。由于最核心的企业和员工的“赋权增能”一直不能实现，已开展工作工作场所也只是按照考核指标生搬硬套，只有形式没有灵魂。

二、对工作场所心理健康促进缺乏操作层面的指导和客观量化考核指标

我国虽有一定的职业心理健康保护规定，但是长期以来仍以关注职业紧张等负面因素为重点，对职业心理健康积极心理资源方面尚未给予足够关注。工作场所健康促进也一直以考核为导向，其指标包含组织管理、健康环境、健康活动、健康效果 4 个一级指标，承诺倡导、协调机制等 11 个二级指标，对工作场所心理健康方面仅在健康活动中提到开展心理平衡主题讲座，缺乏进一步指导和客观量化的考核指标。

2013 年加拿大精神卫生委员会发布了全球首个职业心理健康方面的国家职业卫生标准——《加拿大工作场所心理健康与安全国家标准》。作为一个非强制性的推荐标准，它涵盖了了解本组织人口的各种需求，以便适当地解决

这些需求；制定政策和计划流程，以实施该系统；确定本组织的特别危险物质（PHSS?），评估风险，实施预防和保护措施；确保基础设施和资源到位，以支持系统；提供教育和意识；确保关键人员得到培训和胜任关键主题。确定了组织文化、心理工作适应、工作量管理、参与、平衡和心理保护等13个组织因素并提供了一套解决这些问题的指导方针、工具和资源。为在全世界范围内实现预防和控制职业心理健康问题的规范化和标准化开启了新的篇章，也为包括我国在内的各国工作场所心理健康促进工作开展提供了有价值的参考和启示。

三、我国工作场所心理健康促进的其他局限之处及建议

国际普遍认为，健康促进工作有三个关键的政策工具，即经济手段（“胡萝卜”）、法律法规约束（“棍子”）和信息指导（“布道”）。我国工作场所心理健康促进工作长期以来在企业层面都是以非强制“布道”为主，缺乏经济手段和法律约束。在企业认识不足、人力财力资源投入有限的情况下，社会对精神心理问题的泛污名化、社会化心理健康促进服务机构缺乏等制约条件也使得整体工作开展受阻。

随着国家对心理健康、职业健康认识和重视程度的提高，我们应在心理知识普及和精神心理问题去污名化的同时，鼓励扶持第三方心理健康促进服务机构，积极运用经济杠杆和法律导向，以退税减费引导企业积极尝试开展工作场所心理健康促进，鼓励企业将工作场所心理健康促进相关活动纳入企业工会活动、党务活动框架。推进健康促进工作供给侧改革，提升专业人员素质和服务质量，免费为企业提供需求评估和效果评价工作，为不同规模、类型的企业进行个性化指导，使企业和员工都能从雇主场所心理健康促进中受益。

（吴 辉）

参考文献

1. Prüss-Ustün A，Corvalan C. Preventing disease through health environments：towards an estimate of the environmental burden of disease. Geneva：WHO，2006.
2. Wolf J，Prüss-Ustün A，Ivanov I，et al. Preventing disease through a healthier and safer workplace. Geneva：World Health Organization，2018.
3. Memish K，Martin A，Bartlett L，et al. Workplace mental health：An international review of guidelines. Prev Med，2017，101（8）：213-222.
4. 王文婕，刘果，韩继阳，等. 工作人群精神卫生影响因素研究进展. 中国神经精神疾病杂志，2018，44（10）：637-640.

5. WHO. Prevention and Promotion in Mental Health. Geneva: World Health Organization, 2002.
6. WHO. Mental health policies and programs in the workplace. Geneva: World Health Organization, 2005.
7. 徐水源. 社会融合：新时代中国流动人口发展之路. 北京：人民出版社，2019.
8. Papkalla U, Collison J. International minimum requirements for health protection at the workplace. Geneva: World Health Organization, 2017.
9. Kelly C. Sivris, Stavroula L. Examples of Holistic Good Practices in Promoting and Protecting Mental Health in the Workplace: Current and Future Challenges. Safety and Health at Work, 2015, 6(4): 295-304.
10. World Health Organization and Calouste Gulbenkian Foundation. Social determinants of mental health. Geneva, World Health Organization, 2014.
11. Levi, L and I. Guidance on work related stress: Spice of life, or kiss of death? Luxembourg: Office for official publications of the European Communities, 2000.
12. International Labour Office. Stress prevention at work checkpoints: Practical improvements for stress prevention in the workplace. Geneva: International Labour Office, 2012.
13. Barry M M, Clarke A M, Petersen I. Promotion of mental health and prevention of mental disorders: Priorities for implementation. Eastern Mediterranean health journal, 2015, 21(7): 503-511.
14. Lamontagne AD, Martin A, Page KM, et al. Workplace mental health: developing an integrated intervention approach. BMC Psychiatry, 2014, 14(1): 131-141.
15. Wang XX, Liu L, Wu H, et al. Associations of occupational stressors, perceived organizational support, and psychological capital with work engagement among Chinese female nurses. BioMed Research International., 2017: 1-11.
16. Qiu T, Liu CL, Wu H, et al. The mediating role of psychological capital on the association between workplace violence and professional identity among Chinese doctors: a cross-sectional study. Psychology Research and Behavior Management, 2019, 12: 209-217.
17. Liu L, Xu PY, Wu H, et al. Mediating role of emotional labor in the association between emotional intelligence and fatigue among Chinese doctors: a cross-sectional study. BMC Public Health, 2018, 18: 881-889.
18. 张欢，李荣华，刘权. 医学生职业认同感与心理弹性及其影响因素研究. 国际医药卫生导报，2018，24(8)：1142-1144.
19. 王育红. 组织支持理论在护士人力资源管理中的应用. 护理研究，2015，29(10)：3747-3750.

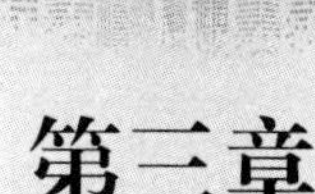

第三章 工作场所心理健康促进步骤与方法

工作场所心理健康促进(workplace mental health promotion，WMHP)是工作场所健康促进(workplace health promotion，WHP)的重要组成部分，需要满足 WHP 的基本原则：①基于企业核心价值观，企业管理者支持原则；②基于赋权理论，全面动员员工参与的原则；③持续改进原则；④整合发展原则。基于以上原则，创建一个具有支持性和积极主动的心理健康工作场所基本步骤包括：组织动员(mobilize)与资源整合(assemble)、需求评估(assess)、计划(plan)与实施(implement)、效果评估(evaluate)与改进(improve)。

第一节　组织动员与资源整合

在整个工作场所心理健康促进的过程中，企业各层面的支持与参与至关重要。

一、企业领导层承诺

企业领导层承诺制定系统的工作场所心理健康促进项目，是确保各项工作顺利开展的关键。采取的措施包括：①结合企业价值观，将工作场所心理健康促进列为企业战略目标；②制定相关保障政策及管理体系，将其纳入所有业务决策、政策和程序中。如与工作场所心理健康相关的工作健康与安全、人员和绩效管理、招聘、重返岗位等政策；③保障工作经费、人力资源、工作场所和活动时间等资源需求；④授权相关部门实施项目；⑤在企业公开表示对心理健康促进政策的支持；⑥鼓励员工寻求心理帮助，不必有耻辱感以及担心由此带来的负面影响；⑦实施奖励机制，支持并奖励开展工作场所心理健康促进工作的优秀管理人员。

现今，许多企业领导层开始致力于工作场所的心理健康政策管理，因为他们认识到工作场所心理健康促进工作确实能给企业带来益处，包括提高生产力、创造力和满意度，缓解风险，提高成本效率，提升招聘和保留人员的能力，保持组织的优越性和持续性。如果领导层担心心理健康政策会降低企业利润，可向其提供关于心理健康与生产力关系的信息和数据，本书第九章工作场所心理健康促进实践与分析中，多个企业成功实施心理健康促进的实例亦可用于展示。

二、企业管理层支持

企业管理层全面支持工作场所心理健康促进各级管理制度的实施，创建支持性环境。采取措施包括：①支持工作场所心理健康促进项目各级管理制度的实施；②确保工作场所心理健康促进成为企业决策制定的一部分；③将工作场所心理健康促进自然地融入企业日常管理；④建立对心理健康的认识和理解，了解放任心理健康危害的结局；⑤对有心理健康状况的人员予以支持，对他们的工作进行合理的调整；⑥致力于减少工作场所中与心理健康有关的歧视和污名的可能性。

三、各相关部门实施

职业健康与安全部门、工会、人力资源部门等所有相关部门共同实施工作场所心理健康促进项目，保障心理健康工作环境持续发展。采取措施包括：①执行和审查对工作场所心理健康有影响的政策和方法；②向管理者和员工汇报和传达工作场所心理健康有关信息；③建立支持员工参与工作场所心理健康促进活动的相关制度，识别并消除参与障碍，包括确保员工能获得活动的信息，并确保员工有时间参加；④积极开展交流与宣传活动，让员工了解心理健康的重要性和可能造成的危害；⑤鼓励员工参与相关政策制定、信息收集、计划制订等，以充分了解他们关于职业心理健康的需求和目的；⑥对有心理健康问题的个人提供帮助，并支持他们继续工作，或在缺勤后重返工作岗位；⑦制订、实施和评估风险管理计划，监督和审计工作场所，调查任何威胁心理健康的工作条件；⑧改善工作条件、促进工作场所内的健康和安全以及向员工提供有关信息、服务和资源来支持工作场所的心理健康。

四、员工参与

员工是企业的最大群体，他们积极地、有效地、长久地参与，对于成功且持续改进的工作场所心理健康促进起关键性作用。采取措施包括：①理解心理健康问题对身心造成危害的性质；②合理照顾自己和同事的心理健康；③积极参与心理健康促进相关活动；④配合工作场所心理健康促进政策和程序的实施；⑤支持旨在改善工作场所心理健康的倡议。

让员工积极参与，除了有来自外部的支持以外，内在动力不可或缺，需要让他们了解到心理健康促进带来的切实益处，包括对自身的健康、职业满意度、自尊心、职业成就感的保护和促进。

五、构建工作团队

为鼓励各方的参与及加强管理，企业应考虑组建工作场所心理健康促进工作团队，以推动工作场所心理健康促进项目有效开展。

1. 原则 ①将组织价值观融入到规划和工作中；②采用以问题为导向的解决方案；③使用最佳实践和循证决策。

2. 组成 ①工作团队可以是独立的，也可在已有的健康安全委员会或健康促进委员会下设职业心理健康促进指导小组；②工作团队成员岗位对全体员工开放；③成员应有代表性，包括不同性别、年龄、文化水平的各层级和部门的代表，如高层管理人员、相关部门代表、员工代表及有专业能力 / 背景的人员；④成员任期最短为 6 个月，无上限；⑤对于微小企业，可借助外部机构的力量，如邻近的大型企业、社区职业健康机构或第三方心理服务机构的专业人员。

3. 任务

（1）成长培训：团队组建后的第一要务是系统培训，如压力管理培训，技术技能培训等，以实现快速成长，然后将相关知识体系融合到心理健康促进项目中传递给其他员工。

（2）项目管理：包括制订全面的工作场所心理健康促进项目计划和完善的计划时间表，将计划交给领导层审批，定期向领导层汇报项目进展。

（3）资源管理：除合理利用资源，还可探索从其他活动中转移资源的机会。

（4）实施计划：包括组织开展工作场所心理健康现状评估，确定组织中存在的影响员工心理健康的问题，并寻求解决这些问题的办法；每年至少组织开展 2 次以上工作场所心理健康促进活动和员工座谈会，每年至少对计划进行一次效果评估等。

（5）沟通协调：每年至少召开 1 次专题会议部署工作、意见征集及问题反馈；每月召开 1 次或 2 次团队内部讨论会，以推动计划按时并高效完成。

（6）成果分享：通过在定期员工会议上向全体员工分享评估和实施结果，推广心理健康促进活动的益处，提高员工对心理健康促进工作的认识。

（刘晓曼　李　霜）

第二节 需求评估

需求评估是工作场所心理健康促进工作团队要完成的首要任务，通过评估现有基础，确定差距和需要改进的领域，确保企业能准确地识别员工的主要问题，让资源得到最佳利用。通过系统收集工作场所各种与心理健康有关的资料，整理、分析，明确或推测与某种心理健康问题有关的行为和影响因素，确定工作场所心理健康教育需求，判断资源可及性，为确定工作场所心理健康促进干预目标、策略和措施提供依据。

一、信息收集

采用多渠道、覆盖面广的方式进行信息收集，得到全面的、高质量的数据，了解和评估企业和员工的心理健康现况，及如何改善其心理健康的意愿、观点和建议。信息收集方式有资料查阅、问卷调查、访谈调查等。

（一）资料查阅

对现有信息进行收集、整理和分析，包括人员流动率、缺勤率，工伤和意外事故损失的工作时间及医疗费用，工伤保险、医疗保险参保情况，员工健康报告等所有相关资料和数据。

（二）问卷调查

问卷调查（questionnaire survey）适用于大范围调查，能快速了解调查对象基本情况，包括个人基本信息、个人行为与健康状况、职业紧张、职业倦怠、抑郁倾向、睡眠情况以及工作场所心理健康影响因素调查等。其中心理健康、职业紧张、职业倦怠、抑郁和焦虑等测量详见第四章。

（三）访谈调查

访谈调查（interview survey）范围较小，但能更加详细地了解调查对象对某事物的真实想法，获得资料的可靠性高，且调查对象不受教育程度所限。访谈可以是正式会谈，也可以是非正式谈话；形式可分为焦点小组访谈和一对一深度访谈。

（四）注意事项

在进行员工调查时，为提高参与度、应答率及可持续性，务必向员工提供以下信息：①领导层和管理层的积极支持；②调查的目的、意义及计划；③信息的保密性；④答疑解惑的渠道；⑤参与奖励；⑥调查结果的反馈。

二、工作场所心理健康影响因素调查

（一）概念

每个工作场所都是独特的，影响因素的数量和类型也不尽相同，以下列举的工作场所中影响心理健康的13种组织或系统因素，它们具有普遍适用性，当被满足时，将会有助于加强并促进工作场所心理健康，不仅保护员工的心理健康，还能提高组织的效益及降低成本。

1. **心理支持（psychological support）**　同事、领导对员工情绪、心理健康状况等给予及时而恰当的回应与关怀。

2. **组织文化**(organizational culture) 文化奠定组织基调,倡导诚信与公平的价值观与信念,是团队成员达成共识且作为指导行为或解决问题而使用的准则,关乎员工心理健康与工作场所安全。

3. **领导力**(clear leadership & expectations) 有效的领导与支持,可帮助员工明确工作内容和职责。不同领导类型会以不同方式影响员工社会心理健康与安全。

4. **礼貌与尊重**(civility & respect) 礼貌与尊重基于个体的自尊、关心、互相理解等品质。管理者、员工、客户及公众之间的交往彼此礼貌、互相体谅。

5. **心理素养**(psychological competencies & requirements) 员工个人心理承受能力能够与岗位要求相匹配,即员工在特定岗位不仅拥有知识与技能,同时具备与之匹配的心理技巧和情绪能力。

6. **成长与发展**(growth & development) 员工可获得工作技能、人际关系等方面的鼓励与支持,包括储备基本技能的内、外部学习机会,为未来发展方向做有效准备。

7. **认可与奖励**(recognition & reward) 以公平、及时且恰当的方式对员工的努力予以肯定与赞赏。

8. **参与和影响力**(involvement & influence) 员工能够参与讨论工作、团队或部门活动、参与决策等。

9. **工作负荷管理**(workload management) 工作负荷是工作场所重要的紧张源之一。开展工作所需的资源,如时间、设备、组织支持等,同样会对员工工作负荷管理产生影响。

10. **工作投入**(work engagement) 员工感到自身与工作紧密相连,有较强的敬业精神和主人翁精神,能积极工作,更好地完成任务。

11. **工作-家庭平衡**(work-family balance) 员工对工作、家庭及个人生活之间平衡的需求,反映了个体多重身份的现状。虽然多重身份让人更具责任感,但也会引发身份角色间冲突、职业紧张等问题。

12. **心理保护**(psychological protection) 员工感到心理安全受到保护的良好状态,在工作中能够大胆设问、求解,勇于提出建议、反馈问题并提出新的想法,工作氛围宽松,不用担忧工作中他人对其造成心理伤害。

13. **人身安全**(protection of physical safety) 采用有效的管理措施以保护员工人身安全,例如,制定保护员工安全的制度,推行安全条例相关培训,快速而有效的应急行动应对意外风险,并密切关注员工人身安全。

(二)调查

工作场所心理健康影响因素调查表(参见本书附录1)包括68个条目,其中 65 个涉及已知的 13 种心理健康影响因素，每种因素含 5 个条目。针对每个条目，受访者有四个选项：完全不同意（得分 1），不同意（得分 2），同意（得分 3），非常同意（得分 4）。最终结果取决于各因素的五个条目得分相加，总分值越低表明员工心理健康和组织心理风险更大，总分值越高表明员工和组织的心理弹性和可持续性越高。分值判定分四个类别："5～9"——高度关注；"10～13"——重要关注；"14～16"——一般关注；"17～20"——相对优势。需要注意的是，这些因素是相互关联相互影响的，一个因素的正面或负面变化可能以类似的方式改变其他因素。

三、需求优先排序

根据需求评估结果，梳理问题和差距，确定紧急和重要问题的优先级。结合难易程度、风险、科学性、可行性、参与度、成本效益、与组织文化协调性等实际问题综合考虑，确定优先解决的需求。

（刘晓曼 李 霜）

第三节 计划与实施

一、计划制订

计划的制订对于建立适当的目标，制定出符合法律法规和组织需求，并能够不断提升的工作场所心理健康促进方案是十分必要的。根据收集的资料和评估结果，以需求的优先排序为基础，结合企业价值观、总体发展目标及愿景，制定 3～5 年工作场所心理健康促进规划，确定其目标、实现目标的战略以及其活动的主要受众。主要内容包括：短期、长期目标；目标人群；政策；措施；经费预算；时间进度；职责分工；评估方法。根据工作场所心理健康促进规划，制订具体、可操作性强、易评估的年度计划。

（一）项目制定原则

在选择和策划具体的工作场所心理健康促进项目时，需遵守需求匹配、可接受、易获取、科学性、高效性及安全性六项原则。

1. **需求匹配** 尊重并响应员工的需求、意见和期望。
2. **可接受** 简单，易于向领导层解释，易于与员工沟通。
3. **易获取** 在适当的地点、方便的距离内及时获取。
4. **科学性** 有相关研究文献或成功实例做支撑。
5. **高效性** 资源最优地用于实现预期的结果。
6. **安全性** 尽可能降低风险以避免意外或有害的结果。

（二）措施制定方向

制定针对工作场所心理健康问题的干预措施应从三个层面着手。

1. **预防心理伤害** 通过减少或消除与心理健康问题相关的工作场所影响因素来预防员工受到心理健康伤害，如提出降低职业紧张的政策。

2. **促进心理健康** 通过培养工作中和员工自身的积极面来促进员工心理健康，如建立积极的组织氛围或让员工认识到自身工作的意义。

3. **解决心理健康问题** 解决员工已经存在的任何心理健康问题，如为出现心理障碍的员工提供有效的治疗，并支持员工重返工作岗位。

（三）具体促进活动

工作场所心理健康促进活动的制定可按照工作场所心理健康影响因素展开，参见本书附录2。

二、实施计划

（一）计划的实施要遵循以下原则

科学的理论基础、明确的目标、专业的培训、高质量的研究和评估方法、管理层的持续支持、高质量的计划执行、各方的积极参与和互动以及对正向结果的积极宣传。

（二）计划实施要避免出现以下情况

没有足够的时间和资源投入，实施人员缺乏专业技能，组织和领导支持不足，缺乏持续的技术援助，缺少监测程序等。

（三）在计划实施过程中需确保

心理健康促进政策和相关活动尽量覆盖到全体员工，以免沟通不畅，造成事倍功半的结果。提高沟通的方法包括：召开实施项目启动仪式、召开不同员工团体会议、网站发布政策信息、分发相关政策海报和传单等。

（四）工作场所心理健康促进项目的实施可从以下4个方向合力推进

1. **自我保健** 员工应当觉察或意识到自身所承受的来自工作场所的各种心理健康影响因素，学习掌握缓解和解除心理健康影响因素的相关知识和方法，并积极实施。企业应对员工提供自我保健相关的培训机会和信息，向员工普及心理健康相关的专业知识，提高自我风险意识。

2. **企业内部开展的心理健康促进活动** 根据计划开展具体的心理健康促进干预活动，收集和整理心理健康促进相关的个人健康信息。

3. **外部资源组织的心理健康促进活动** 借助并活用有心理保健相关专业知识的各种外部资源，如社区组织或提供心理健康服务和员工援助计划服务的第三方机构。企业活用外部资源时，须注意其不可失去在心理健康促进活动中的主体性。

4. **家属对员工心理健康异常现象的察觉及支援意识**　与员工在日常生活中接触最为密切的家人，通常最早察觉和意识到员工心理健康的异常。他们在其治疗、休养、重返工作岗位时及重返工作岗位后对员工的支持也非常重要。企业可向员工的家属提供心理健康相关的基础知识、内部心理健康咨询电话等信息，也可将内部开展的心理健康促进活动受众覆盖到员工家属。

（刘晓曼　宋佳阳）

第四节　效果评估与改进

一、效果评估

企业应定期开展项目效果评估工作，通过监控、测量、记录等方式了解工作场所心理健康促进计划的实施情况，评估其合理性和效用，获得经验、教训和反馈，并为提升工作场所心理健康促进计划和决策提供基础。评估过程如下：

（一）确定评估目的

1. **成果展示**　向领导层或资助机构展示承诺取得的成果以及资源的适当使用。

2. **效果改进**　致力于持续提高实施效果的过程。

3. **成本 - 效益分析**　对与所需财务资源相关的结果进行精密的分析。

4. **员工覆盖情况**　确定员工或其他目标群体了解和参与计划实施的程度。

5. **计划落实**　确定行动计划是否由适当的工作人员以符合的方式实施。

6. **可持续性预测**　预测这些干预措施在多大程度上可以长期维持。

（二）组建评估小组

组建评估小组，确保重要利益相关者的高度参与，组织他们参与制订评估计划，包括评估的问题设置和数据的收集方式等。利益相关者可能来自不同层级、不同岗位的人员，包括但不限于企业领导层，负责执行计划的监督人员，工会代表，职业健康工作人员和一线员工。

（三）制定评估目标

除了对长期目标开展评估，短期目标的评估也不可或缺。短期的效果可以为接下来的行动计划提供快速反馈，如果短期结果看起来是积极的，那么在整个组织或团队中进行沟通将会提高整体士气和改善工作场所心理健康的承诺。

（四）收集短期结果

评估小组首先需要确定有意义的短期时间跨度，这会影响测量结果。短期时间跨度可以是3个月或6个月，可如果计划是改变组织文化，那么短期也可能是1～2年。收集短期结果的方法是重新进行需求评估。

1. **问卷调查收集定量数据** 根据目前所采取的行动，问卷调查的结果看起来是否更积极，是否出现了预期的变化。例如，当前员工的心理健康状况是否出现了有意义的改变，员工是否了解工作场所心理健康促进政策，是否有一定比例的员工参与心理健康促进的培训。

2. **焦点小组访谈收集定性数据** 焦点小组人员包括负责执行计划的监督人员或一线工作员工。这是评估工作场所心理健康影响因素的有效方法，为员工提供有安全保障的讨论氛围，让员工畅所欲言。访谈过程中，确保焦点小组重点讨论在组织需求评估结果中出现的工作场所心理健康影响因素，并且重点关注心理健康的积极变化指标，例如，提高对心理健康问题的理解，改善团队协作，客户的积极反馈等。研究表明，让员工参与组织积极改变的过程非常重要，可以为组织带来预期的结果。

（五）修改行动计划

短期评估结果能提供重要信息，提示哪部分工作达到预期目标，可以继续开展，并加强力度；哪部分工作未达到预期目标，需要进行重大修改。如果在早期阶段就能了解计划执行的有效性，那么就可以及时识别障碍，纠正措施，改进方法。

（六）收集长期结果

经过几个周期的短期结果评估和行动改进后，召集工作团队成员和其他主要利益相关者，对行动计划的运作情况作出全面判断。这时就可以开始收集长期结果，指标可包含职业心理健康影响因素、成本-效益（效果）分析、人员流失率、缺勤率、员工参与率、工作满意度、员工健康技能等维度。

（七）评估结果展示

效果评估结果展示可以针对不同受众，采用口头陈述（非正式谈话、现场会议）、工作报告、研究论文以及新闻稿件等形式。

二、持续改进

定期对工作场所心理健康促进效果以及目标达成程度进行回顾，总结和分析未达到计划目标的原因，对发现的缺陷与不足实施改进，进一步制定可持续心理健康促进发展战略，将心理健康促进活动自然地融入日常管理中，并将其纳入企业整体发展战略中。

在尝试将心理健康政策和实施步骤引入企业的实际过程中会遇到各种障碍，但终会找到解决障碍的方法，下面列举一些具有普遍可能性的例子，见表3-4-1。

表 3-4-1 在工作场所引入心理健康政策的障碍与解决方案

序号	障碍	可能的解决方法
1	担心心理健康政策会降低利润	• 向用人单位提供关于心理健康与生产力关系的信息 • 鼓励用人单位的相关部门参与到心理健康活动中来
2	认为单位规模太小了	• 鼓励行业协会向小型工作场所提供援助 • 鼓励小型工作场所与提供初级卫生保健服务的机构建立联系
3	利益相关方的阻力	• 向利益相关方提供信息 • 利用工作场所有影响力的人来支持心理健康政策 • 开展示范项目
4	资源不足	• 开发低资源战略 • 探索从其他活动中转移资源的机会 • 探索外部融资的机会
5	担心关注心理健康问题会产生不可预见的后果	• 提供有关心理健康问题对工作场所影响的相关信息 • 提供有效的心理健康干预措施的证据 • 展示其他单位如何成功实施心理健康规划 • 逐步引入相关活动
6	污名：一些用人单位和员工可能会觉得有心理健康问题的员工是脆弱的、不可靠的、有潜在危险，比其他员工的生产力低。	• 展示战胜心理疾病的有力证据 • 邀请有过心理疾病经历的演讲者与员工交流以教育员工
7	不希望聘用有心理健康问题的人	• 向用人单位提供关于心理健康问题的信息 • 确保用人单位了解他们的法律责任 • 利用其他用人单位的经验来说明聘用有心理健康问题的人的积极影响
8	员工不参加心理健康活动	• 确保这些活动反映员工关注的问题 • 让员工参与到活动策划中 • 确保员工获得活动信息 • 确保员工有时间参加

每个企业都是独一无二的，企业可以根据实际情况和自身特点选择性地实施工作场所心理健康促进步骤和制订相应计划，从而建立支持性、积极主动、富有成效的、心理健康的工作环境，不但能够缓解企业风险、提高成本效率、提升招聘和保留人员的能力，保持组织的优越性和持续性，还能对员工的健康、职业满意度、自尊心、职业成就感的起到保护和促进的作用。

（刘晓曼 宋佳阳）

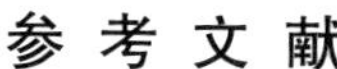

参考文献

1. Kate M, Angela M, Larissa B, et al. Workplace mental health: An international review of guidelines. Preventive Medicine, 2017, 101: 213-222.
2. Mental Health Commission of Canada. CAN/CSA-Z1003-13/BNQ 9700-803/2013 National standard for psychological health and safety in workplaces[EB/OL]. (2013-01) [2019-11]. http://shop.csa.ca/en/canada/occupational-health-and-safety-management/cancsa-z1003-13bnq-9700-8032013/invt/z10032013.
3. Canadian Mental Health Association.workplace mental health promotion: A How to Guide. [EB/OL]. (2010) [2019-11].
   http://wmhp.cmhaontario.ca/wordpress/wp-content/uploads/2010/03/WMHP-Guide-Final1.pdf.
4. Guarding Minds @ Work. A Workplace Guide to Psychological Health and Safety. www.guardingmindsatwork.ca
   http://www.guardingmindsatwork.ca/resources
5. 李霜，张巧耘，余善法，等. 工作场所健康促进理论与实践. 南京：东南大学出版社，2016.
6. World Health Organisation, 2010. Healthy Workplaces: a Model for Action. For Employer, Workers, Policy-Makers and Practitioners. World Health Organisation, Geneva[EB/OL]. (2010) [2019-08].
   http://www.who.int/occupational_health/publications/healthy_workplaces_model.pdf.

第四章
工作场所心理健康测量

第一节　心理健康测量

2019年，国务院印发《关于实施健康中国行动的意见》，健康中国行动推进委员会发布《健康中国行动（2019—2030年》，均对加强国民心理健康提出了明确要求，心理健康是国民健康的重要组成部分，良好心理健康水平对保障个人幸福、家庭和谐、社会安定具有重要意义。WHO对健康的定义为“不仅仅是没有疾病，而是躯体、心理和社会功能均良好的状态（WHO，1946）”，强调了心理健康与身体健康的同等重要性，心理健康不仅是没有心理疾病或病态，还是个体对社会的良好适应，以及完善人格和心理潜能的充分发挥。

受客观生理检测的局限性以及诊断指标的多样性等限制，同时伴有文化背景、社会与心理因素等混杂因素的综合影响，心理健康的测量往往更为复杂、困难。心理健康测量的发展与心理健康及心理疾病的定义和标准的演进密切相关，可分为基于症状的测量工具，即通过筛查心理疾病症状的有无、多少和轻重以测定心理健康水平，侧重于疾病诊断和症状描述，评估工具的编制多是基于诊断标准或临床症状的搜集；或为基于心理特征的测量工具，即侧重于评估心理健康涉及的不同维度所反映的心理特征水平高低，评估维度的来源非心理疾病综合征，而是从心理学概念中提炼相应维度而得，通常对健康人群的心理健康水平有一定的区分能力，例如，由中国科学院心理研究所编制的中国心理健康量表。

在职业心理健康研究中，一些变量可通过主观指标或客观指标进行测量。一些反映心理变量的主观指标，例如，员工的职业紧张程度可以通过主观压力感知量表进行测量，也可通过客观生理指标检测员工的肾上腺素分泌或血压值等。此外，客观指标还包括一些客观记录的计量资料，如代表员工离职倾向的缺勤率、员工出错率和次品率等。较主观指标而言，客观指标具有较高信度，不易受测量者主观意愿影响，但指标范围往往较为狭窄，容易以偏概全；而主观指标可有意识地引导评估者作出全面综合的测量。

心理健康测量目的在于对所测量的心理变量，获取具有信度和效度的测量指标或结果。信度（reliability），指测量结果的可信性，是反映被测特征真实程度的指标，也被称为测量的准确性或一致性；效度（validity），指测量的有效性，即在多大程度上反映了我们所测量的变量。心理健康测量可通过信息收集、生物检测、诊断晤谈、测量工具筛查等方法开展。问卷调查法是心理健康测量中最为常用的研究方法之一，问卷调查通常不涉及对自变量的调控，而是直接考察变量间个体差异的关联程度，并进行推论。例如，研究者关注员工心理弹性与职业紧张的关系，采用问卷调查法进行代表性取样，让受试者填写心理弹性量表与职业紧张测量量表，获取相应得分，经计算与统计分析后，证实两者间关联程度。

以下对心理健康测量中常用量表或问卷进行简要介绍。

一、症状自评量表

症状自评表（self-report symptom inventory 或 symptom check-list-90，SCL-90），又称为 90 项症状清单或 Hopkin's 症状清单，是以 Derogatis 编制的 Hopikin's 症状清单（1974）为基础，包含 90 个条目的精神症状自评量表（见本书附录 3）。SCL-90 是对当前一段时间心理症状的测量，而非人格测量，其主要用于反映精神病患者和内科患者的心理症状模式，目的是测量九个分量表所反映症状的强度。量表各条目采用李克特量表五点计分法，从 0（“无”：自觉无该项症状）至 4 分（“严重”：自觉该项症状频率和强度都十分严重），内容涉及个体感觉、情感、思维、行为、人际、饮食、睡眠等多个方面。其中包涵了九个心理症状维度，分别为躯体化、强迫症状、人际关系敏感、抑郁、焦虑、敌对、恐怖、偏执和精神质；以上九个症状维度中分别包含 6～13 个条目，维度得分取其所有条目得分的平均分。SCL-90 使用中常用症状指标有：①总体症状指标，也称总均分，指问卷 90 个条目的平均分（即，总分除以 90）；②阳性症状指标，指零以上的分数的条目的平均分；③阳性症状总数，指得分为零以上的条目总数。总体症状指标为目前使用反映症状水平最为良好的单一指标，总体症状指标作为强度指标，还可用于受试者的反应模式，即症状加重或减少程度。

SCL-90 可用于筛查是否存有心理障碍、有何种心理障碍及其严重程度。1973 年 Derogatis 在 1973 年发表最初版本后不久，进行修改及信效度验证，于 1976 年正式出版症状自评量表修订版（SCL-90-R）。我国王征宇于 1984 年将其引入翻译并形成中文版，吴文源于 1986 年对其再次修订，并在我国 13 各地区 1 388 名健康成人和 245 名精神病患者中对量表进行验证，建立不同人群中常模资料。该量表用于研究普通人群健康状况时，可通过与因子常模比较，如超过常模得分，且达到显著水平，即为异常；用于个体心理症状鉴别时，主要以分界值为标准，参考常模中各指标进行粗略估计，即总分超过160分，或阳性条目数超过43项，或任一因子分超过2分即可考虑筛查阳性，并需要进一步检查。

SCL-90作为广泛使用测量一般精神健康和症状变化的有效工具，国内外均有研究证明其内容一致性较高，量表具有较好信度与效度，许多临床试验将SCL-90测量作为主要结果，同时被用于心理健康相关研究的简明指标。但其在心理健康研究中也存有争议，不少学者对该量表的心理测量特征进行深入研究发现可提取不同的因子结构模型，故对量表的结构效度提出异议，也有学者指出其在区分没有或较少心理症状人群的心理健康水平时效果不佳。有关SCL-90跨文化效度研究也已经在不同国家或地区开展，我国虽已引入量表并用于一些研究，但对量表深入的效度研究有待全面展开。

二、一般健康问卷

一般健康问卷（general health questionnaire，GHQ）由英国学者Goldberg（1972）编制用于筛查、评定普通医疗患者和社区人群的心理应激与一般心理健康状况，问卷最初由60个条目构成，目前分别有12、28以及30个条目构成的GHQ-12、GHQ-28等不同版本。GHQ-12由12个条目构成（参见本书附录4），各条目4项备选项目，以调查最近一个月以来心理健康的主观反映，常用记分方法有：① GHQ-12标准法，采用0-0-1-1赋分法，前两个选项记0分，后两个选项记1分，得分范围0～12分，得分越高，代表心理健康状况越差，发生心理疾病可能性越大，总分≥4分判定为高心理疾病风险组；②李克特量表计分法，各条目得分从0分至3分，得分范围0～36分。由于其条目简单易懂，GHQ已被翻译为十余种不同语言，广泛应用于一般心理健康筛查。我国由余善法等在1990年将其翻译成中文，经使用、验证，在多项职业人群心理健康和职业紧张研究中广泛使用，证实具有较好的信度和效度水平。肖富华等人采用中、英文本对照及重复测试法，分别在42名研究生、390例内科门诊患者中对GHQ-12、GHQ-28的信度和效度进行测试，结果证实中文问卷具有较好稳定性和重复性。

三、患者健康问卷

患者健康问卷（patient health questionnaire-9，PHQ-9）是国外社区医疗中常用的抑郁筛查量表，由《基层医疗精神疾病评估工具》（primary care evaluation of mental disorders，PRI-MD）衍生而来，基于美国精神障碍与统计手册第4版（diagnostic and statistical manual of mental disorders，DSM-Ⅳ）制订。PHQ-9抑郁症状筛查由9个条目构成（参见本书附录5），各条目根据过去2周内出现症状频率，采用李克特量表四点计分法，分别记为0（"从来没有"）～3分（"几乎每天"）。基于大量临床研究结果，以总分≥10定义为有抑郁症状，且得分越高，抑郁症状程度越严重，0～4分代表无抑郁症状，5～9分代表轻度抑郁症状，10～14分代表中度抑郁症状，15～19代表中重度抑郁症状，20～27分代表重度抑郁症状。PHQ-9在一般人群和不同的患病人群中应用显示出良好的心理测量特性，敏感性和特异性也优于其他量表。Kroenke等研究显示，PHQ-9具有良好信度和效度，其中Cronbach α为0.89，重测系数为0.84，在结构效度和校标效度方面，PHQ-9灵敏度和特异度均为88%。

四、WHO幸福感指数量表

WHO幸福感指数量表（WHO-5 wellbeing index，WHO-5）由丹麦学者Bech研制（1998），经WHO心理研究协作中心修订形成，用以测量主观心理幸福感，也可作为抑郁症初筛量表。量表由5道题目构成，分别为"我感到快乐、心情舒畅""我感到宁静和放松""我感到充满活力、精力充沛""我睡醒时感到清新、得到了足够休息"和"我每天生活充满了有趣的事情"，上述条目根据被调查者近两周的感觉或状态，选择对应选项。各条目采用李克特量表六点计分法，从0（"从未有过"）至5分（"所有时间"），初始积分为5题答案数值总和，范围为0～25分，0代为可能最差的生活质量，25代表可能最好的生活质量；也可按百分制积分，范围0～100%，以监测身心健康可能的变化，差异10%表明变异显著；总分低于13表明身心健康状况较差，WHO建议对总分低于13或五项中任何一项计分为0或1者，进行国际疾病分类第十版（ICD-10）中抑郁症问卷调查。WHO官方网站提供WHO-5中文版量表。

五、WHO生存质量问卷

WHO将生存质量定义为生活在不同文化环境、价值体系中的个体对目标、期望、标准以及顾虑的感受或体验，同时受个体生理健康、心理状况、个人信仰、社会关系以及和周围环境的关系等的综合影响。基于此定义，WHO与15个不同文化背景、经济发展水平的地区中心合作，研制了WHO生存质量问卷（WHO quality of life questionnaire，WHO QOL），初始问卷由100个条目构成（WHO QOL-100），随后在此基础上形成由26个条目构成的简化版问卷（WHO QOL-BREF），经验证，两版问卷均具有较好内部一致性、区分效度及结构效度，同时简化版问卷各维度得分与初始问卷得分比较，存在较高相关性。

郝元涛等阐明了WHO QOL中文版问卷的结构、内容及详细使用方法。WHO QOL-100问卷用以测量最近两周的生存质量情况，内容涉及生存质量的6个领域、24个方面，每个方面包含4个问题，以及4个关于总体健康和生存质量问题的条目，共计 100 个条目。其中，各条目计分根据其所属方面的正负方向而定，对于正向结构的方面，所有负向条目需进行反向计分，全部反向结构的方面包括“疼痛与不适”“消极情绪”和“药物依赖性”。WHO QOL-BREF 简化版问卷结构包含 4 个领域，以及两个独立问题条目，分别询问个体自身生存质量以及总体健康状况的主观感受，见表 4-1-1。

表 4-1-1　WHO 生存质量问卷（WHO QOL100）结构

WHO QOL100		WHO QOL-BREF	
领域	方面	领域	方面
1. 生理领域	（1）疼痛与不适 （2）精力与疲倦 （3）睡眠与休息	1. 生理领域	（1）疼痛与不适 （2）精力与疲倦 （3）睡眠与休息 （4）行动能力 （5）日常生活能力 （6）对药物及医疗手段的依赖性 （7）工作能力
2. 心理领域	（4）积极感受 （5）思想、学习、记忆和注意力 （6）自尊 （7）身材与相貌 （8）消极感受	2. 心理领域	（8）积极感受 （9）思想、学习、记忆和注意力 （10）自尊 （11）身材和相貌 （12）消极感受 （13）精神支柱
3. 独立性领域	（9）行动能力 （10）日常生活能力 （11）对药物及医疗手段的依赖性 （12）工作能力	3. 社会关系	（14）个人关系 （15）所需社会支持的满足程度 （16）性生活
4. 社会关系领域	（13）个人关系 （14）所需社会支持的满足程度 （15）性生活	4. 环境领域	（17）社会安全保障 （18）住房环境 （19）经济来源 （20）医疗服务与社会保障：获取途径与质量 （21）获取新信息、知识、技能的机会 （22）休闲娱乐活动的参与机会与参与程度 （23）环境条件（污染 / 噪声 / 交通 / 气候） （24）交通条件
5. 环境领域	（16）社会安全保障 （17）住房环境 （18）经济来源 （19）医疗服务与社会保障 （20）获取新信息、知识、技能的机会 （21）休闲娱乐活动的参与机会与程度 （22）环境条件（污染 / 噪声 / 交通 / 气候） （23）交通条件		
6. 精神支柱 / 宗教 / 个人信仰	（24）精神支柱 / 宗教 / 个人信仰		

WHO 对 WHO QOL-BREF 进行信度与效度等计量心理指标考核，结果显示其具有较好的内部一致性和良好的区分效度和结构效度，各领域得分与 WHOQOL-100 量表相应领域得分具有较高相关性，Pearson 相关系数最低为 0.89（社会关系），最高为 0.95（生理领域）。WHO QOL 不仅适用于临床试验、制定地区生存质量基线、观测干预手段对生存质量的影响等，还可用于获取特定人群详细的生存质量资料，以便了解疾病、发展质量手段等。

六、中国心理健康量表

由中国科学院心理研究所研制形成的中国心理健康量表（Chinese psychological health inventory，CPHI），可广泛用于个体或人群的心理健康水平综合测量，根据不同人群特性，先后编制了四个版本并制定了常模。CPHI 综合测量个体内部适应与外部适应两方面，其中内部适应包括情绪体验、自我认知维度，外部适应包括人际交往、认知效能和适应能力维度，各维度可用 C 标准分以便横向比较，以 500 分为均值，总分可用于反映总体心理健康水平，低分表示心理健康状况异常，中分代表心理健康状况中等，高分代表心理健康状况良好。经验证，CPHI 具有良好信度与效度指标。

（王 瑾）

第二节 职业紧张测量

职业紧张对职业人群健康、生活的影响日益突出，对职业紧张程度进行评价并积极采取应对措施预防、减少职业紧张对身心造成的伤害已成为全球职业公共卫生领域研究热点，因而对职业紧张程度进行准确而有效的评估与测量成为近年来学者研究主要议题。目前职业紧张测量方法可分为：问卷测量法、生物标志物测量、行为症状评定等。其中，自评问卷法是目前最为常用且重要的方法之一，被广泛应用于职业人群流行病学调查，建立在各种职业紧张理论指导框架下而呈现多样化现象，以下重点介绍几种常用测量工具。

一、McLean 工作紧张问卷

McLean 工作紧张问卷（McLean’s work stress questionnaire）由英国 McLean 于 20 世纪 70 年代研制，问卷由应变能力、工作满意感和职业紧张因素三个分量表，共 47 个条目构成，各条目采用李克特量表五点计分法（参见本书附录 6）。该问卷对职业紧张的评估以人 - 环境协调模式为理论基础，认为职业紧张是由主观个体与环境之间不良协调而导致，故问卷内容不仅测量职业紧张的存在与否，还对工作环境各方面的满意程度进行相应调查，同时测量个体对职业紧张的应对能力或易感性。其中，应对（易感性）量表包含 20 个条目，5 个因子，包括了解自己、兴趣、反应性、尊重别人、创造性等；职业紧张因素量表包含 12 个条目，可分为 4 个因子，分别为工作冲突、工作压力、工作范围和与领导的关系；工作满意感量表包含 15 个条目。余善法于 1990 年将问卷翻译并引入国内，用于视屏显示作业人员、汽车驾驶员和邮政分拣作业人员职业紧张与精神健康的关系研究中，结果证实问卷具有良好的信度和效度水平。

二、职业紧张量表

职业紧张量表（occupational stress inventory，OSI）由 Osipow（1981）教授研制开发，最初用于测量职业紧张、心理紧张反应及个体应对能力三方面内容的简明工具。随着测量工具相关概念、测量条目、编排格式等不断发展，量表历经 7 次 20 多年反复修订而形成职业紧张量表修订版（occupational stress inventory revised edition，OSI-R）（1998），已在 20 多个国家广泛用于职业紧张研究，并证实具有良好应用效能，能够较全面、系统地反映职业人群职业紧张源、职业紧张反应及应对资源等，同时为不同性别和六种职业人群（分别为管理、专业、技术、行政、公共与安全服务、农业或工业等生产劳动从业者）提供了常模资料。李健于 1999 年对 OSI-R 部分条目进行修订引入国内，在中小学教师等职业人群中开展相关研究，表明其具有较好信度和效度。

OSI-R 为多维度量表，由职业任务问卷（occupational role questionnaire，ORQ）、个人紧张反应问卷（personal strain questionnaire，PSQ）和个人资源应对问卷（personal resources questionnaire，PRQ）三部分构成，通过衡量职业紧张因素、个体紧张反应和个体应变能力来综合测量受试者职业紧张程度（表 4-2-1）。量表包含 140 个条目，各条目以陈述句形式，要求受试者选择最为接近自己实际状况或感受的选项，为获取真实有效信息、避免受试者产生惯性思维，同时包含正向与负向描述，各条目采用李克特量表五点计分法，从 1（“没有”）至 5 分（“经常有”）。计算各维度得分之和，ORQ 得分越高，说明职业紧张影响因素水平越高；PSQ 得分越高，说明职业紧张反应越严重；PRQ 得分越高，说明个人应变能力越强，缓解职业紧张对策越多。

表 4-2-1 职业紧张量表修订版（OSI-R）结构组成

组成	维度	条目数	释义
职业任务问卷（ORQ）	任务过重	10	衡量工作需求超过个人能力与工作场所资源的程度和衡量个人能完成该工作负荷的程度
	任务不足	10	衡量个人身体条件、文化程度、技能与经验能否满足工作要求的程度

续表

组成	维度	条目数	释义
	任务不清	10	衡量个人对任务轻重缓急、预期结果和评价标准的清晰程度
	任务界线	10	衡量在工作环境中当个人感到与任务要求发生冲突时，忠诚于原要求的程度
	责任	10	衡量个人拥有的或感受到的在工作中对他人成绩和福利有无强烈责任感的程度
	工作环境	10	衡量个人接触高浓度环境毒物和高强度物理因素的承受程度
个人紧张反应问卷（PSQ）	业务紧张反应	10	衡量个人在工作中遇到质量和产量问题时的承受程度，同时也衡量工作态度
	心理紧张反应	10	衡量个人对所经历的心理和 / 或情感问题的承受程度
	人际关系紧张反应	10	衡量人际关系紧张程度（例如在人际关系中的回避或过激行为）
	躯体紧张反应	10	衡量有关躯体疾病和不良保健习惯的程度
个人资源应对问卷（PRQ）	休闲	10	衡量个人在有规律的文娱活动中获得轻松愉快恢复体能的程度
	自我保健	10	衡量个人参加有规律的体育锻炼来减轻或缓解慢性紧张的程度
	社会支持	10	衡量个人感知的来自自己周围的支持和帮助的程度
	理性处事	10	衡量个人在面对职业紧张时拥有并能使用的处事技能的程度

注：以上问卷内容由我国学者李健提供。

三、工作内容问卷

工作内容问卷（job content questionnaire，JCQ）是由 Karasek 教授基于其工作需求 - 控制理论模式（job demand - control model，JDC Model）指导下开发的职业紧张测量问卷（1979），为职业紧张因素，特别是工作要求、自主程度（控制）以及社会支持三个方面的评价提供标准测量工具。问卷最初完整版（专利版）由 71 个条目构成，后经修订形成由 22 个条目构成的简化版（共享版）。主要内容包括工作要求、自主程度（其中包括技能使用、自主权）与社会支持（上司支持与同事支持）。简化版中，工作要求包含 5 个条目，分别为“快速工作”“努力工作”“加班工作”“足够的时间”以及“相互抵触的事情”；自主程度可分为技能自主（例如：“工作需要不断学习新知识”“工作需要创造性的程度”等）与决定自主（例如，“有决定工作时间的自由”等）两部分，分别包含6个条目与3个条目；社会支持由8个条目构成，包含上司与同事对工作的帮助、关心、听取以及意见以及工作的胜任程度等。问卷中各条目采用李克特量表四点计分法，从1（“完全不同意”）至4分（“完全同意”），职业紧张程度可通过工作要求与自主程度的比值来判定。JCQ英文版可通过官方网址（https://www.jcqcenter.com）申请取得。JCQ在北欧与美国广泛使用于大规模人群流行病学调查中，特别是用于职业紧张与高血压、心脏病等研究中。我国李健、戴俊明分别在JCQ原版基础上，形成具有较高信度和效度的中文版职业紧张测量问卷。

四、工作紧张测量量表

工作紧张测量量表（job stress survey，JSS）由Spielberger等于1986年首次提出，经多次修订于1999年形成正式版，用于测量紧张因素的强度和发生频率。量表通过筛选出大部分工作场所中存有常见的30种职业紧张因素，并对这些因素带来的职业紧张程度或强度和发生频率（频度）进行综合评估。JSS分为工作压力量表和组织支持缺乏量表两部分，共60个条目：第一部分以测量职业紧张因素强度为主，评分范围从1（“紧张强度很低”）至9分（“紧张程度很高”）；第二部分以测量过去6个月内职业紧张持续时间长短为主，得分范围为0～9+天数（9天以上用9+表示）。工作压力和组织支持分别由20个条目构成，其余20个条目用以测量其他职业紧张因素。工作紧张指数、工作压力指数、组织支持缺乏指数由相应条目的强度和频数相乘而得，得分越高，职业紧张反应越强。

JSS主要用于医务人员、警察、银行职员、企业管理人员等不同人群职业紧张反应及相关健康结局研究，目前已被翻译修订适用于不同国家的语言。连玉龙等人引入量表后经翻译、修订，在我国教师、医生、银行职员等人群中进行验证，结果显示JSS及各子量表Cronbach’s α均大于0.8，表明引入后量表具有良好信度，结构方程模型分析结果证实各条目对应的潜在因子的结构合理，具有良好同质性。综上中文版本JSS具有较好信度与效度，可作为我国职业紧张定量测量工具，但由于职业紧张反应调节的复杂性，系统评价职业紧张还需结合其他测量工具。

五、一般工作紧张问卷

一般工作紧张问卷（generic job stress questionnaire，GJSQ）由美国国家安全与卫生研究所（National Institute for Occupational Safety and Health，NIOSH）Hurrell等在对大量已有职业紧张量表应用的基础上进行筛选、编制而成，我国学者余善法取得作者授权，翻译并形成中文译本，并在多个职业人群中进行信度与效度验证，结果证实GJSQ中文译本各维度量表或子量表的平均得分与总分相关系数大多在0.6以上，Cronbach's α均大于0.7，同时具有较高的校标效度、预测效度和构思效度。

GJSQ由20个子量表构成，包括一般工作情况、工作危险因素、物理性工作环境、工作状态、工作中的冲突、工作限制、工作控制水平、社会支持、工作需求、工作负荷与责任、对自己的感受、健康状况、工作满意程度等。问卷所调查信息十分广泛，基本涵盖了职业紧张影响因素有关的所有方面，可依据不同调查目的进行组合使用。

举例："工作单调性"量表

请回答下列问题：

1. 我的工作做起来令人很感兴趣。
2. 我对要求我做的工作量不满意。
3. 我对我不得不做的工作很厌烦。
4. 我不满意我的工作速度。
5. 我的工作很单调。
6. 我当前的工作负荷令我不愉快。

工作单调性量表包含6个条目，各条目采用李克特量表五点计分法，即1="极少"，2="偶尔"，3="有时"，4="相当常见"，5="非常常见"。其中，条目1为反向计分，计算各项总分，得分愈高，表示工作单调性越高。

六、付出-回报失衡问卷

基于付出-回报失衡（effort-reward imbalance，ERI）理论模式（1986），Siegrist于2004年研制并发布了相应职业紧张测量问卷，即付出-回报失衡问卷（effort-reward imbalance questionnaire，ERIQ），为职业紧张因素（付出、回报、内在投入）的测量提供了标准。ERI模式以市场交换为原则，关注环境与个体特征的互动关系，强调个体对工作的付出是否与从工作中获得的回报（例如工资、尊重、职业保障以及晋升等）相符。问卷由3个核心部分、共23个条目构成：付出（extrinsic effort，EE）包含6个条目，用于测量工作中的外在付出，例如承担的责任、体力消耗、工作量增加等；回报（reward，R）包含11个条目，又可细分为"尊重""工作及尊重"和"职业保障"三方面；内在投入（over-commitment，OC）包含6个条目，用以测量工作过程中个体感受到的内部压力，详见表4-2-2。问卷的核心评价指标可通过计算付出/回报维度比值（E/R），即付出总分/（回报总分*C）（其中C为矫正系数6/11）。E/R比值越大，表明职业紧张程度越高，通常以"1"作为分割点，当E/R比值>1时，判定为高职业紧张。李健引入原版ERIQ，编译形成中文版问卷，用于评估研究人群职业紧张程度，研究证实ERI模式能够较好测量并反映工作场所中的社会心理因素，相应中文版ERIQ具有良好信度与效度。但由于缺乏全国性大规模、有代表性的职业人群调查数据，ERIQ在中国的常模尚未建立。

表4-2-2　付出-回报失衡问卷(ERIQ)结构组成

模块	子模块	条目（缩略语）	模块	子模块	条目（缩略语）
付出		时间压力	回报	尊重	上司的尊重
		工作被干扰			同事的尊重
		承担的责任			适当的帮助
		加班			不公平的对待
		体力劳作			适当的尊重与威望
		加重的工作负担		工资与晋升	工作的晋升
内在投入		因压力而烦躁			适当的工作职位
		一起床就想工作			适当的工作前景
		下班后可以放松			适当的收入
		为工作牺牲太多		职业保障	不如意的工作变化
		上床是还想工作			工作稳定性
		晚上睡不好			

注：以上问卷内容由我国学者李健提供。

七、压力知觉量表

压力知觉是个体对环境中的威胁性刺激经过认知评价后产生的心理反应，即客观压力事件的影响在某种程度上是由个体对事件的压力知觉决定的，表现为心身紧张和不适，代表个体的一种紧张和失控的状态。压力知觉量表（perceived stress scale，PPS）是目前国际上应用最为广泛的测量工具之一，由Cohen等（1983）编制，用于测量个体在生活中主观感受到的压力程度，以及对于自身应对压力事件能力的感知程度。量表包括职业紧张感、失控感和不可预测感三个维度，现有由14个条目（PSS-14）、10个条目（PSS-10）和4个条目（PSS-4）构成的不同版本，作为测量主观压力的有效工具，已被翻译成多种语言并广泛应用于各国不同人群压力知觉的研究中。杨延忠在PSS-14基础上开发了中文版压力知觉量表，共14个条目，同时包含正向与反向陈述，例如"一些无法预期的事情发生而感到心烦意乱""能成功处理生活中令人烦恼的事情"等。各条目采用李克特量表五点计分法，从0（"从不"）至4分（"总是"），经验证具有良好信度与效度，适用于我国文化背景下一般人群调查。

（王　瑾）

第三节 职业倦怠测量

职业倦怠是指“个体在工作重压下产生的身心疲劳与耗竭的状态，伴随于长期压力体验下而产生的情感、态度和行为的衰竭，是个体不能顺利应对工作压力时而产生的心理综合征。”1974 年，美国心理学家 Freudenberger 首次引入“job burnout”这一概念，用以描述服务行业员工因长时间工作、高负荷及持续紧张情绪而引起的负性心理状态。Maslach 等提出职业倦怠三维概念，即情感耗竭、人格解体和个人成就感降低：情感耗竭（emotional exhaustion），是指长期处于职业紧张状态的个体所表现出的情感资源过度透支，对工作丧失热情；人格解体（depersonalization），是职业倦怠的人际关系维度，表现为个体以消极、否定、麻木不仁态度或情感对待身边事物；个人成就感降低（reduced personal accomplishment），是指个体对自己的工作意义与价值评价下降、失去自信心，因感到无法胜任现岗位工作而丧失积极性，不再付出努力。WHO 在《国际疾病分类》第十一次修订本中声明，将倦怠（burnout）作为一种职业现象列入“影响健康状态或与保健机构接触的因素”一章中，并指出“职业倦怠是由未能妥善控制的长期工作压力造成的一种综合征。它具有以下三个特征：①感觉精力耗竭或耗尽；②心理上与本人工作的距离感加深，或对本人工作感到消极或厌倦；③工作效率下降。”进入 21 世纪，职业倦怠日益受到社会各界的广泛关注，作为工作场所日益流行的健康问题，职业倦怠不仅会影响心理健康，降低生活质量，导致焦虑、抑郁、肌肉骨骼系统疾病、2 型糖尿病等发病率上升，而且致使工作效率降低，生产力下降，增加员工离职倾向等。

早期职业倦怠常用研究方法包括访谈、案例研究、现场观察等，20 世纪 80 年代，逐步完善形成系统化的定量研究。目前学者多采用心理测量的方法来对职业倦怠症状、伴随而来的精神障碍、社会支持等进行测量与研究。用于评估职业倦怠症状的常用测量工具包括 Maslach 职业倦怠量表（MBI）和职业倦怠测量（BM）量表等，Schaufeli 和 Enzmann（1998）经统计分析表明，在已发表的 90% 以上关于职业倦怠的实证研究论文或研究报告中采用 MBI 作为测量工具，另有约 5% 相关研究采用 BM 量表作为测量工具。

一、Maslach 职业倦怠量表

在职业倦怠研究中应用最为广泛的测量工具为基于 Maslach 理论开发的职业倦怠量表（Maslach burnout inventory，MBI）。该量表由 22 个条目构成，分别针对 Maslach 关于倦怠定义中的三方面症状进行测量，各条目以陈述句形式出现，要求受试者依据个人情感和态度作出相应回答，其中包含情绪衰

竭、人格解体和个人成就感降低三个维度的分量表。

情感耗竭由9个条目构成，主要描述由于工作中的情感要求而导致的个体情感资源消耗的状况，例如“工作让我感到身心俱疲”、“早晨起床不得不面对一天的工作，我感觉非常累”“工作一整天后，我感到疲惫不堪”等；人格解体指对待服务对象的一种负性的、冷淡的、疏远的态度，包含5个条目，例如“我不关心服务对象的心理感受”“我的服务对象经常对我的工作加以抱怨”等；个人成就感包含8个条目，主要测量个体在与人交往的工作中所体验到的胜任感和成就感，例如“我能理解服务对象的感受”“我非常有效地解决服务对象的问题”等。以上22个条目，采用7级评分法，即0分“从来没有出现”、1分“一年中出现几次”、2分“一个月出现一次或更少”、3分“一个月出现几次”、4分“一周一次”、5分“一周几次”、6分“每天都出现”，分别计算三个维度量表得分，情绪衰竭与人格解体得分越高，表明职业倦怠程度越严重，而个人成就感降低维度得分越低，则表明职业倦怠程度越严重。由于存在反向计分，通常对三个维度量表得分进行分别考量，而不仅仅通过一个简单总分加以描述；一般而言，高职业倦怠人群在情感耗竭和人格解体维度上得分较高，而个人成就维度得分则较低。

MBI开发初衷以助人行业为特征人群，故分别有MBI-HSS（Maslach burnout inventory-human services survey）和MBI-ES（Maslach burnout inventory - education survey）不同版本，MBI-HSS主要应用于服务和医疗保健行业，MBI-ES主要应用于教育行业。由于受使用范围的限制，Schaufeli等于1996年在MBI-HSS基础上编制形成适用于所有职业群体的职业倦怠通用量表（Maslach burnout inventory-general survey，MBI-GS），其中包含衰竭（exhaustion）、玩世不恭（cynicism）和职业效能降低（reduced professional efficacy）三个维度。与MBI-HSS不同，MBI-GS中情感耗竭不再仅仅将工作中服务对象作为个体情感耗竭来源，玩世不恭突出个体对待工作而非工作中人际关系的一种冷淡和疏忽的态度，职业效能也较个人成就感这一概念更为宽泛，包括个体在工作中所取得的社会性和非社会性成就等。MBI-GS包含16个条目，其中衰竭和玩世不恭各5个条目，职业效能6个条目，同样采用7级赋分法，职业效能维度为反向计分，各维度量表得分相互独立，不能相加。目前MBI和MBI-SS已翻译形成多种语言版本，得到研究者广泛认可。

国内关于职业倦怠量表最早由王国香、刘长江、伍新春等编制应用于教育领域，以Maslach等的倦怠模型为理论基础，通过中学教师深度访谈增加了一些项目，再经初测分析和修订而形成的信度和效度都达到了心理测量学的指标要求后，形成使用与中国文化背景的教师职业倦怠量表。李超平等于2003年首次引入MBI-GS中文版并对其进行修订，经探索性因素分析和验证性因素分析，删除原玩世不恭维度中一个条目，形成由15个条目构成具有较好构想效度的中文版本，同时内部一致性也达到心理测量学要求。戴俊明以MBI-GS为基础，参照Boles等修订的英文版问卷，编制形成由16个条目构成的中文版职业倦怠问卷，问卷采用7级赋分法，将原来问卷的同意与不同意程度转换为大众更易接受的频次数，分别为1分“从来没有”、2分“一年数次”、3分“每月一次”、4分“每月数次”、5分“每周1次”、6分“每周数次”和7分“每天一次”。该问卷在我国不同职业人群验证具有较高信度和效度。

二、BM职业倦怠测量量表

另一广泛使用的测量工具为由Pine（1986）编制的单维度职业倦怠测量量表（burnout measure，BM），编制者在临床个案研究基础上，将职业倦怠定义为一种因身体、情感、心理的耗竭状态等带来的情感要求，包含无望、无助、陷入困境、情绪低落、易怒和降低自我价值感等的综合症状。同时认为倦怠不仅发生在工作情境中，还伴随着日常生活中的许多方面，例如婚姻关系、政治冲突等，因而BM量表的设计并不针对某一特定职业群体，使用范围也不局限于以人为主要服务对象的职业领域中，各条目的测量内容及范围更为宽泛。BM量表包含21个条目，由三部分组成，即生理耗竭（physical exhaustion）、情感耗竭（emotional exhaustion）和心理耗竭（mental exhaustion），各部分包含7个条目，各条目为主观感受陈述句，根据工作或生活中发生的频率进行相应选择，采用李克特量表七点计分法，从0（“从来没有”）至6分（“一直都是”），三部分得分相加，总分越高表明职业倦怠程度越高。

尽管Pine等并没有对BM量表的信度、效度进行相关验证，但Enzmann等（1998）经研究证实发现，BM量表中情感耗竭、生理耗竭和心理耗竭的Cronbach's α分别为0.82、0.84和0.86，重测信度在0.66～0.89之间，具有良好内部一致性及构想效度，但探索性因子结果分析发现，BM量表的项目并非载荷在单一因子上，与其提出的单一维度理论构想不完全一致。李永鑫等基于BMI-GS和BM问卷，结合访谈和开放式调查，编制了适用于我国文化背景的中文版职业倦怠测量工具（2005），探索性因素分析结果表明，问卷由耗竭、人格解体和个人成就感降低三因素构成，问卷信度、效度均达到心理测量学要求。

三、Oldenbury职业倦怠量表

由研究发现，MBI在去人格化维度内部一致性较弱，且其中各条目均使用同一方向陈述，因而一定程度上影响了测量效度，为规避上述局限性，德国心理学家Demerouti（2003）基于工作需求-资源模型构建了Oldenbury职业倦怠量表（Oldenbury burnout inventory，OLBI）。OLBI包含两个维度，分别为耗

竭（7 个条目）和疏离工作（8 个条目），共 15 个条目，各条目即有正向陈述，也有反向陈述，采用李克特量表四点计分法，从 1（“完全不同意”）至 4 分（“完全同意”），由于问卷为两维结构，各维度量表分别计分，典型题目如“工作之后我经常感觉疲倦和厌烦”“工作之后我常常享受闲暇时光”等。其中，耗竭不仅包含了 MBI 中涉及的情绪衰竭，还包含身体和认知的过度耗竭；工作疏离指对工作目标、内容或是工作整体的疏远或消极态度，即包含 MBI 中讥诮的消极部分，同时引入工作投入、认同度等正向条目。有学者认为这是职业人群倦怠的普遍特征，故 OLBI 广泛适用与不同职业人群，对 OLBI 的心理测量学特征进行验证，结果证实其具有较好结构效度、判别效度、聚合效度，以及与 MBI-GS 测量结果的高度相关性。

四、Shirom Melamed 倦怠测量量表

以色列心理学家 Shirom 和 Melamed（2002）基于资源守恒理论（conservation of resources，COR），开发了 Shirom-Melamed 倦怠测量量表（Shirom-Melamed burnout measure，SMBM）。COR 作为一种应激理论，认为当个体资源，例如物质资源、社会资源和精力资源等，受到威胁或不足以应对需求，或投入没有获得相应回报时而出现的心理应激。Shirom 等认为精力资源与职业倦怠密切相关，当个体面对精力资源缺失或无法重新获得时产生应激，而长期处于资源匮乏的恶性状态下会产生职业倦怠，表现为身体、情绪和认知上的衰竭症状。因此，SMBM 量表由生理疲劳（physical fatigue）、情感耗竭（emotional exhaustion）和认知疲惫（cognitive weariness）三部分构成，共 16 个条目，其中第一部分包含 4 个条目，后两部分分别由 6 个条目构成。典型条目如“早晨我没有精力去上班”“我感觉没办法对同事或顾客的需要保持敏感”等。各条目采用李克特量表七点计分法，选项从 1（“从来或几乎没有”）至 7 分（“总是或几乎总是”）。作为单一维度量表，可通过计算各条目总分反映职业倦怠水平，得分越高说明职业倦怠程度越严重。尽管有研究证实 SMBM 量表具有较好结构效度，但由于其使用广度有限，关于问卷的其他心理测量属性较少有研究涉及，更确切的信度与效度检验有待进一步探讨。

（王　瑾）

第四节　抑郁和焦虑测量

一、抑郁的测量

抑郁是在人的一生中每个个体或多或少都会感受到的一种负性情绪，抑

郁主要是以情绪低落为主的负性情绪的波动。它作为一种特性是个体相对持久而稳定的兴奋感的缺失；作为一种症状则是心情长期处于低落状态。根据抑郁发生的原因和特点分为抑郁情绪（depressed mood）、抑郁行为症状（depressive symptoms）和抑郁性神经症（depressive disorder）。由于抑郁性神经症已经属于严重的临床性疾病，因而针对职业人群抑郁的测量多集中在其抑郁情绪和抑郁行为症状方面。因此本节将抑郁的测量工具分为抑郁情绪的测量和抑郁行为症状的测量两类

（一）抑郁情绪的测量

1. 抑郁体验问卷（depressive experiences questionnaire，DEQ） Blatt于1974年提出了以人格为基础的两种抑郁类型：①情感依附性抑郁（anaclitic depression），其特征为显著的无助感、需求感、害怕被遗弃和依赖他人；②内射性抑郁（introjective depression），其特征为自己的标准过分严格，自罪感、无价值感和自尊心丧失。与之相对应的人格为依赖性人格和自我批评性人格。为了证实这些结构，并提供区分情感依附性抑郁与内射性抑郁的测量工具，Blatt和他的同事们于1976年研制了抑郁体验问卷。问卷包含三个分量表，分别对应依赖性、自我批评性和有效性3个维度，包括66个条目，每个条目均为7级评分，从完全不同意（1分）到完全同意（7分），得分越高越严重，用以评价与抑郁相关联的广泛的内心体验。问卷在应用过程中表现出良好的信效度，但维度间较高的相关性，增加了问卷结果解释的难度。

2. 医院焦虑抑郁量表抑郁分表（hospital anxiety and depression scale for depression，HADS-D） 医院焦虑抑郁量表由Zigmond与Snaith于1983年创制。主要应用于综合医院患者中焦虑和抑郁情绪的筛查，职业人群中的应用主要集中在罹患职业相关疾病的患者中。HADS共14个项目，其中7个项目评定抑郁，HADS去除了测定躯体症状的项目，在抑郁障碍与躯体疾病共病时能较好地识别抑郁。抑郁分量表得分0～21分，0～7分属无症状；8～10分属可疑存在；11～21分属肯定存在；在评分时，以8分为起点，即包括可疑及有症状者均为阳性。

（二）抑郁行为症状的测量

1. 汉密尔顿抑郁量表（Hamilton depression scale，HAMD） HAMD由Hamilton于1960年编制，用于反映被试抑郁状态相关症状及其严重程度。该量表目前有17条目、21条目和24条目3个版本，适用于具有抑郁症状的成年患者，能较好地反映病情严重程度的指标，即病情越轻，总分越低；病情愈重，总分愈高。HAMD可归纳为7类因子结构：①焦虑/躯体化：由精神性焦虑，躯体性焦虑，胃肠道症状，疑病和自知力等5项组成；②体重：即体重减轻一项；③认识障碍：由自罪感，自杀，激越，人格解体和现实解体，偏执症状，和

强迫症状等6项组成；④日夜变化：仅日夜变化一项；⑤阻滞：由抑郁情绪，工作和兴趣，阻滞和性症状等4项组成；⑥睡眠障碍：由入睡困难，睡眠不深和早醒等3项组成；⑦绝望感：由能力减退感，绝望感和自卑感等3项组成。HAMD评定方法简便，标准明确。便于掌握，可用于抑郁症、躁郁症、神经症等多种疾病的抑郁症状之评定，尤其适用于抑郁症。然而，本量表对于抑郁症与焦虑症，却不能较好地进行鉴别。

2. **抑郁自评量表**（self-rating depression scale，SDS） SDS由Zung于1965年编制，该量表共20个条目，按1～4级评分，从偶尔（1分）到持续（4分），评定患者最近一周的抑郁状况，得分越高抑郁越严重。其特点是使用简便，并能相当直观地反映抑郁患者的主观感受。主要适用于具有抑郁症状的成年人，包括门诊及住院患者。SDS总粗分的正常上限为41分，分值越低状态越好。我国以SDS标准分≥50为有抑郁症状。其评分不受年龄、性别、经济状况等因素影响，对心理咨询门诊及精神科门诊或住院精神病患者均可使用，但其对于文化程度较低或智力水平稍差的人使用效果不佳。

3. **Beck抑郁问卷**（Beck depression inventory，BDI） BDI由Beck于1967年编制，是国际上测量抑郁程度广泛使用的问卷之一。BDI完整版为21个条目，采用0～3级评分，评定时间跨度为最近一周。后Beck于1974年推出13条目的简版问卷。问卷具有良好的信效度水平，常被用作抑郁评估的金标准来使用。总分10分，健康、无抑郁；总分10～15分，有轻度情绪不良，要注意调节；总分大于15分，存在显著抑郁，需要咨询心理医生；大于25分，较严重抑郁。

4. **抑郁状态问卷**（depression status inventory，DSI） DSI与BDI问卷相呼应，是由W.K.Zung于1972年提出的检查者使用版本问卷，后续使用过程中亦显示，当受评者具有良好的文化程度和认知水平时，亦可进行自评使用。DSI由20个条目的组成，其中10个条目为反向记分，每一项目等同于一个相关症状，采用四级评分标准. DSI为一自评问卷，掌握简单，容易运用，能较快地发现抑郁状态的相关状况及其严重程度。

5. **流调中心用抑郁量表**（center for epidemiologic studies depression scale，CES-D） CES-D由美国Radloff于1977年编制，主要为了评价当前一周内的抑郁症状的频度而设计，着重于抑郁心境和体验，与其他抑郁自评量表相比，该量表较少涉及抑郁时的躯体症状，避免了因过多报告躯体症状而高估了抑郁的程度. 在量表的应用上，CES-D更适用于评估一般人群的抑郁状态而不是普通患者。CES-D共20个条目，条目反映了抑郁状态的以下六个侧面：抑郁心情、罪恶感和无价值感、无助与无望感、精神运动性迟滞、食欲丧失、睡眠障碍。4个条目为反向计分，采用四级评分，从没有（0分）到经常有（3分），得分越高者有抑郁的可能性越大。量表具有良好的信效度水平。与BDI和SDS不同，CER-D不能用于临床目的，不能用于对治疗过程中抑郁严重程度变化的监测。该量表在不同人群中都具有较高的信度和效度。

6. **抑郁焦虑压力量表抑郁分表**(depression anxiety stress scale，DASS-21) 为了使反映焦虑、抑郁和压力情绪的量表之间有明显的区分度，Clark和Watson提出了一个关于焦虑和抑郁的三因素结构模型，基于Clark和Watson的三因素结构模型，Lovibond等人于1995年编制了抑郁-焦虑-压力量表(DASS-42)，该量表是一套用于评定成人抑郁、焦虑和压力状况的自评量表，最初用于正常成年人，随后由Antony等对其进行修订，编制了DASS的精简版DASS-21。DASS由于其具有简单易行、新颖独特、操作快速等特点使之在不到十年的时间内，就被翻译成多种语言在世界范围进行研究与应用。DASS-21包括3个分量表，共21个题项，分别考察个体对抑郁、焦虑以及压力等负性情绪体验程度。采用0～3分4点式评分，0为不符合，3为最符合或总是符合，每个分量表的7项得分之和乘以2为该分量表得分，得分范围为0～42分，分数越高说明抑郁、焦虑或压力程度越严重。抑郁分量表得分0～9分为正常，10～13分为轻度抑郁，14～20分为中度抑郁，21～27分为重度抑郁，≥28分为非常严重抑郁。

二、焦虑的测量

焦虑症又称焦虑性神经症，是以持续性紧张、担忧、恐惧或发作性惊恐为特征的情绪障碍，伴有自主神经系统症状和运动不安的行为特征。针对工作场所职业人群焦虑的测量和评估，主要通过量表法进行。本章节仅罗列目前主流通用量表，其他更具有针对性的量表，如Liebowitz社交焦虑量表、考试焦虑量表、外语焦虑量表等，读者可按兴趣查阅相关文章。

1. **汉密尔顿焦虑量表**(Hamilton anxiety scale，HAMA) Hamilton于1959年编制。最早是精神科临床中常用的量表之一，包括14个项目，用以评定焦虑症状的严重程度。HAMA已成为我国精神科临床和科研领域对焦虑症状进行评定所应用的最为广泛的他评量表。HAMA包括两个子量表，即精神焦虑和躯体焦虑量表。HAMA应由经过训练的2名评定员进行联合检查，一般采用交谈和观察的方法，待检查结束后，2名评估人员独立评分。HAMA所有项目采用0～4分的5级评分法。HAMA总分能较好地反映焦虑症状的严重程度。总分可以用来评价焦虑和抑郁障碍患者焦虑症状的严重程度和对各种药物、心理干预效果的评估。按照我国量表协作组提供的资料：总分≥29分，可能为严重焦虑；21～28分，肯定有明显焦虑；14～20分，肯定有焦虑；7～13分，可能有焦虑；小于7分，没有焦虑症状。HAMA显示出良好的信效度，但由于量表条目与HAMD有较多重复，因而在结果解释时难以明确区分抑郁和焦虑。

2. **焦虑自评量表**(self-rating anxiety scale，SAS) 由W.K.Zung于1971年编制。从量表结构的形式到具体评定方法，都与抑郁自评量表(SDS)十分相似，用于评定患者焦虑的主观感受及其在治疗中的变化。SAS适用于具有焦虑症状的成年人。SAS标准差的分界值为50分，其中50～59分为轻度焦虑，60～69分为中度焦虑，69分以上为重度焦虑。

3. **医院焦虑抑郁量表焦虑分表**(hospital anxiety and depression scale for anxiety，HADS-A) 医院焦虑抑郁量表由Zigmond与Snaith于1983年创制。主要应用于综合医院患者中焦虑和抑郁情绪的筛查，职业人群中的应用主要集中在罹患职业相关疾病的患者中。HADS共14个项目，其中7个项目评定焦虑。得分越高，焦虑症状越严重。

4. **抑郁焦虑压力量表焦虑分表**(depression anxiety stress scale，DASS-21) DASS-21包括3个分量表，共21个题项，分别考察个体对抑郁、焦虑以及压力等负性情绪体验程度。采用0～3分4点式评分，0为不符合，3为最符合或总是符合，每个分量表的7项得分之和乘以2为该分量表得分，得分范围为0～42分，分数越高说明抑郁、焦虑或压力程度越严重。焦虑分量表得分0～7分为正常，8～9分为轻度焦虑，10～14分为中度焦虑，15～19分为重度焦虑，≥20分为非常严重焦虑。

(王 超)

参考文献

1. Derogatis LR，Lipman RS，Rickels K，et al. The Hopkins Symptom Checklist(HSCL)：A self-report symptom inventory. Systems Research and Behavioral Science，1974，19(1)：1-15.
2. 王征宇. 症状自评量表(SCL-90). 上海精神医学，1984，(2)：68-70.
3. 金华，吴文源，张明园. 中国正常人SCL-90评定结果初步分析. 中国神经精神疾病杂志，1986，12(5)：260-263.
4. Goldberg DP. The detection of psychiatric illness by questionnaire. Oxford：Oxford University Press，1972.
5. 肖世富，毕华. 一般健康问卷的信度和效度研究. 上海精神医学，1993，(3)：185-187.
6. Spitzer RL，Kroenke K，Williams JW. Validation and utility of a self-report version of PRIME-MD：The PHQ Primary Care Study. JAMA，1999，282(18)：1737-1744
7. Kroenke K，Spitzer RL，Williams JW. The PHQ-9：validity of a brief depression severity measure. Journal of General Internal Medicine，2001，16(9)：606-613.

8. WHO. Wellbeing measures in primary health care the Depcare project. WHO Regional Office for Europe：Copenhagen，1998.
9. Topp CW，Søren D，Susan S，et al. The WHO-5 well-being index：a systematic review of the literature. Psychotherapy and Psychosomatics，2015，84（3）：167-176.
10. World Health Organization. Measuring quality of life. The World Health Organization quality of life instruments. WHO Geneva. 1997. WHOQOL：https://www.who.int/mental_health/ publications/whoqol/en/.
11. 郝元涛，方积乾. 世界卫生组织生存质量测定量表中文版介绍及其使用说明. 中国组织工程研究，2000，4（8）：1127-1129.
12. Lam T，Ong S，Wong C. Mental health and work stress in office workers in Hong Kong. Journal of Occupational Medicine Official Publication of the Industrial Medical Association，1985，27（3）：199-205.
13. Osipow. Occupational stress inventory - Revised Edition（OSI-R）. 5th ed. Odessa：Psychological Assessment Resource Inc.，1989.
14. 李健，兰亚佳，王治明，等. 职业紧张量表（OSI-R）信度与效度验证. 中华劳动卫生职业病杂志，2001，19（3）：190-193.
15. Karasek R，Brisson C，Kawakami N，et al. The job content questionnaire（JCQ）：an instrument for internationally comparative assessments of psychosocial job characteristics. Journal of Occupational Health Psychology，1998，3（4）：322-355.
16. Spielberger CD. Job Stress Survey. Corsini Encyclopedia of Psychology. John Wiley & Sons，Inc.，2010.
17. 连玉龙，刘继文，张晨，等. 工作紧张测量量表（JSS）信度和结构效度分析. 中国职业医学，2008，35（5）：364-367.
18. Hurrell JJ，Mclaney MA. Exposure to job stress-a new psychometric instrument. Scandinavian Journal of Work Environment & Health，1988，14（4）：27-28.
19. 余善法，马良庆，周连城，等. 一般工作紧张问卷中文译本的信度和效度. 中华行为医学与脑科学杂志，1998，1：24-26.
20. Cohen S，Kamarck T，Mermelstein R. A global measure of perceived stress. J Health Soc Behav，1983，24（4）：385-396.
21. 杨廷忠，黄汉腾. 社会转型中城市居民心理压力的流行病学研究. 中华流行病学杂志，2003，24（9）：760-764.
22. Schaufeli，WB，Enzmann D. The burnout companion to study and practice：A critical analysis. London：Taylor & Francis，1998.
23. Maslach C，Jackson SE. The measurement of experienced burnout. Journal of Organizational Behavior，1981，2（2）：99-113.

24. Schaufeli, WB, Leiter, MP, Maslach, C, et al. MBI-general survey. Palo Alto, CA: Consulting Psychologists Press, 1996.

25. 李超平，时勘. 分配公平与程序公平对工作倦怠的影响. 心理学报，2003，35(5)：677-684.

26. 戴俊明. 职业紧张评估方法与早期健康效应. 上海：复旦大学出版社，2008.

27. Pines A, Aronson E, Kafry D. Burnout: From tedium to personal growth. New York: Free Press, 1981.

28. 李永鑫. 工作倦怠及其测量. 心理科学，2003，26(3)：556-557.

29. Demerouti E, Bakker AB, et al. The convergent validity of two burnout instruments. European Journal of Psychological Assessment, 2003, 19(1): 12-23.

30. Shirom A. Job-related burnout: a review. In Handbook of occupational health psychology. Edited by: Quick C, Tetrick LE. Washington, DC; 2003: 245-265.

31. 余善法. 职业紧张评价与控制. 北京：人民卫生出版社，2018.

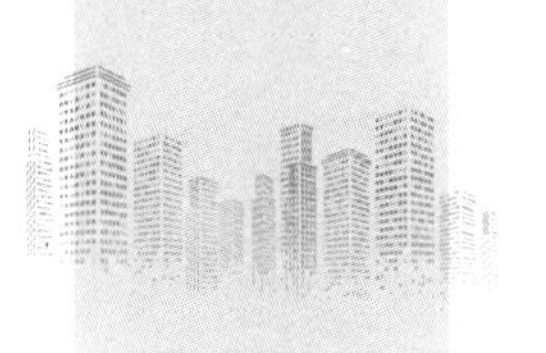

第五章 员工援助计划与工作场所心理健康促进

第一节 概 述

员工援助计划(employee assistance program,EAP)又称员工帮助计划、员工心理援助计划(employee psychological assistance program,EPAP),是指企业为员工设置的一套系统的、长期的福利与支持项目。通过专业人员对组织的诊断、建议和对员工及其直系亲属提供专业指导、培训和咨询,旨在帮助解决员工及其家庭成员的各种心理和行为问题,提高员工在企业中的工作绩效。最早起源于20世纪20～30年代,美国为了解决员工的酗酒问题,建立了职业酒精依赖项目(occupational alcoholism program,OAP)-员工帮助计划的雏形。20世纪六七十年代,美国社会酗酒、吸毒、滥用药物等问题日益严重,家庭暴力、离婚、精神抑郁越来越影响员工工作表现,EAP得以快速发展。近几十年来其内容逐渐扩展到职业紧张、心理健康、灾难事件、职业生涯困扰、健康生活方式、法律纠纷、理财问题、减肥和饮食紊乱等,用于全方位帮助员工解决个人问题,提高工作绩效及幸福指数。

作为工作场所心理健康促进过程中具体的实施项目,EAP主要着力于通过多途径方法帮助员工解决个人及家庭的各种问题,对员工进行心理援建,使其更加快乐和更有效地工作,提升员工的心理健康状态,得到心理繁荣,从而提升组织的绩效,有效提高企业生产效能。员工心理援助计划的实施对工作场所健康促进工作具有良好的推动作用。

在瞬息万变的时代,不论是企业还是员工都面临着复杂的社会与经济环境,包括世界经济形势与贸易冲突、持续深化的改革、生产的重任、技术变革、机构重组、住房负担以及人口老龄化等问题。员工帮助计划这一项目的实施已经不仅仅是员工自身的需求,更是很多迅速变革中的企业、行业对于完善自身发展与适应快速变化的要求,是组织稳定发展的保障。据美国一份资料称,EAP每投入1美元,企业便会节省成本5～16美元。EAP不仅可以提升全体员工的幸福感,培育积极的心智模式,解决部分员工的心理困扰,还可以通过建立健全利于员工心理健康的管理制度、内部队伍和工作环境，促进心理与管理的融合，助力用人单位的可持续发展，有效提高企业生产效能。

在中国，EAP 起源于 20 世纪 90 年代。其雏形是当时盛行的心理健康相关培训，比如北京师范大学的张西超教授等在三星等公司受邀进行的相关心理培训。完整的 EAP 项目诞生于 21 世纪初，以 2001 年联想集团邀请北京师范大学专家主持的 EAP 项目为标志。此后，中国的 EAP 迎来了快速的发展。国家发展银行、中国移动、北京热电、大亚湾核电站、湘潭钢铁等大中型企业先后实施了 EAP 项目服务。2004 年国内首个由政府买单的 EAP 项目在上海徐汇区政府开展实施，开辟了 EAP 项目在中国公务人员的行政服务的道路，拓宽了 EAP 在中国内地的服务领域。2009 年，国际 EAP 协会中国分会成立，是中国 EAP 发展历史上的一个重要的里程碑，有力地促进了中国 EAP 事业朝着国际化、规范化、产业化的方向迈进。EAP 自从引入中国以来，国内学者的积极探索研究以及 EAP 项目实践经验日臻丰富，为员工援助计划在中国的发展与完善提供了长足的动力支撑。中国首家 EAP 专业服务机构——易普斯咨询，于 2001 年成立于北京；EAP 年会也从 2003 年开始每年召开。

由于中国和西方在经济社会背景、历史文化、民族性格、生活方式、对心理问题和隐私问题的认识上存在较大差异，所以中国用人单位在导入员工心理援助计划时，不能完全参照和模仿美国的模式，而要根据中国社会文化背景，针对中国用人单位的特点进行本土化，创建员工心理援助计划的中国特色与本土化实施标准，让员工心理援助计划项目与理念真正适应中国用人单位的需求，形成新的服务模式，为用人单位发展、员工满意作出更大的贡献。而员工心理援助计划在中国国企、民企以及机关事业单位的运用更体现了的本土化的必要性，包括如何与党群部门、工会以及人力资源部门的功能与职责的对接，在本部门的原有工作内容基础上，提炼员工心理援助计划对于员工层面、管理者层面以及用人单位层面的帮助，并且充分考虑中国国人的认知、观念以及理念等方面的特征。

第二节　项 目 设 计

在开展 EAP 之初，应进行完整的项目设计，并通过 EAP 机构与企业的充分沟通，确保项目设计可完美实施。一般项目设计包括需求评估、确定提供服务的设置模式、资源整合、建立内部工作组、政策声明、宣传推广、制订服务方案等。

一、需求评估

需求评估的目的是对员工心理问题上的困扰程度进行合理的评估，从而

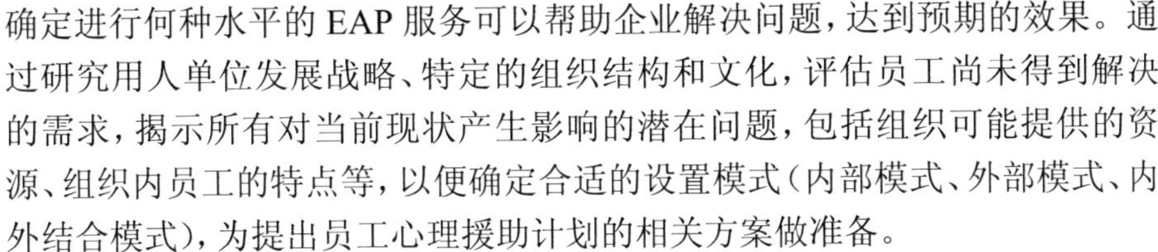

确定进行何种水平的 EAP 服务可以帮助企业解决问题，达到预期的效果。通过研究用人单位发展战略、特定的组织结构和文化，评估员工尚未得到解决的需求，揭示所有对当前现状产生影响的潜在问题，包括组织可能提供的资源、组织内员工的特点等，以便确定合适的设置模式（内部模式、外部模式、内外结合模式），为提出员工心理援助计划的相关方案做准备。

（一）评估方法

可以采用现场观察、个人深度访谈、问卷调查和团体焦点访谈等形式，需要根据用人单位实际情况综合运用不同的评估方法。

（二）评估内容

1. **组织层面的评估**　组织层面包含用人单位整体以及内部的不同部门及团队层面。组织层面的评估既可以利用用人单位现有的资源以最佳状态完成预定的计划，以配合员工的需要开展员工心理援助计划，又可以通过评估用人单位内部的需要，设定专门解决自身问题的目标。通常应收集（但不局限于）用人单位基本信息、机构目标和文化、管理模式、政策制度、工作形式、出勤记录、人员变动、工伤事故、工作绩效等的评估。

组织层面评估需要重视对管理者的评估。在很多时候，管理者容易忽视员工心理健康状况对绩效的影响，会发现员工的一些问题，但很难有意识地把这些出现的问题与相关的原因联系起来进行分析。他们常常需要花费 80% 的时间和精力来应付 20% 员工问题。这种情况下，应该进行匿名调查。这种调查能够发现各种各样与员工绩效相关的问题，包括与该企业中不同级别的管理者进行保密的、结构化的深入访谈。这种质性访谈方法常常需要在外界或第三方咨询顾问的帮助下进行，以确保隐秘性以及能够对一些敏感问题进行充分交流，获得最真实的信息。

2. **员工层面的评估**　应评估员工自身的心理特点、工作及生活环境的影响等，以满足其生存、个人发展、家庭生活平衡等方面的需要。此外，还需评估员工改善工作环境和自身健康及对用人单位的需求。员工层面的评估应注意不同阶段员工主要需求的变化，结合员工的人口学资料以及个体生理、心理特点加以考虑，着力于解决影响工作绩效的心理和行为问题，提高员工心理健康状况。

进行有效的员工调查是了解员工心理困扰的类型与程度最关键的信息。这些信息较敏感，有些内容涉及员工隐私，要想对这些信息进行有效、可靠的测量，常常需要借助第三方力量的帮助，并通过专业的测评人员与结构化、机密的访谈相结合，来获得真实的信息。整个员工个体需求评估过程需要注意保密原则。

对企业真实状况进行需求评估有许多途径，很多评估是相互重叠、不需要重复进行的。如果对组织层面的相关信息数据统计进行分析与观察，能够足以对企业现状进行有效评估，就没有必要耗费大量人力、物力与财力来考察工作环境中的每一个元素；如果通过随机抽样对员工进行评估以及深度访谈获得了足够饱和的信息，就没有必要对所有员工进行调查和访谈。

二、确定服务模式

EAP 服务模式（service mode）是指员工心理援助计划的执行模式，根据服务提供者来源进行分类。

（一）服务模式种类

1. **内部服务模式**　内部服务模式（internal mode）是指依靠用人单位内部力量开展项目。要求在用人单位内部设立专门的员工心理援助计划执行部门，项目管理人员、培训师等专家都是本单位的全职员工。由内部人员负责项目的设计、管理、推进，直接帮助员工解决问题；同时和相关心理咨询机构、社工服务机构、精神科医院、康复医院、律师事务所等外部资源保持联系，以便需要时进行外部转介。内部模式的优点是对组织内部更加了解，方案针对性强；资源调度更便利。其缺点是方案有一定局限性，员工易产生顾虑影响服务使用。因此，内部模式应重点注意保持客观、公正、中立的态度和立场，并注意保密原则。

2. **外部服务模式**　外部服务模式（external mode）是指用人单位寻求外部力量开展项目，依靠具有调研、培训、咨询、顾问等专业能力的机构提供全部或大部分员工心理援助计划服务，或者直接聘请兼职咨询师开展服务，用人单位内部只需安排相关部门或人员与第三方服务机构或个人对接。外部模式优点是方案更加客观、中立、专业；可保证服务的保密性和安全性。其缺点是费用较高，对组织需要一定的时间进行了解和熟悉。因此，外部模式应广泛深入地了解企业的规章制度、员工机构等内部信息，做到主动、细致和可持续发展。

3. **联合服务模式**　联合服务模式（combined mode）又称内外结合服务模式，是指内部服务模式和外部服务模式的混合，即用人单位内部既设有员工心理援助计划执行机构或专员，同时又外包部分服务项目。内部人员开展的工作主要为项目管理、宣传推广、现场干预等，同时由第三方机构作为其他必要服务的补充，后者的职责多为个体咨询、危机干预、外部转介等。组合模式既能保证工作人员的专业性、员工的信任度，同时也有组织内部人员可以协助推进整体项目，并对质量进行监督，关键是各自职责需要明确，各司其职，共同实施。

（二）服务获取途径

1. **基本要求** 服务获取渠道需便捷、安全、高效。根据用人单位不同类型、规模及人员特点等，采取现场咨询、网络预约、电话预约等形式满足员工的特定需求。服务获取途径应保证所有部门及员工获取服务的机会均等。

2. **外部服务模式特殊要求** 使用外部服务模式提供员工心理援助计划的用人单位，宜确定至少一名联络人与第三方机构联系。

员工心理援助计划联络人负责对项目实施进行配合与质量控制，包括数据分析评估，确定用人单位中有关项目培训和教育的需求，安排服务时间等。应对员工心理援助计划的联络职能进行明确界定，不得打探员工隐私及其寻求帮助的具体内容。

三、资源整合

（一）整合内部资源

员工心理援助计划应在与用人单位各职能部门有效沟通后实施，与机构内部的各项活动充分结合，保证项目有效开展。

宜与人力资源、工会、党政等部门在保护员工身心健康、提高工作绩效方面的角色和职责进行明确界定和区分，保持员工心理援助计划的中立性。

所有员工心理援助计划执行人员应了解用人单位的发展目标、相关政策、环境和文化。

（二）整合外部资源

应有效收集相关外部机构的准确信息，评估可及性和服务质量，并保持紧密联系，以保证员工获得及时和适当的医疗服务。

掌握员工心理援助计划相关法律法规和学术动态，以积极的态度应对新问题，适应员工及其家属和用人单位的需要，提供高质量的服务。

四、建立内部工作组

为确保项目得到整个用人单位的理解、接受和支持，用人单位应建立工作组和咨询程序，协助推进EAP实施，满足有关部门及人员的问询需要。

在用人单位建立内部工作组协助推进员工心理援助计划的实施，明确咨询及相关活动程序，满足所有部门及员工的问询需要，确保项目被理解、接受和获得支持。

（一）工作组组成

工作组成员应包括（但不限于）用人单位的管理者、主要职能部门负责人、一线员工代表以及志愿者。基于我国的国情，建议充分发挥企业党政工团组织健全、政工人力资源丰富的优势，组建以党委书记、专兼职宣传干事、基层党支部书记、工会主席、工会小组长等为主体的EAP工作团队，为EAP工作顺利开展夯实基础。人员组成应兼顾员工群体的性别、民族和文化多样性。

（二）工作组职能

工作组成员应能够了解员工心理援助计划的目的和运作，有效地将信息传递给其他同事。工作组应能够对项目的利用方式、发展与推广、保密规定等内容提供意见和建议。工作组应倡导资源有效分配和充分利用，促进员工心理援助计划目标的达成。

五、政策声明

接受EAP的用人单位应签订书面EAP政策声明协议，明确定义EAP与用人单位的关系及其作用，解释该项目的来源及保密性，并说明该项目具体服务范围及法律法规限制内容。

（一）目的

书面政策声明的意图是确保用人单位中了解EAP及其应用的一致性，并明确其作用和功能。政策声明应单独列出，不应与操作程序或合同协议混淆。由于具体操作程序可能需要调整以应对新兴的需求，故他们不应该纳入同一个政策文件。

（二）内容

EAP方案实施之前必须制定一个政策声明，用以清楚地传达实施理由和EAP服务领域。政策声明必须至少包含以下概念：

1. 用人单位认识到心理和身体健康的员工是一种无形资产，提供适当的EAP服务有利于提升劳动能效和管理。

2. 酒精和其他药物滥用、情绪、婚姻、家庭和其他相关问题可能会影响工作表现、健康以及生活质量。这些问题是用人单位在影响业绩、生产力或安全时的合理关切。

3. 员工可以自愿寻求或通过转介到获得EAP援助。工作稳定性不会因寻求或使用EAP服务而受到影响。但使用EAP的员工应遵守用人单位的工作绩效要求。

4. 所有EAP客户记录将被保密，不会向用人单位任何部门提供，包括人力资源部门。法律和政策为基础的保密范围必须清楚界定。

该政策必须划定EAP相关的角色、责任和权利，EAP政策必须与任何其他相关的用人单位政策相衔接，如纪律处分、工人补偿等。

六、宣传推广

员工心理援助计划的宣传推广可以起到服务和工具的双重功效，通过一系列的宣传推广活动，普及员工心理援助计划相关知识，强调一级预防和自我保健，鼓励员工及其家庭成员和用人单位管理者了解并使用员工心理援助计划。

（一）宣传推广内容

1. **项目初始阶段** 主要传达员工心理援助计划的概念、服务内容及周期、执行程序及员工如何获得项目服务、如何监督项目执行、服务质量及保密承诺等。

2. **正常运行阶段** 主要传达主题知识及新活动的预告等，根据员工需求调查，经优先排序，按不同时间段设置不同主题，告知服务相关信息，如培训内容、时间、场次等，调动员工参与意识；还可利用各种传播媒介收集各种建议和信息。

3. **项目收尾阶段** 主要传达项目评估对用人单位和个人的意义，配合评估的方法，展示总结报告等。

4. **在组织变革时** 宣传推广内容要配合其变革时期的心理建设主题，以维护员工在组织变动时的稳定状态。

（二）宣传推广形式

使用多种传播媒介进行宣传推广，包括（但不限于）印刷品、网络、专题讲座培训、各种工作会议等，促进项目开展、提高知晓度并提升服务质量。

1. **专题培训开启员工心门** 从员工最关心、最安全、最迫切需要解决的话题切入，注重员工服务体验，逐步获得员工的信任。项目启动初期可以围绕开启幸福人生主题，通过“恋爱与婚姻”“职业与健康”“投资与理财”“育儿与青春期教育”等专题培训，让员工初步了解和认识EAP，逐渐改变他们心目中对EAP项目的偏见。

2. **广泛宣传赢得员工信任** 通过多种形式，广泛宣传EAP的内容和获取方式等相关知识和信息，提高EAP利用率。①制作EAP宣传手册、海报、钥匙挂、冰箱贴、茶杯、杯垫、鼠标垫、抽纸盒等易得性产品，使心理咨询的免费电话更加易于获取。②通过公司OA、官网和APP客户端等传播平台，使EAP项目被更多的员工知晓。③制作相关微信客户端，将项目动态和相关心理健康的知识及时分享。

七、制订服务方案

（一）制订计划

计划主要包括项目总目标及分目标、开展员工心理援助计划的步骤与要求、起止时间、预算和保障、评价标准、计划的变动程序等。应明确界定项目进行过程中各方的权力与责任。

计划中的每一项具体活动都应明确能力相匹配的责任人及保障措施，确保落实到位。还可包括一些外延信息，如广泛和持续的教育、促进、培训、鼓励所有部门的员工使用员工心理援助计划的策略等。

（二）适时调整

为提高EAP的普及性，满足员工多样性的需求，EAP应对新兴需求保持敏感，积极识别和应对，并可以适时增加与员工需求及核心技术相契合的新的服务项目，提供一些额外外延服务。

当考虑加入任何新的服务，必须首先确定该项目不会损害核心EAP的功能、目标和愿景。确定任何新的服务项目与用人单位管理规定及愿景相一致。保持关注，并对可能影响用人单位的外部事件和情况作出适当的反应。如果用人单位的某些分支机构远离总部，则需要根据其特殊性制订相应的实施计划。

（三）质量控制

在实施过程中，EAP质量控制相当重要。EAP应对咨询的接受度和反应进行监测与随访，应针对员工随访及案例管理制定服务规范；EAP必须与客户和外部资源保持适当的接触，让其治疗计划的目标得到支持；EAP的促进活动，必须根据组织和员工的独特特点设计和提供宣传工作；必须对组织的问题迅速作出反应，并协助解决问题，帮助处理陷入困境的员工，并坚持公平、一致的干预策略；EAP咨询师用书面形式制订客户个性化计划，共同商定短期解决问题方法的目标和时间限制；EAP必须建立24小时全方位的危机干预体系，提供一个对紧急情况及时应答的服务系统，并提供合格的服务体系和危机处理的专业人员；当EAP专业人员认为应该转介，而且转介适合客户的情况，必须使用动机咨询和支持，鼓励客户到该机构接受咨询或治疗，转介后应与员工和外部机构保持适当的联系，了解进展和转归，并提供力所能及的支持；EAP应将监测及随访活动记录在案等。总之，EAP应从项目设计到服务内容的每一步，做好质量控制，确保达到预期效果。

（四）档案管理

EAP应定期进行客户档案审核，以确保所提供的服务内容和结果记录充分，并建立档案检索索引。档案的所有权宜通过政策或合同清楚地划定，防止被非法滥用，或者引起其他争端。

档案保存期限应满足法律法规和用人单位政策要求的最低时间期。档案的存储、传输和销毁应依据保密的原则进行处理。档案应保存在安全的位置，只有授权的专业人员才能获取。客户档案和存储客户档案的房间应上锁，电子档案应被储存在一个非联网的设有密码访问的计算机上，并与其他项目记录分开存储；员工帮助计划应尽一切努力保证邮件、传真或其他电子通信技术所发送的信息的机密性。所有通讯应包含披露声明的限制。

第三节 服 务 内 容

EAP 服务内容较丰富，可根据用人单位的需求，确定具体提供服务的内容，通常包括咨询、培训、心理健康调查及测试、危机干预、转介等内容。

一、咨询

（一）基本概念

咨询是 EAP 的核心技术之一，包括针对组织的咨询、针对员工主管与工会人员的咨询、针对员工及其家属的咨询。EAP 不仅可协作解决个体困扰，同时要成为组织的有效管理工具。其中，心理咨询是 EAP 咨询中重要内容。心理咨询（counseling）是指在良好的咨访关系基础上，由具有专业资质并经过专业训练的心理师运用咨询心理学的相关理论和技术，对存在心理问题的员工及家属进行帮助的过程，以消除或缓解其存在的心理问题，促进其个体的良好适应和协调发展。

（二）咨询分类

1. **按咨询形式分类** 包括团体心理咨询和个体心理咨询。

（1）团体心理咨询：针对企业员工所面临的各类心理困扰，将有相似问题的人员组织起来，提供团体心理咨询、团体心理治疗等心理服务，如针对职业倦怠的、人际关系问题的、恋爱婚姻问题的团体心理辅导，针对失眠问题员工的团体心理治疗，孕妇的心理保健团体咨询、幼儿智力开发团体辅导等。

（2）个体心理咨询：由资深心理咨询专家和心理咨询师针对员工所面临的各类心理困扰，提供个体心理咨询服务，帮助来访者增强心理应对能力、增进心理健康水平、改善工作效能、提升生活品质。

通常个体心理咨询方式包括：一对一面询（可至企业内部或来机构）、电话咨询、网络咨询等多种形式。根据企业需求，EAP 可开通 24 小时热线电话：真正意义上的 7×24 小时的咨询热线，由 EAP 第三方服务机构的心理咨询师值班，接听热线，以方便快捷的方式随时满足员工的咨询需求，以便及时有效地帮助员工解决心理困扰，提升心理品质。

2. **按咨询对象分类** 包括组织咨询、管理层咨询、个人咨询。

（1）针对组织的咨询：随着经济全球化进程的加速和现代信息技术的突飞猛进，企业必须持续创新变革，才能适应瞬息万变的时代。而变革，会导致员工本能的阻抗，产生惊讶、否定、怀疑、愤怒等负面情绪，阻碍甚至破坏组织的发展。

应重点关注以下组织问题：①企业升级转型，导致人员流动。②当企业重组时，不同文化的整合、不同业务领域和合作方的差异等，会为企业融合带来困惑。③剧烈市场竞争，组织追求营业额和利润给员工带来的职业紧张。④随着不断新增综合实力较强的年轻员工，给老员工造成的焦虑和职业危机。⑤外派人员两地分居、子女教育和照顾老人等问题。

因此，当用人单位的发展、政策和一些重大事件可能影响员工身心健康时，EAP 应有积极制定应对方案，并在其专业能力范围内为组织提供咨询服务，应对变革的挑战，包括但并不限于人力资源、并购、裁员以及外派等服务需求，如加强组织压力管理、解决组织冲突，改善组织管理水平，帮助其预防员工心理问题的发生，改进和完善管理效能。EAP 在针对组织的咨询时，需要预先了解组织的策略、文化、规章制度、组织结构、人员基本信息，做好应对预案，使咨询有的放矢。

（2）针对管理层的咨询：管理层是 EAP 服务的重要客户，EAP 能否成功实施，管理者起到了至关重要的作用。管理者比一般员工面临更大的压力，EAP 服务可以帮助其除解决自身存在的个人问题外，还可得到关于管理方面的咨询，如对绩效产生影响的员工管理策略、在应对灾难、危机事件时管理者的处理技巧，如何识别需要进行 EAP 转介的员工等。管理者往往过多关注员工绩效，而忽视了其影响因素，可以对管理者进行结构化的深度访谈，挖掘深层原因，有针对性地提供建议。

管理层常见的咨询问题包括：人力资源管理、人事劳动管理、行为风险管理、反暴力及歧视管理、心理异常人群的识别和转介等。

3. **针对个人的咨询**　员工心理援助计划的个人咨询对象为用人单位员工及合同约定范围内的亲属。不同于专业机构的心理咨询，员工心理援助计划咨询应能够在约定咨询次数内有效帮助员工增加独立处理问题的能力。

咨询的形式包括咨询室面谈、电话、网络咨询、临时现场咨询等，根据需要灵活运用。咨询应该有相应资质的专业人员进行，并建立相应的咨询督导机制。

个人咨询包括收集资料、分析资料、综合评估、诊断、鉴别诊断、咨询方案的制订和实施等程序。咨询过程的资料需要以咨询记录的形式进行保存。

评估识别员工身心方面的具体问题和需求，包括对其精神状态的考量、员工自我陈述的问题与可能造成的风险，以及突发事件的应对。通过员工自我陈述的问题，以及对自身和他人造成的风险水平评估员工身心方面的具体问题和需求，在进行员工咨询时，需要了解相关背景资料，包括：健康相关问题，相关家族史，成瘾性物质滥用史，过去的相关事件，包括为解决问题所做的尝试，对其他日常活动的影响，对工作安全与绩效的影响，还包括其基本人际关系：工作中与同事的关系（包括上下级关系），家庭关系状态等，便于综合分析，给出合理化建议，确保所制定的解决方案要有针对性，解决方式在强调个性化的同时要保证服务的可及性。

一般个体咨询常见的问题包括：职业紧张、人际关系、工作 / 生活平衡；情绪问题如焦虑、抑郁、恐惧症、自信心缺乏；恋爱婚姻问题如择偶观偏差、网恋困扰、婚姻维系能力缺乏、婚外情的诱惑等；亲子教育问题如期望过高、方法不当、不当管教等；家庭问题如父母关系、婆媳关系、与原生家庭的关系等；职业生涯发展问题如离职、跳槽、升职和外派等；成瘾以及其他问题包括网络成瘾、物质依赖如吸毒、吸烟、酗酒等以及自残甚至自杀等。

二、培训

EAP 围绕心理健康促进，结合需求评估，为企业提供心理健康促进系列主题培训，每次讲座或活动的时间为 2～3 小时（可以根据企业的需求做相关调整）。针对不同人群，提供多年实践中总结出来的适合企业需求的各类专项培训，培训前需要了解企业和员工的需求，根据企业文化、组织结构、人员组成和特点、用工性质等，必要时进行辅助调查表、心理健康状况测评、质性访谈等，“对症下药”，开展有针对性的培训。培训结束后要进行效果评估，并做好过程痕迹档案保存。

（一）针对管理者的培训

针对管理层、部门主管等进行定期的、有计划的持续培训，帮助管理者了解员工心理援助计划，熟悉评估员工绩效的一般方法，掌握促进员工接受项目服务的技术和程序，EAP 转介技巧，达到使员工心理援助计划成为有效管理工具的目的。

通常针对管理者系列培训包括：① EAP 在组织管理中的运用；②心理学在人力资源管理中应用；③心理学在思想政治工作中的应用；④价值观与员工绩效；⑤领导与领导力；⑥危机管理；⑦沟通中的有效引领；⑧自我认识：个人愿景、使命、价值观；⑨班组团队建设等。

一般应主要围绕管理及 EAP 相关知识两个角度开展培训。首先，管理者可能自身存在着诸如领导力缺乏、管理经营不足、沟通技巧欠缺、目标设定标准不统一等问题，EAP 可以帮助这样的管理者，针对他们进专门的管理技巧、领导力以及个人成长的培训，对他们提出一些实用的建议；另外，需要培训管理者充分认识 EAP 相关信息，让他们知道员工身心健康对工作绩效的影响以及如何管理被问题困扰的员工，使他们关注员工工作的同时也同样关注对员工的人性化管理。学会识别员工的求助需求，熟悉 EAP 的保密性原则，了解在员工重返工作岗位与人事规章等方面相关的监管要求，协助解决 EAP 实施过程中的障碍，做 EAP 实施的保障者和践行者。员工心理援助计划应对培训进行评估并将相关资料存档。

（二）针对员工的培训

针对员工的培训包括介绍员工心理援助计划设置的主要目的与服务内容，项目获取方式和实施情况，定期、循序渐进的主题讲座，了解员工群体实际需求及增进互动，增加员工心理援助计划与服务对象之间的互动。

随着员工对 EAP 项目的认识越来越深刻，可针对员工开展系列培训，通常包括压力/情绪管理系列、职场提升系列、婚恋家庭系列等。

1. **压力/情绪管理系列** 包括：①挑战不合理认知；②压力源及问题解决；③如何与压力和平共处；④压力舒缓技巧；⑤如何提高情商；⑥如何做情绪的主人；⑦工作与生活平衡技能；⑧积极心理学在生活中的运用等。

2. **职场提升系列** 包括：①扣好职场人生第一粒扣子；②组织承诺与心理契约；③职场沟通技巧；④职场人际关系；⑤职场冲突管理；⑥如何拒绝职场暴力和性骚扰；⑦拒绝平庸：打造职业化心态；⑧快乐工作：发挥潜能；⑨务实的职业生涯规划等。

3. **婚恋家庭系列** 包括：①从了解到理解；②从相爱到相处；③在婚恋中成长；④亲密关系中相处之道；⑤幼儿教育关键点；⑥学龄少年儿童教育；⑦青春期亲子教育；⑧如何与对方原生家庭相处；⑨婆媳关系和谐关键技能；⑩家庭理财 ABC 等。

无论是针对管理者培训还是针对员工的培训，一定要结合企业文化、工作结构特点、领导愿景及员工需求开展。把握培训时机，如生产绩效下降、员工人际冲突频繁、出现员工抑郁自杀等危机事件、企业转型并购等。并在每次培训后选择适当时机安排驻场咨询，驻场咨询的时间和地点严格遵守保密原则，保护员工的隐私。也可以通过职工之家、党团活动室等为平台，设立 EAP 服务点，采取员工情绪“晴雨表”、心理微故事等寓教于乐的方式，增强EAP的互动性、启发性和趣味性，引领员工调节心情、释放压力，帮助员工保持健康心态。

在每一次培训结束后，应该做一个整体的效果评估，有利于总结 EAP 培训服务，也有利于下一个项目的开展。可通过无记名问卷或访谈的方式，请参加培训者对本次培训的内容、接受程度、具体帮助作用以及授课老师的培训技巧、表达能力、对知识的掌握熟练程度等给予评价。对评价结果进行记录、分析、反馈，并结合 EAP 服务使用季度报告呈现给服务的企业，并存入 EAP 服务档案。

三、心理健康调查及测试

（一）目的和意义

心理健康调查和测试是 EAP 提供的重要服务内容，可以在 EAP 开展初期、中期及阶段结束时进行，以便了解员工的心理健康状况，制订有针对性的EAP实施计划，并评估EAP干预效果。EAP应组织心理健康调查，由专业人员采用专业的心理健康评估方法，评估员工心理生活质量现状，及其导致问题产生的原因，系统、完善的企业员工职业心理健康模型，对员工心理健康状况、组织态度、思想状况、幸福感、性格倾向、人格、沟通模式、职业倾向等进行调查，精准、全面地反映员工整体心理状态，给予专业、具体的可行性组织管理建议，帮助管理者了解员工心理现状及思想状况，为管理决策提供依据。以便发现内在问题，探索影响因素，制订个性化方案，科学效果评估。

（二）调查和测试种类

心理测验作为心理测量的工具，种类繁多，据统计，仅以英语发表的相关测验就已达5 000余种。有不少测验因应用广泛，经过一再修订，并为许多国家译制使用。通常与EAP相关的心理调查和测试包括职业心理测验、智力测验及人格测验三大类。

1. **职业心理测验** 偏重测量个人的特殊潜在能力，多为升学、职业指导、职业规划以及一些特殊工种人员的筛选所用。常用的如音乐、绘画、机械技巧、协调能力、组织能力以及文书才能测验。职业心理测试入职前主要涉及的相关心理有心理风险筛查，人格障碍、职业兴趣、职业胜任力、职业价值观、职业人格心理健康、反应方式等，为员工寻找更匹配的工作岗位，预防、应对员工的情绪和行为风险，精准识别潜在风险，建立有效的心理风险管理机制；入职后涉及的职业心理有职业适应、职业认同、职业压力、职业倦怠、职业自我效能感和职业幸福感等。管理者可针对性地对风险进行控制，降低可能的员工心理风险对公司有形、无形中带来的损失，提升企业管理效能。通过查询调查进度、获取数据分析报告，洞察员工存在的风险因素，从风险应对转变为风险预防，使风险管理更具针对性、更加高效。

2. **人格测验** 主要用于测量性格、气质、兴趣、态度、情绪、动机、信念等方面的个性心理特征，如明尼苏达多相人格测验（Minnesota multiphasic personality inventory，MMPI）、卡特尔16种人格因素问卷（Cattell 16 personality factors questionnaire，16PF）、艾森克人格问卷（Eysenck personality questionnaire，EPQ），罗夏测验（Rorschach test）等。

3. **智力测验** 测量人的一般智力水平，如比内-西蒙（Binet-Simon）智力测验、韦克斯勒（Wechsler）儿童和成人智力量表、斯坦福-比内（Stanford-Binet）智力量表等。

EAP可结合客户的实际情况量身定制个性化调查问卷，采用APP、PC端、微信全面云端体验等先进快捷的调查形式，测试员工的心理压力、心理健康状况等。

（三）调查及测试的注意事项

1. **保持客观态度**　对于心理健康调查和测验，应该给予客观的态度，杜绝两个极端。既不能认为测验完美无缺，将测验分数绝对化，认为“一测万能”；也不能认为测验是主观感受，质疑其科学性，或片面认为心理健康是自己的隐私，与单位无关，而坚决反对。

2. **控制使用**　专业的心理测试并非所有的人都可以接触和使用，测验的使用者必须是经过专业训练和具备一定资格的专业人员，以避免滥用和误用。同时，专业的心理测验在心理咨询和治疗过程中，并不是必不可少的环节，如果通过观察法及深入交流，对其问题已形成明确的结论，就可放弃不必要的心理测验。此外，要纠正一些错误观念，如心理测验＝智力测验＝智商（IQ）＝遗传决定论。所有心理测量和调查，均基于保护员工心理健康的角度，切勿将调查结果作为对员工雇用或解聘的“帮凶”，伤害员工的切身利益。

3. **测验的保密和隐私保护**　一方面，对于心理健康测试来说，需要被测者不清楚测验结果的判断标准才能客观真实地反映其状况，如果预先泄露测验内容，可能会使测验失效，出现偏移。另一方面，需要注意对测试者个人隐私的保护。在测验工作中，不可避免会涉及敏感问题和个人隐私问题，如人际交往、家庭关系、内心冲突、私人生活等，心理测验工作者应按照保密原则，对测验中获得的个人信息严格保密，并由有资格的专业人员妥为保管，除非出现“保密例外”的情形，才能告之有关方面。此外，如果针对整体员工进行的调查问卷，给企业的报告只能分析整体状况及趋势，不宜将员工个人调查结果实名告知企业。

四、危机干预

危机包括突发事件及人所处的紧急状态，通常具有意外性、破坏性、紧迫性及聚焦性。企业心理危机包括员工突发性灾难事件、大规模裁员、并购中的文化冲突、暴力事件、自然灾害、群体职业中毒、传染病暴发等群体危机，以及员工个体的自杀事件、亲人的丧失、重大疾病、创伤性的灾难事件、家庭暴力、婚姻或情感破裂等。

员工个体对危机的心理反应通常经历四个不同的阶段：冲击期、防御期、解决期、成长期。心理危机的主要表现：躯体表现、情绪反应、认知失调、行为改变。一般危机反应会维持4～8周。危机有自限性，急性期常在6周左右。如不能及时缓解，将会导致当事人情感、认知和行为等心理方面的功能失调。

心理危机干预可在组织和员工遭遇危机时提供专业的心理咨询支持和心理辅导帮助。面对紧急事件，可在第一时间拨打服务机构开通的24小时心理危机干预专线，由咨询师来到企业参与危机事件的处理，帮助当事人解决心理危机。

（一）危机干预的主要内容

EAP 尝试开展特色项目，促进组织与员工健康成长，为公司提供的危机干预服务可以包含以下内容。

1. **危机前干预** 成立危机干预组织机构，分清职能，分工明确，各司其职；宣传紧急联系人和联系方式；提供心理培训，提高员工应对危机的技能和心理素质；进行心理测评，从源头对危机进行控制。

2. **危机中干预** 快速判断创伤事件是否直接影响员工的情绪、实施立即的危机干预以及准备重要意外事件的任务报告。制订计划，全盘考虑；实施干预，提供帮助；跟进咨询，消除障碍。保证当班时联络通畅，在接到报告后，尽量一个小时内赶到现场，对当事人给予专业心理咨询帮助，有效地处理当事人的各种心理问题。当同组成员遇到专业难题时，有责任提供帮助，共同讨论解决方案。在干预开始时，应运用心理咨询的专业倾听技术，即以同情、真诚、尊重、接纳、中立和关心的态度进行倾听、观察、理解和作出反应。

3. **危机后干预** 跟踪进展，提供长时间追踪式心理服务。强化学习应对技巧，使员工获得成长；总结经验，不断改进。

（二）危机干预的步骤

通常危机干预包括六个步骤，常称“六步法”，依次是：确定问题、保证求助者安全、给予支持、提出可变通的应对方式、制订计划和得到承诺。

1. **确定问题** 确定和理解求助者存在的问题。危机干预工作者应该应用倾听技术（同情、理解、真诚、接纳以及尊重）；确定求助者存在的问题。

2. **保证求助者安全** 在危机干预过程中，危机干预工作者要将保证求助者安全作为首要目标。就是说，对自我和他人的生理和心理危险性降低到最小。

3. **给予支持** 强调与求助者沟通与交流，让求助者知道，危机干预工作者是能够给予关心帮助的人。不要去评价求助者的经历与感受，而是应该提供这样一种机会，让求助者相信“这里有一个人确实很关心我！”

4. **提出并验证可变通的应对方式** 因为多数情况下，求助者处于思维不灵活的状态，不能恰当地判断什么是最佳的选择，有些求助者甚至认为无路可走了。危机干预工作者有效的工作能让求助者认识到，有许多可以变通的应对方式可供选择。客观地评价各种可以变通的应对方式，就能够给感到绝望和走投无路的求助者以极大的支持。

应该从多种不同途径思考变通的方式：①环境支持。这是提供帮助的最佳资源，求助者知道有哪些人现在或过去能关心自己。②应付机制，即求助者可以用来战胜目前危机的行动、行为或环境资源。③积极的、建设性的思维方式，可改变自己对问题的看法并减轻应激与焦虑水平。但只需与求助者讨论其中的几种。因为处于危机之中的求助者不需要太多的选择，他们需要的是能现实处理其境遇的适当选择。

5. **制订计划**　危机干预工作者要与求助者共同制订行动步骤来矫正其情绪的失衡状态。计划应该包括：①确定有另外的个人、组织团体和有关机构能够提供及时的支持；②供应付机制——求助者现在能够采用的、积极的应付机制。确定求助者能够理解和把握的行动步骤。

根据求助者的应付能力，计划应注重切实可行帮助求助者解决问题，可以包括求助者与危机干预工作者的共同配合——如使用放松技术。

计划的制订应该与求助者合作，让其感到这是他自己的计划，这一点很重要。制订计划的关键在于让求助者感到没有剥夺他们的权力、独立性和自尊。这些求助者往往过分地关注于自己的危机而忽略自己的能力。在计划制订过程中的主要问题是求助者的控制性和自主性，让求助者将计划付诸实施的目的是恢复他们的自制能力和保证他们不依赖于支持者，如危机干预工作者。

6. **得到承诺**　控制性和自主性问题也存在于得到恰当的承诺这一过程中。如果制订计划完成得较好的话，则得到承诺这一步就比较容易。多数情况下，得到承诺比较简单，让求助者复述一下计划："现在我们已经商讨了你的计划，请跟我讲一下你将采取哪些行动，以保证你不会大发脾气，失去理智，避免危机的升级。"危机干预工作者要明确，在实施计划时是否达成同意合作的协议。

在结束危机干预前，危机干预工作者应该从求助者那里得到诚实、直接和适当的承诺。

（三）危机干预中的沟通技术

在危机干预中，沟通技术尤其重要。如果身陷危机中的人与外界没有沟通的话，就无法评估危机及其影响。危机干预依赖于信息交换能力和危机管理者依据收集的信息制定有效行动方针的能力。危机干预还需要收集危机现场以外的数据，包括科学及专业知识、以前的经验和危机前的预防。所有这些信息应尽可能迅速而又准确地收集到手。危机干预者需要消除信息过滤和失实，训练自己和员工以下方面的能力：保持镇静，用清楚明了的语言沟通，核对传递的信息的准确程序和理解。在危机干预中信息发送接收的速度和准确性关系到反应的成败。

（四）注意事项

1. **整合多方力量**　危机干预是个系统工程，需要 EAP 专业机构和企业通力合作，与人力资源管理人员、党政部门、工会组织、社工人员等建立全方位的危机干预服务体系，并提供合格的危机处理专业人员响应程序，防患于未然。应确保关键事件响应服务的及时性和可及性。应事先通过咨询和培训，协助建立危机干预小组（团队），掌握危机事件干预的流程和技术。员工心理援助计划应该是用人单位整体应急响应的组成部分。

2. **自杀干预注意点** 不要对当事人责备或简单说教；不要与其讨论自杀的是非对错；不要把自杀行为说成是光荣、浪漫、勇敢或神秘的行为，防止他人盲目仿效；不要被求助者所告诉你的危机已过去的话所误导；不要忘记跟踪观察。

3. **避免谣言的困扰** EAP应当明白危机形势能使人紧张，感到恐惧和忧虑，如果他们的恐惧或疑惑得不到消除，就会产生谣言。危机干预应当采取以下措施最大限度地减少谣言的影响：保证沟通系统公开、通过正式和非正式渠道播发详细而明确的信息、留意公司内部的传言并及时更正，最大限度及时降低谣言的传播及影响。

五、转介

转介（referral）是指咨询师或相关部门发现本人或本部门的服务能力不能满足求询者或就诊者的需要时，将其介绍/转诊到其他项目/部门或外部机构。

（一）转介的界定

一旦判断求助者属于心理异常患者，或咨询内容超过咨询师的胜任力时，应进入转介程序。存在心理问题的员工及家属是否属于员工帮助计划中的心理咨询工作范围，必须掌握判断正常与异常的心理活动的如下“三原则”：

1. **主观世界和客观世界统一性原则** 即是否出现了幻觉（如幻听、幻视等）或妄想。观察在日常生活中，言语表达、行为动作是否与他所处生活环境、身份地位等相符合，心理活动是否与自然环境有明显的差异与不协调。但是要注意他是否受到不同寻常的刺激，若是如此，要帮助他冲淡这种刺激的影响，恢复正常。

2. **精神活动内在协调一致性原则** 即知、情、意要协调一致，面对高兴的事悲伤就是不一致的表现。观察其是否能清楚地了解自己的心理状况，适时适度地调节和控制自己的心理活动，并作出相应的正确反应。他的思维智力水平、认知、记忆能力是否在正常范围之内，是否能稳定地控制自己的情绪，适度地作出情感方面的反应，使各个心理过程达到协调。

3. **个性的相对稳定性原则** 即没有外界重大变革的时候，是否性格大变，是否行为混乱。看性格是否在短期内必生较大的变化，让人难以接受。如果是特定的因素所造成的，如突然失去亲人等，但经过一些时间的调整，可以自行恢复，或变得更加成熟，这属于正常的心理行为。

出现违背以上任一原则的情况，皆不属于员工帮助计划心理咨询工作范围，必须进行相应转介。

（二）转介注意事项

转介并非仅给求助者再推荐一个咨询师或其他机构，而必须持慎重的态度，防止对求助者造成伤害和负面影响。当咨询师判定求助者需要转介到外部机构进行长期心理治疗时，应提供激励性的咨询和支持，介绍相应资源，列出多个机构名称，供员工作出选择。必要时可邀请外部专家参与问题评估和转介，对转介后的求助者进行追踪和跟进评估。①应当事先征求求助者的意见并说明理由　在说明理由时，要尊重求助者，并考虑其接受程度，不可过于简单直率。不能带有歧视或侮辱性言语，不能过于夸大其心理异常程度，以免给求助者造成更大的心理压力，甚至可能带来不良的暗示，加重异常程度。一般可说："考虑到咨询效果，另外一位更有经验的咨询师或另一家专业机构能够更好地向你提供帮助，我可以为将你介绍过去，你愿意吗？"充分的沟通和解释，是转介的必修课。②应该介绍新的咨询师基本信息　向求助者介绍新咨询师及专业机构的基本情况，尤其是其专业特长。让求助者觉得这是对他本人负责，从而容易接受咨询师的意见，而不致感到自己被不负责任地推给别人，自尊心和自信心都受到伤害，对咨询和咨询机构产生误解，并对新接手的咨询师和机构产生抵触和怀疑。③适当介绍求助者的基本情况　在转介时可向新的咨询师或专业机构详细地介绍求助者的情况，提供自己的分析和看法，但不宜泄露求助者出于对自己的信任而提供的隐私，否则就是对求助者不尊重。

（三）跟进及持续支持

持续而稳定的跟进是 EAP 对于转介员工的负责态度。必要时原咨询师可以与新咨询师交流，包括咨询情况，这属于职业的交流，但一般不得干预新咨询师的具体咨询活动。转介后不宜与求助者对新咨询师的方法、为人等评头论足，更不能指责，以免损害新咨询师的形象，影响新咨询关系的建立，进而影响咨询效果。

对于需要接受心理治疗的员工，EAP 的跟进，了解员工的服药、治疗情况，协助及时消除员工对于药物副作用的担心、误解，增加员工治疗的依从性，保证治疗效果。但不得参与其用药、治疗方面的具体事项。

对于转介员工，EAP 应适当回应组织对员工的关切，进行一定程度的信息披露，借此反馈评估员工的风险和改善意愿、状态，进而为对该员工的后续管理提供依据。如果需要持续跟进支持，EAP 会按照与组织约定的方式和频率来进行反馈是否跟进，跟进几次的信息，直至个案关闭。

六、外派员工支持

由于外派人员远离单位主体及家庭，经常面临支持系统缺失、文化冲突等一系列的问题，包括心理问题、工作问题、家庭问题、身体问题、安全问题、法律与财务问题、文化问题、环境问题等，更容易产生心理困扰。针对外派员工可能遇到的问题，提供外派员工服务，提升员工适应外派工作生活环境能力，帮助员工建立多元化支持系统，传递组织关爱，稳定外派人员队伍，激发外派队伍活力。

针对外派人员的心理支持，通过包括外派前、外派中、外派后三个时段，提供不同的心理服务。

（一）外派前

提供适应性测评，分析员工心理素质是否能适应外派工作，并进行相应风险甄别，遴选出不适合外派的高危人群。对拟外派人员进行适应性培训，制定专项培训方案，提高其适应能力，并提供已外派的成功人员经验分享。必要时给予适应性辅导，如一对一个体心理调适辅导，分离前家庭模式调整辅导，消除其后顾之忧。

（二）外派中

对已外派员工，提供心理健康动态管控，包括定期心理测评，及时掌握员工动态，主动干预高风险员工；提供心理咨询服务，如 7×24 小时热线咨询、外派咨询热线，进行在线咨询；面询服务：当地机构面询，必要时定期驻场面询；增值服务：外派危机干预、分离期家庭支持服务。还需要提供外派培训服务，包括视频在线培训、派驻现场培训等，服务共性及个体心理需求，丰富员工生活，提供强劲的心理支持系统。

（三）外派后

员工外派结束后，重返用人单位主体，需要提供一系列职业辅导及心理辅导。职业辅导包括岗位重新适应、生涯发展规划、团队融合训练等；心理辅导包括心理调适、健康咨询以及家庭融合服务等，是外派员工迅速顺利回归。

第四节 项目评价

客观、科学的评估，有助于体现 EAP 价值，有助于项目推广，同时也是项目完整性的重要步骤之一。评价依赖于可测量的目标和数据收集机制，应在项目开展之初进行设计。按照评估计划每年至少进行一次评估，每两年审查和更新一次评估计划。

一、评价目的

员工心理援助计划的评价除了指导项目的实施和操作，还有助于用人单位通过测量指标判断项目的进展和有效性，从而明确是否需要对项目进行修改，确保总体目标得以实现。

有意义的评价EAP依赖于可测量的项目目标和数据收集机制。这些应该在项目开展之初就进行设计。除了指导EAP的实施和操作，可有助于用人单位通过测量指标判断项目的进展和有效性，从而明确是否需要对项目进行修改。应定期审查各目标的完成情况，以确保总体目标得以实现。定期收集和分析用于衡量项目有效性的数据，以评估每一个目标的进展情况。

二、评价内容

项目评价内容广泛，可包括服务的反馈如服务满意度、利用率、员工心理健康状况及组织文化的改变等。

（一）服务的反馈

1. **服务满意度** 利用电话访谈、问卷等形式，在每次服务后征求员工对EAP服务的便捷性、及时性、服务方式、服务效果和服务提供者的专业性等多方面的满意度，并收集对各项服务改进的意见。

2. **知晓率和使用率** 根据不同的服务种类，如咨询、培训，分别计算员工对服务知晓和使用程度。

该层面的评估描述了EAP的使用情况和相关反应，有助于发现和改善执行中的问题，提高效率。根据这个评估结果可以对EAP的有效性做初步判断。

（二）员工层面的改变

利用访谈和调查问卷等形式，对员工进行与项目初期需求评估基本一致的心理和行为调查测量，考察他们的心理健康、压力状况等指标，使用了EAP服务后个人在知识、技能、态度、行为、心理健康、心理成长等方面改变，并进行前后数据比较，检验员工心理援助计划对员工带来的变化。测量个人改变的结果有助于进一步分析EAP对组织的影响并最终计算出投资回报率。

（三）组织层面的改变

用访谈、调查问卷和现场观察法，对用人单位的气氛、团队效能和凝聚力、员工离职倾向、满意度和竞争力等进行评估，并与前期数据进行分析比较，检验员工心理援助计划对用人单位的影响。

EAP对组织运行的影响的考察分为两个方面：硬性指标和软性指标。硬性指标包括：生产率、销售额、产品质量、总产值、缺勤率、管理时间、员工赔偿、招聘及培训费用等；软性指标包括：人际冲突、沟通关系、员工士气、工作满意度、员工忠诚度、组织气氛等。

（四）经济效益分析

1. **成本-效益分析** 将员工心理援助计划的效果价值化，用收益来表示项目带来的结果变量的变化，反映用人单位的投资回报率。

2. 成本 - 效果分析　通过比较不同项目之间的效果和成本，以成本比率的形式，为决策者下一步选择最佳的项目提供重要依据。

企业管理者采用 EAP 的原因，无非是为了提高员工的工作效率，获得预期的利益回报。EAP 的投资是否达到了投资者的预期回报，是否得到了有效的反馈以及继续执行的必要性是否充分等，也是 EAP 实施效果反馈的一个重要方面。EAP 投资回报率分析指标是能让企业直接看到 EAP 带来的收益的一项指标，是对提供 EAP 服务的金钱、投入与改变带来的财政价值及收益进行分析和比较。

必要时可计算投资回报率（return on investment，ROI）。但是由于此项评估更为费时费力，在操作过程中比较复杂而且需要较高成本，且要求企业提供具体详细的业绩值，需要配合专业人员（EAP 专家、财务人员等）共同完成，很多企业不会对此项结果作出核算。EAP 的 ROI 分析有赖于前端评估结果的实效性，尤其是第二、第三层次的数据。综合个人改变和组织运行两个方面的数据，运用一定的方法分离出 EAP 之外的其他影响因素之后，可以计算出 EAP 的投资回报率。ROI 分析过程虽然在原理上易于理解，但由于难度大，如果使用企业不提出要求，一般不做投资回报率分析。

第五节　伦理道德和保密条款

EAP 在为组织、管理层、员工及其家属提供组织发展、职业心理健康、压力管理、婚姻家庭、工作与生活平衡等咨询或帮助过程中，不可避免会涉及组织人际关系、个人隐私，甚至部分商业机密，需要明确从业人员的职业伦理道德规范，强化自我监督、业内监督和社会监督，促进 EAP 行业向健康方向发展。遵守伦理规范有助于确保项目和专业人员以负责和专业的态度开展工作，并对其行为和后果承担责任，从而保护客户以及自身，实现职业、行业和社会的和谐健康发展。员工心理援助计划应保证所有执行人员已阅读、理解并同意遵守职业道德规范和伦理要求。

EAP 项目的成功和信度取决于参与各方对其的信任，EAP 应尊重他们的隐私，并会适当保护他们透露的信息。EAP 项目的保密条款应通过书面形式落实，能够反映相关法律、专业标准及伦理的要求，并清楚地说明保密的内容与范围。

按照《心理咨询师国家职业标准》（2005）规定，心理咨询师应遵守的专业守则为：热爱本职工作，鉴定为社会做奉献的信念，刻苦钻研专业知识，增强技能，提高自身素质，遵守国家法律法规，与求助者建立平等友好的咨询关系。

一、告知义务

参照《灾后心理危机干预与心理援助工作标准》（试行）内容，EAP 应该做到知情同意，应向服务对象说明专业服务的性质与作用，确保服务对象了解自己的权利，包括有权拒绝接受服务。当服务对象询问以下相关事项时，EAP 工作者应当告知：自己的专业资质、所获认证、工作经验以及专业工作理论取向；专业服务的作用；专业服务的目标；专业服务所采用的理论和技术；专业服务的过程和局限性；专业服务可能带来的好处和风险；心理测量与评估的意义，以及测验和结果报告的用途等。

二、伦理基本内容

（一）充分尊重

不因客户的民族、职业、用工性质、残疾、性别与性取向、年龄、宗教信仰、价值观等任何方面的因素而对其产生歧视，充分尊重和维护客户的权益。

（二）适时转介

明确了解自己的能力界限和专业职能界限，对于超越自己能力和职能范围的，应及时转介。转介过程中，不得与所推荐的专家或机构有金钱上的交易行为。

三、伦理基本原则

（一）双方受益原则

EAP 服务应兼顾组织利益和员工利益，组织利益是员工利益的根本基础，员工是 EAP 直接服务对象，保证其身心健康，是提高工作绩效的前提条件。

（二）自愿原则

用人单位及员工自愿提供和接受员工心理援助计划，员工寻求或使用相关服务不会影响工作稳定。

（三）保密原则

员工心理援助计划从业人员应有义务为客户的信息保密，并明确在应用时的限制。

员工心理援助计划客户的所有记录都应保密，不会被记录在用人单位档案或员工个人的人事档案中。咨询师的行为必须遵循现行规定，只有在符合保密例外的情况下，才能有限公开，并确保泄密控制在最小范围内。

四、保密条款

保密是 EAP 最重要的工作原则和行业规范之一，只有严格遵守这一职业操守，EAP才能得以生存和发展。根据《中华人民共和国精神卫生法(2018修正)》相关规定，心理咨询人员应当尊重接受咨询人员的隐私，并为其保守秘密。EAP保密条款应至少包括以下内容：

(一) 书面落实

应充分尊重客户的隐私，通过书面形式落实项目的保密条款，清楚地说明保密的内容与范围。

(二) 广泛宣传

通过项目推广活动或书面材料向客户解释员工心理援助计划的保密原则及保密例外。

(三) 知情同意

开展员工心理援助计划应获取服务对象的知情同意，并记录在客户的档案之中。

(四) 做好保护

员工心理援助计划项目办公室的选址和设计应考虑到保护客户隐私；只有在求助者同意的情况下才能对咨询过程进行录音、录像；在因专业需求进行案例讨论或采用案例进行教学、科研、写作等工作时，应隐去可能暴露求助者身份的有关信息。

五、保密例外

一旦发现求助者有危害自身和他人的情况，则属于保密例外，应采取必要的措施，防止意外事件发生(必要时应通知有关部门或家属)，但应将有关保密信息的暴露限制在最低范围之内。在一般情况下，如未获得员工授权，EAP绝不向组织或他人透漏任何有关员工接受EAP服务的内容和细节，但也有保密例外的情况。

(一) 获得授权

来访者同意将保密信息透露给他人。

(二) 严重自我伤害

存在或出现严重的自我伤害企图，经咨询师判定其自我伤害行为即将发生的可能性极大，且后果极其严重，可能对自身造成即刻伤害或死亡威胁的，则咨询师有义务和权力就此情况与来访者的亲属联系或通知其他有关组织以尽量避免不良后果的产生。

(三) 危及他人

当来访者存在或出现严重危害他人的强烈意图时，基于相关法律对此问题可能存在的制约，如虐待儿童、老人等，若咨询师判定此种行为即将发生的可能性极大，且后果极其严重，则咨询师可以通知与此危害相关者做好防护措施。所谓严重危害他人的行为一般指可能导致来访者因此负担刑事责任的行为。

（四）司法要求

机关要求心理咨询师提供保密信息，出现针对心理咨询师的伦理或法律诉讼。

（五）严重传染病

当求助者患有危及生命的传染性疾病时，可能危及他人及自身时，咨询师应该采取必要的措施。

（六）危机转介

在危机转介的某些情况中，EAP 与员工的保密协议将有可能被突破，EAP 将向组织透露一些信息，但具体披露的程度，以保护员工的生命安全放在首位，兼顾组织利益。

当遇到以上保密例外情况时，EAP 心理咨询师应将泄密程度控制在最小范围内。

此外，将咨询案例用于学术研究时，必须对原始案例资料进行必要的修改，严格隐去或改变有可能导致来访者身份泄露的相关内容和信息。

总之，EAP 是企业为员工提供的系统性、长期性的心理援助与精神福利项目，能够有效解决员工及家庭成员的心理和行为问题，改善组织氛围，提升凝聚力和团队工作绩效。EAP 是工作场所健康促进的有效手段，涉及与员工心理问题相关的组织和工作设计、企业文化、管理风格、员工发展等方面，可以给企业提高留职率、提升员工士气、改善组织气氛外，建立尊重员工价值、关心员工困境的文化；培养注重解决问题和个人发展的学习型文化；帮助企业更好地应对业务重组、并购、裁员等变革和危机；改善管理风格、沟通组织关系、谋划工作设计等，有效促进用人单位的可持续发展。要注重将 EAP 与企业文化、思想政治工作、安全生产工作深度融合，促进管理科学规范，提高发展质量效益，维护队伍和谐稳定。真正使 EAP 提升员工快乐指数，培养幸福员工，打造和谐幸福健康的企业，激发团队活力，提升管理效益，助推工作场所健康可持续发展。

（张巧耘）

参 考 文 献

1. 赵然. 员工帮助计划：EAP 咨询师手册（修订本）. 北京：科学出版社，2015.
2. 张西超. 员工帮助计划，第 2 版. 北京：中国人民大学出版社，2015.
3. Employee Assistance Professionals Association. EAPA Standards And Professional Guidelines For Employee Assistance Programs[EB/OL].（2010-01）[2019-11]. http://www.eapassn.org/

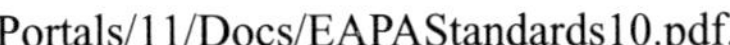

Portals/11/Docs/EAPAStandards10.pdf.
4. 张婕. EAP 国际动态与中国实践. 北京：世界图书出版公司北京公司，2013.
5. 张宏如. 中国情境下的员工帮助计划理论与实践. 北京：北京大学出版社，2015.
6. Richard M.A. 等，编. 王京生，宋国萍，赵然，译. 员工帮助计划：促进身心健康的方案. 第 4 版. 北京：中国轻工业出版社，2013.
7. 郭念锋. 心理咨询师（三级）. 北京：民族出版社，2012.
8. 李霞. 职业心理与测评. 北京：北京师范大学出版社，2018.

第六章

身体锻炼与工作场所心理健康促进

第一节 概　　述

躯体健康和心理健康是健康的两大核心要素，当今社会，焦虑、抑郁、应激反应不当、心境状态消极、生活满意度低下、幸福感缺乏、自我价值感薄弱、自我控制感弱化、社会适应不良等危及心理健康的问题日益增多，很大程度上影响了人们的工作绩效和生活质量。大量文献表明，身体锻炼除能促进生理健康外，一定程度上可以缓解紧张情绪，促进心理健康。

身体锻炼是以发展身体，增强体质，增进健康，充实精神和丰富文化生活为目的的身体活动，是更有规律、有目的、有计划的身体活动。身体锻炼的意义通常可以从生理方面和心理方面来看待：

生理方面，体育锻炼不但有利于人体骨骼、肌肉的生长，增强心肺功能，改善循环、呼吸、消化等多种系统的机体状况，还有利于人体的生长发育，增强抗病能力，提高机体的适应能力。通过消耗机体能量，促进机体新陈代谢，降低血脂、控制血压、控制血糖、有助于慢性躯体性和心理性疾病的治疗；通过坚持运动，消耗多余脂肪，达到改善身材的效果；通过锻炼提高机体的免疫力，预防疾病的侵扰；坚持体育锻炼还能改善神经系统的调节功能，提高神经系统对人体活动时错综复杂变化的判断能力、适应性，并及时作出协调、准确、迅速的反应；使人体适应内外环境的变化、保持机体活力，维持生命活动的正常进行。

心理方面，体育锻炼对人体紧张情绪具有一定的调节作用，能改善生理和心理状态，恢复体力和精力；坚持体育锻炼能增进身体健康，有助于安眠及消除压力，促进疲劳的身体得到积极的休息，使人可以精力充沛地投入到学习、工作中去；体育锻炼可以陶冶情操，保持健康的心态，充分发挥个体的积极性、主动性和创造性，从而提高自信心，使个性在融洽的氛围中获得健康、和谐的发展；体育锻炼中的机体项目与竞赛活动可以培养人团结、协作和集体主义精神。

身体锻炼与心理健康之间的关联早在半个多世纪之前就被学者们所注

意。身体锻炼的心理益处早在20世纪60年代就引起了体育运动心理学领域专家和学者们的重视。我国学者也在20世纪90年代开始针对锻炼心理进行相关的研究，着手实证相关理论的工作。相关研究在运动心理学领域掀起高潮。随着心理生理学的发展，人们逐渐意识到，人的生理健康和心理健康是交互影响的，健康的心理依靠于健康的身体，通过身体锻炼可以达到身心健康的作用。我国学者马建青提出了体育的心理保健的相关作用，主要表现在：①能提高人的活动能力，使人动作敏捷、准确和协调；②能使人感知觉敏锐，增强观察力，促进注意力，增进记忆力，提高思维的敏捷性和灵魂性；③能培养愉快、乐观的情绪，增强自信心、义务感、荣誉感、集体主义和爱国主义等情感，并能接收到美的熏陶以及有益于培养高尚的情操；④能培养顽强的意志，增加机智性和灵活性；⑤有利于造就开朗、团结、律己、勇敢、富有朝气、力求上进等优良性格。

目前，国内外对于身体锻炼尤其是对有氧代谢运动可以促进心理健康、产生心理益处方面的理论已经达成基本共识。适宜的身体锻炼不但有利于增强体质，促进身体健康，而且对心理具有积极的影响。美国学者 Cox 在总结前人的基础之上，提出了6项用以解释身体活动和/或身体锻炼产生心理益处的机制的基本假说。

一、认知行为假说

该假说的前提是身体活动或锻炼可诱发积极的思维和情感，从而对消极情绪有一定的抵抗作用。该理论认为，养成锻炼习惯的过程可以让人体验到成就感，可以提高自我效能感，从而有利于打破焦虑、抑郁等消极心境。

二、分散注意力假说

该假说认为身体活动或锻炼可以分散人们对焦虑和挫折的注意力，通过这样的注意力转移可以达到调节情绪的目的，从而有利于锻炼者的心理健康。虽然说身体活动、沉思或者安静休息都可以降低人的焦虑，但是经研究表明，长期身体锻炼对于减少消极情绪更为有效。

三、社会交互作用假说

该假说认为身心愉悦的体育活动或锻炼，不论是集体进行的还是单独进行的，都具有改善心理健康的作用。

四、心血管功能假说

该假说认为心境状态的改善与心血管功能的改善有关联性。但是正如很多心理学相关的问题一样，至于是“先有鸡还是先有蛋”这样的验证较少，缺少有效的理论支持。

五、内啡肽假说

该假说认为身体锻炼可以促进大脑分泌内啡肽，一种具有吗啡作用的化学物质，从而引起的欣快感可以较低抑郁、困惑、焦虑以及其他消极情绪的程度。

六、胺假说

胺是一种具有信号传导作用的神经递质。神经递质类化学物质分泌量的增加与心理健康状况的改善相关。有研究证实，抑郁的人胺分泌量较正常人减少。神经递质是在神经之间和神经与肌肉之间的传递信号，习惯性的体育锻炼有利于胺的分泌，从而证实长期体育锻炼有利于对抗抑郁等不良情绪，对心理健康起到促进作用。

虽然目前对于身体锻炼与心理健康之间关联并没有非常明确的生理学或者心理学的理论支撑，但是国内外众多的研究都从不同角度、人群、锻炼方式等证实了适宜的身体锻炼对促进身体健康有益处。

第二节　身体锻炼的心理益处

身体锻炼的心理益处是指身体锻炼对锻炼者的心理状态和心理特征造成的影响，按照心理益处的缘由、构成、稳定性和持续性可以分为短期心理益处和长期心理益处。身体锻炼的短期心理益处是指一次性身体锻炼对锻炼者的心理状态造成的短期的、相对不稳定的影响，主要表现为改善情绪等方面；身体锻炼的长期心理益处是指长期身体锻炼对锻炼者的心理状态和心理特征造成的长期的、相对稳定的影响，不仅体现在改善情绪方面，而且还体现在自我价值感增强、主观幸福感提升、积极影响认知、个性和社会适应等方面。

目前有关身体锻炼的心理益处相关的生理机制的研究大部分是针对一次性身体锻炼。一部分学者关注锻炼后体内神经递质和激素的变化，如一次性身体锻炼引起的多巴胺、5-羟色胺、内啡肽、肾上腺素和去甲肾上腺素等的波动。也有部分学者从身体锻炼对于认知功能的脑机制和神经机制的方向进行探索。

而关于身体锻炼的心理益处方面的心理学机制的研究，更倾向于从情绪、认知等角度解释。比如心境状态改善、情绪体验良好、注意力分散等；自我认知评价提高、心理控制感增强、社会交互作用增强、自尊提升、运动愉悦感增强、心理社会应激反应减弱等。

身体锻炼的心理益处很多，包括身体锻炼与应激反应、焦虑、抑郁、心境状态、流畅体验、自我效能感、身体自尊、主观幸福感、生活满意度、认知、个性、社会适应等。下面列举几个常见的身体锻炼的心理益处。

一、身体锻炼与焦虑

焦虑是一种情绪感受，指人由于不能达到目标或不能克服障碍的威胁，致使自尊心和自信心受挫或使失败感和内疚感增加而产生的一种紧张不安并带有恐惧的情绪状态。焦虑可以通过某些身体特征清楚地表现出来，如肌肉紧张、出汗、嘴唇干裂和眩晕等。焦虑可以分为状态焦虑和特质焦虑两种。状态焦虑是一种持续时间短、焦虑程度重的情绪状态；特质焦虑是一种自幼逐渐形成的人格特征，焦虑倾向明显且伴随终生。随着时代的发展，现代生活节奏的加快，生活压力的增加，焦虑广泛存在于我们的生活、工作中，“焦虑”已经成为现代人的标签。我们很容易就跟“焦虑”撞个正着，然而并不是所有的焦虑都是有害的，从心理健康角度上看，适度的焦虑可提高人的警觉水平，提高人对环境的适应能力和应对突发事件的能力；而过度的焦虑则会严重危害健康。

身体锻炼是否能够降低焦虑一直是身体锻炼心理益处研究的热点之一。Taylor 等人在 2000 年对 10 年来所发表的 61 项关于身体锻炼和焦虑关系的文献进行综述总结，证实不论是长期锻炼还是一次性锻炼都具有降低焦虑的益处，尤其是对于“焦虑或抑郁患者”效果更佳。Landers 和 Petruzzello 的研究也认为，无论是调查问卷的形式还是心理生理学测量结果都显示身体锻炼降低了状态焦虑和特质焦虑。我国学者在大学生人群里对此观点进行验证，得到的结果与之一致。

不同的锻炼方式都有降低焦虑的心理益处吗？国内外学者对乒乓球、羽毛球、健美操、有氧健身以及具有中国特色的传统运动，如太极拳、易筋经等进行了研究，均被证实有降低焦虑的效果，且中等强度的有氧运动最佳。而 Dunn 和 Trivedi 的研究发现，不同锻炼强度、频率和有氧或力量性身体活动之间对减少焦虑的作用并没有明显差异。

身体锻炼已被明确证实具有降低焦虑的心理益处，但是不能替代临床的心理治疗。而身体锻炼对于焦虑心理的影响以及变化规律、剂量反应关系等方面的研究仍然值得我们深究。

二、身体锻炼与抑郁

抑郁是指由于情绪低落和冷落等导致的由悲观和失望所构成的负性心理

状态，是影响工作、学习及生活能力的严重心理卫生问题。当抑郁症状发展到较为严重的程度，并且持续时间较长，发展为临床意义的抑郁症。抑郁症目前在国际上已成为发病第 4 的疾病，据估计到 2020 年时可能仅次于心脏病而成为位居第 2 位的疾病。抑郁是一种内心哀伤、悲观甚至绝望的负性情绪。抑郁是现代人常见的一种情绪障碍，抑郁情绪不但严重危害个体的身心健康，也给家庭以及社会造成严重的负担。

大量的文献资料和国内外研究成果显示，身体锻炼不仅有益于身体健康，对抑郁、焦虑等不良情绪有显著的调节作用，能产生良好的情绪益处，对有心理疾病的人有明显的益处。经常参加身体锻炼能够产生积极的情绪，从而减少消极情绪。Gallegos-Carrillo 等人设计了一个长达 6 年的跟踪调查，发现身体锻炼对墨西哥健康中老年人有抗抑郁作用；哈佛大学开展了一项关于情绪和血液循环的研究，发现身体锻炼对改善有抑郁病史女性的血管收缩症状有效，为身体锻炼的心理益处提供了生理学依据。国内的学者也发现，不同的锻炼项目、锻炼负荷与抗抑郁有关，并且通过对大学生心理水平的试验发现身体自尊是身体锻炼影响抑郁水平的中介变量。

在国外，身体锻炼已被公认为是一种心理治疗方法，用来治疗抑郁症等，成为传统抗抑郁治疗的替代治疗。Westen 和 Morrison 比较了锻炼和其他包括冥想、谈话、认知行为等疗法的抗抑郁作用，发现他们的作用等效。毛志雄等人在探究身体锻炼的抗抑郁效果的过程里有了惊奇地发现，身体锻炼可以降低抗抑郁疗法本身所引起的抑郁症状。

体育锻炼对于抑郁情绪缓解的积极作用主要体现在以下几个方面：①运动能够有效调节紧张情绪，使身体得到放松并缓解心理上的紧张压力，形成稳定的心理状态；②运动能促进个体自我意识的发展，改变原有的不正确的自我意识；③运动可以提高自我效能感，运动中不断获得的和积累的成就感及满足感，以及证明自己能力可以成为以后遇到困难时的自信心；④运动能提高意志水平，并对形成良好的个性心理品质也有极大的促进作用；⑤运动有利于建立完善的应对机制等。

在目前的大部分研究中，身体锻炼对于抑郁的心理效应还是针对抑郁情绪而言，而身体锻炼对于治疗双极性或精神性抑郁症是否有效并没有得到证实。身体锻炼作为抗抑郁疗法的一种辅助手段，其疗效的“剂量 - 反应”关系，以及抑郁状态变化的机制和规律性仍然是目前研究的盲点。

三、身体锻炼与应激反应

“心理应激”是当个体难以应对外界环境要求时产生的一种心身紧张状态。应激分急性应激和慢性应激。应激也有它的两面性，适度的应激反应有助于个体适应环境变化，过度的应激反应不但不利于对环境的适应，甚至还会通过影响机体的免疫及行为等方面而对人体造成危害。

早在 1957 年，Mieheal 等人的研究认为，经常性的身体锻炼有利于建立适应和对抗应激的自我保护机制。适当的身体锻炼可以降低应激，消除心理障碍，有利于身心健康的发展。国内外很多学者的研究都验证了这一结论。毛志雄等学者还对性别、年龄等调节作用进行了讨论，认为不同锻炼模式对于应激的心理益处受到性别和年龄的调节。当前的研究中提到的应激主要是慢性应激，而身体锻炼对于急性应激影响的相关研究相对较少，较多集中于灾后心理重建方面。

身体锻炼对于心理应激的影响绝大部分归功于内啡肽——“快乐因子”。运动过程中产生的内啡肽可以愉悦神经，带走烦恼和压力。肌肉运动越多，大脑越兴奋，情绪就会跟着高涨，从而缓解不良情绪。

身体锻炼可作为一种“缓冲器”，降低个体由于应激性生活事件所带来的紧张水平，提高个体身体和认知系统以及与消极情绪对抗的能力。身体锻炼作为一种积极的应对方式，可以降低和缓解心理应激反应，提高个体主观幸福感。

四、身体锻炼与心境状态

心境状态是一种微弱、弥散但持久的情绪状态，并不是关于某一件事的特定体验，而是由一定情景唤起的在一段时间内影响个体对所有事的态度体验。钱铭怡等学者把它形容成内心世界的背景，它影响着所有的心理事件并产生于心境状态相映的色调。心境状态可以分积极和消极，积极心境状态包括幸福感等正性情绪，消极心境状态包括疲劳、惊慌、愤怒、紧张、困惑、抑郁等负性情绪。

心境状态不良不仅影响个体的工作效率和生活质量，而且还危害身心健康，所以保持积极的心境状态非常重要。然而现实生活中，消极心境还是难以避免且容易久久不散的。

国外关于身体锻炼与 65 岁以下中老年心境状态分析中发现，长期身体锻炼的中老年人的积极心境明显增强，消极心境明显减弱；有研究将锻炼初始心境状态作为协变量，发现在 10 周的身体锻炼后，紧张、抑郁、精力和疲劳这 4 个维度上有明显改变。我国学者也分别在大学生、中老年锻炼者中进行了相关的研究，结果也均证实了身体锻炼对心境状态有积极作用。

在研究改善心境状态的运动处方时，学者们发现运动项目不同、身体锻炼的强度不同，所产生的心境益处也会不同，中强度身体锻炼对心境状态的积极影响显著优于小强度，太极拳等东方传统体育项目对心境状态的积极影响明显优于慢跑、健走等锻炼方式，尽管如此，也有学者的研究显示健美操、羽毛球、太极拳锻炼和中小强度身体锻炼在改善大学生心境方面没有差异。而Malekshahi等以47名女大学生作为被试者，以中强度和大强度的运动分别作为体育锻炼的内容，发现一次中等强度身体锻炼在提高活力、减少困惑和抑郁的同时也增加了疲劳和愤怒，而一次大强度的身体锻炼不仅增加了疲劳和愤怒，也减少了活力。

大量的研究都表明，适宜的身体锻炼有利于削弱消极心境，增强积极心境。而不同的运动项目和强度对于积极心境的影响不尽相同，不得不考虑到身体锻炼本身会引起的疲劳等消极心境。深入探究身体锻炼过程中的心境状态的变化对于验证身体锻炼可以削弱消极心境的机制，探讨达到最佳心境益处的身体锻炼方式和运动强度及时间等有利于我们更加有效、合理地利用身体锻炼来愉悦我们身心，达到心理和生理的平衡与健康。

五、身体锻炼与流畅体验

Jackson和Csikszentmihal提出身体活动的良好情绪体验一般存在于活动期间，是对身体活动的一种特殊而有价值的自我奖赏。身体活动的良好情绪体验主要包括流畅体验和高峰体验。流畅体验的核心元素是享受，它是一种最佳的高质量内在体验状态。身体处于流畅状态下，参与者表现出不惜代价地去从事该项活动，所从事的活动过程本身就是目的，参与者忘我地全身心投入到所从事的活动中，并从活动过程本身体验到乐趣和享受，且产生对该活动过程的控制感。

不同类型的活动中产生的流畅体验感存在差异性，目前认为体育运动是流畅体验的主要来源。有研究发现，在有音乐的工作环境中流畅体验出现更为频繁，有音乐欣赏的身体锻炼可以明显改善流畅感，并且该结论被国内外学者多次证实。另外，流畅体验还存在个体差异、性别差异、运动项目差异、训练年限差异、运动等级差异等。国内研究有发现，技能类项目运动员的流畅体验高于体能类项目运动员的流畅体验，男运动员比女运动员更易产生流畅体验，训练年限越长的运动员的流畅状态越明显，运动等级越高的运动员的流畅得分越高。

目前，由于对流畅体验概念的理解和界定的不一致，以及流畅状态量表不一致，也有少数研究的结果不一致的现象。但是身体锻炼可以产生流畅体验已经得到基本的共识。

六、身体锻炼与自我效能、身体自尊

自我效能是指个体对自己能否胜任某一任务的判断、把握和信念，是面临任务时所具有的胜任感及自信、自尊等方面的感受。它不仅关系到个人的行为表现，也对身心健康有着不可或缺的影响。国内外的专家学者从多角度探讨，不论是一次性或者长期身体锻炼，不论是青少年还是中老年锻炼者，均表明身体锻炼可以增加自我效能感。在大学生中，长期体育锻炼能增加社会自我效能感，这样的心理效能在集体锻炼的形式效果更加显著。

自尊包括学业自尊和非学业自尊，目前讨论比较多的身体自尊属于非学业自尊，反映个体对身体自我价值感和身体各方面的认识、评价及情感反应。自我观念是指个体在成长过程中逐渐形成的对自我的认识和理解。自尊、自我观念与心理健康密切相关。国外一项研究对 174 名老年锻炼者进行追踪观察，发现身体锻炼期间的身体自尊呈现上升趋势，停止锻炼后出现明显下降。国内外很多学者把眼光投向这一领域，分别在不同人群（中学生、大学生、老年人以及减肥者等）进行相关性研究。长期身体锻炼对锻炼者自尊起到积极影响，同时对锻炼者的自我观念、身体的自我价值感等产生影响。

自我效能感、身体自尊以及自我这些概念都是自我价值感的考量指标，并且难以分开，身体锻炼对自我效能、身体自尊以及自我等均有积极的作用。也可以说身体锻炼对自我价值感的提升具有积极效果。

七、身体锻炼与主观幸福感、生活满意度

主观幸福感主要指对生活质量所作出的整体评价。主观幸福感包括三个特征：①主观性：主观幸福感是个体的主观感受；②积极性：是积极情绪的主体感受；③整体性：是整个生活过程的总体评价。

主观幸福感包括生活满意度和情感体验两方面。主观幸福感的主体是生活满意度，是一种主观评价；而情感体验是建立在主观评价之上的，可以是积极情感，也可以是消极情感。主观幸福感是个体对整体生活比较满意的一种心理状态，一般积极的情感体验占优势地位。

随着物质文化生活的丰富，对美好生活的向往，人们对于幸福感的追求逐渐提高。国外一项设计 12 028 人年龄在 20～79 岁的大样本调查发现，利用闲暇时间进行慢跑锻炼的受试者生活满意度高，并且身体运动量与生活满意度呈正比。国内学者也对主观幸福感和生活满意度进行了多方面的研究，实验对象囊括了中学生、大学生、老年人等，皆证实身体锻炼可以提升主观幸福感，增加生活满意度。邓雷等人的研究探讨一次性身体锻炼对主观幸福感的影响并对其中起到影响作用的每一个因素进行分析，认为这些因素均能产生直接的正益处，并将变量代入假设模型，验证了人格特质的中介变量作用，更加科学有效地证实了身体锻炼，尤其是长期的锻炼可提升积极情感，提高生活满意度提升主观幸福感。

身体锻炼能产生短期情绪益处和长期心理益处，并且这里面的机制、方法、益处的影响因素、标准、观察指标等一系列的内容正有待国内外学者的进一步挖掘。科学利用好身体锻炼的心理益处，可以促进全面的健康，构建更加和谐与文明的社会环境。

八、身体锻炼与认知

认知是指人获得知识或应用知识的过程，以及信息加工的过程，包括知觉、感觉、记忆、想象、思维和语言等。认知是人的最基本的心理过程。

认知与人的生命过程一样，随着我们年龄的增长而呈现出发展、维持和衰退的变化特征。促进青少年认知的发展，延缓中老年认知的衰退是心理学领域的研究重点之一。锻炼心理学近些年开展了一系列的相关研究。Yaffe等人通过对 5 925 名 65 岁以上的老年女性进行的跟踪调查，结果显示步行锻炼可以有效防止老年女性锻炼者认知功能的下降，并且得出锻炼量与认知功能下降程度呈负相关的结论。国内的研究也发现了类似的规律，慢跑锻炼、长期自行车、游泳等对延缓老年锻炼者认知功能衰退有显著效果；长期的中等强度的身体锻炼可以促进大学生锻炼者视觉选择反应时、鉴别反应、左右手交叉敲击、视觉的注意分配测验、数字记忆广度测验成绩的提高，对小学生锻炼者的注意力广度的改善有明显的益处。

体育锻炼对认知的影响受到很多学者的关注，目前很多研究都已经证实了体育锻炼对认知的积极影响。经常参加体育锻炼有助于提高人们的记忆能力，可以缓解老年人认知功能的衰退，减少老年痴呆病情，而且对学生的记忆力有所改善和提高，从而起到提升学习效率，提高学习成绩的作用。

九、身体锻炼与个性

个性一般认为与人格是等同的意思。是指个体的整个心理面貌，是由个性倾向性和个性心理特征两个部分有机结合的统一整体。

个体个性的形成与发展和他自己的行为密不可分，针对身体锻炼对于锻炼者的人格形成和发展过程中所起的作用，很多学者就行了相关的研究。目前研究发现，长期的健美操运动可以激发大学生锻炼者的进取心，磨炼意志，塑造健康而向上的人格；有学者对青少年学生进行了体育教学干的预，发现体育锻炼可以明显提高青少年的自信；体育锻炼对学生社会适应性有明显的提高，主要表现在体育学校的学生的社会适应水平，尤其是心理控制感、心理弹性和人际适应方面显著高于非体育学校的普通学生。

长期身体锻炼可以通过激发进取心、磨炼意志、增强自信心和控制感从而对锻炼者的个性产生影响。

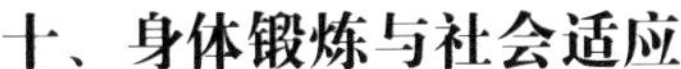

十、身体锻炼与社会适应

社会适应的概念根据不同学者的理解，各有千秋。社会适应被朱智贤等人界定为个体对现存的社会生活方式、道德规范和行为准则等接受的过程；张春兴将社会适应界定为个体不断地接受学习或修正各种社会行为类型和生活方式，用来使自己的行为符合社会标准与规范，进而使自己与社会环境维持一种和谐的关系。

社会适应不仅与个体的生存发展紧密相连，而且关系个体的身心健康。社会适应在成为心理健康的一个重要指标的同时也引起了锻炼心理学领域的高度重视。研究发现，长期的身体锻炼可以优化大学生锻炼者、中学生锻炼者、老年锻炼者的应对方式，增强大学生锻炼者、老年锻炼者的社会支持。

长期身体锻炼可以改善应对生活事件的方式、获得和提供更多的社会支持，锻炼者的社会适应产生积极影响。

第三节　有益身心健康的身体活动

身体锻炼的心理益处非常可观，身体运动水平在什么程度时可以对心理健康产生一定益处呢？

证据表明，身体锻炼的量与各种原因产生的死亡率在一定范围内呈反比关系。我们常说的体力活动的量包括体力活动的强度、频率和持续时间。从公共健康的角度来说，缺乏体力活动的人如果长期进行低强度身体锻炼，其患病率和死亡率可出现大幅度下降，有报告称每周 500～1 000kcal 的体力活动能量消耗可以使死亡率下降 20%～30%。

有益于身心健康的身体活动水平并没有一个标准性的结论，国内外也没有达成共识。前期研究发现：持续锻炼超过 20～30 分钟较为适宜；中强度比小强度的身体锻炼更容易产生情绪益处，并且会出现正性情绪体验与负性情绪体验共存的状态。

一、心理益处最佳时程

2010 年，彭传玉教授的团队率先以青少年为对象，对心理益处最佳时程进行了试探性的研究。该研究中以 30 分钟中等强度有氧运动为锻炼方式，以《青少年体育锻炼心理益处量表》《体力自我感知量表》以及生理相干与自主平衡系统为工具，以愉悦感体验、情绪状态、人际感知、身体价值、体力自我感知、心率、心率变异性为指标，以锻炼结束至恢复安静状态的时间为心理和生理指标的采集点进行试验。研究中发现，运动结束后 4 分钟至恢复到安静状态之间是实验中的心理益处最佳时程。这是目前仅有的一项关于身体锻炼的心理益处时段特征的研究，当然，实验设计还是存在一定缺陷，比如测量工具和指标欠缺精准性等，所以心理益处最佳时程以及过程中的生理学特征有待更加科学的研究。

二、身体锻炼的心理益处形成机制

有关身体锻炼的心理益处方面的生理学机制的研究较多，目前大部分学者都是以一次性身体锻炼引起的生理变化所致的心理变化，来解释身体锻炼的心理益处，比如一次性身体锻炼引起的多巴胺、5-羟色胺、内啡肽、肾上腺素以及去甲肾上腺素等神经递质和激素的变化可能是一次性身体锻炼的心理益处的生理机制。也有一部分研究是以身体锻炼影响认知功能的脑机制和神经机制作为主线来探讨身体锻炼的心理益处的生理机制，比如说身体锻炼引起的感知觉系统功能的保持和改善、脑循环功能和神经效能的保持和提高，以及前额叶功能的恢复等，可能是身体锻炼改善认知功能的生理机制。

相关的身体锻炼的心理益处的心理学机制的研究，目前主要从认知、情绪、注意力等角度来解释一次性和长期身体锻炼的心理益处，比如心境状态的改变、注意力分散、良好情绪的体验等均可能是一次性身体锻炼的心理益处的心理机制；而自我认知评价的增强、心理控制感增强、自尊提升、运动愉快感增强、社会交互作用增强、心理社会应激反应优化等可能是长期身体锻炼的心理益处的心理机制。

三、不同锻炼方式的心理益处差异

身体锻炼的方式多种多样，中国的养生术，西方的有氧锻炼方法各有千秋。不同身体锻炼方法各具特色，对心理健康和积极情绪的影响也迥然不同。

（一）乒乓球锻炼的心理益处

俞晓燕等人的研究认为乒乓球对幼儿的体能、素质的提高有重要作用，乒乓球运动对幼儿的灵活性、反应速度的训练有帮助，在训练或比赛过程中培养了不怕苦、不服输、顽强拼搏的精神，对今后的身心发展有帮助。

（二）有氧操锻炼的心理益处

白冰等人的研究团队对大学生进行了为期 15 周的有氧操训练，得到进行有氧操训练的大学生的自尊水平各方面有明显的提高，男生在试验后自尊的各因素明显高于女生。这项研究证实，有氧操锻炼可以提高大学生对自我身体的认识，提高价值感的自我评价，从而影响自尊水平，对促进健全人格，培养积极情绪，促进心理健康具有很好的效果。

一项对于女大学生中独生子女教授体育舞蹈后的压力水平分析的研究发现，体育舞蹈训练后的压力水平有所降低。可见，体育舞蹈对于缓解独生子女女大学生的压力具有很好的效果。

对于灾后心理建设中使用有氧操锻炼的干预试验也证实了有氧运动对于灾后学生的焦虑情绪有所缓解，有助于学生的心理恢复和增强面对灾难的决心和信心。

（三）太极拳锻炼的心理益处

太极拳是中国较为传统的运动之一，具有动作柔和、绵延、徐缓等特点。有研究表明，中老年人经常晨练太极拳可以减轻心理压力，对其心理应激能力有一定的提高，而结伴练习太极拳能够促进中老年人之间的相互交流，提高中老年人生活质量，有益于身体健康。

太极拳能够调节体内的平衡，对部分慢性疾病有很好的预防和治疗效果，可以缓解烦躁紧张的情绪，提高注意力。

长期有规律地进行太极拳锻炼不仅可以帮助缓解焦虑情绪，对治疗包括强迫症状、抑郁、敌意、恐慌、妄想等心理卫生问题有一定效果。

（四）羽毛球锻炼的心理益处

黄有为对长期参加羽毛球锻炼的中老年人进行调查研究，发现长期参加羽毛球锻炼对健康水平有益，并且有助于身体自尊的影响，进而能够提高积极情绪状态。

多项对大学生进行羽毛球运动的干预研究均发现，羽毛球锻炼对改善大学生抑郁有积极的作用。羽毛球运动作为对抗性的运动，有利于培养大学生顽强的意志品质和思维能力，提高注意力，减轻抑郁等消极情绪，对大学生的心理健康有积极的促进作用。

（五）篮球锻炼的心理益处

有研究表明，持续中等强度的锻炼比高强度的锻炼更有利于对心理压力的调节，对应对方式产生更为积极的影响效果。篮球运动对调节大学生心理压力和提高应对方式上有积极作用，适量的篮球锻炼可以缓解生活和学习上的压力，通过应对方式来提高生活质量。有研究把篮球锻炼和健美操作了对比，发现篮球运动对于调节压力方面效果更佳。

李浩浩在高中女生中研究不同体育项目的心理益处差异时发现，不同体育项目的锻炼对学生的焦虑、敌对和人际关系等心理障碍都有缓解的作用，而篮球锻炼作用更为突出。

体育锻炼应该选择适合自己的项目，运用科学有效的方式与方法激励和引导参与者，达到强身健体的效果，促进身心发展。

第四节　身体活动干预

说起身体活动干预不得不提到一个名词“运动处方”。运动处方出现在20世纪50年代初，由美国生理学家卡波维奇最先提出。运动处方的概念在不同学科、不同学者的界定不尽相同。卡波维奇认为运动处方是针对从事身体锻炼的健康个体或病患，依据相关的医学检查参数，按照其体力、心肺功能及健康状况，结合其生活环境、运动爱好、运动习惯等个体特征，以处方的形式规定所适宜的运动种类、负荷、时间以及频率等，并且要在处方中明确指出运动注意事项，以便有计划地坚持锻炼，从而达到健身或祛病的目的。从运动生理学角度看：运动处方是针对个体的身体状况的一种科学化、定量化的周期性锻炼计划；根据锻炼者相关的医学检查参数，按其健康状况、体力情况以及运动目的，用处方的形式规定适当的运动类型、强度、时间及频度，帮助锻炼者进行有计划的周期性运动。从锻炼心理学角度看：运动处方是以处方的形式制定的，以促进个体身心健康为目的，根据运动锻炼的原理和运动锻炼的原则，结合锻炼者的医学检查资料，按其健康、体力、心血管功能状况、生活环境条件、运动爱好、心理特质等个性特征而制定的安全有效的个体化的具体健身方案。

运动处方包括预防保健运动处方、临床治疗运动处方、健美运动处方以及竞技训练运动处方四种。运动处方是一种个性化的锻炼方案，是人们对运动促进健康的迫切需求而催生出来的。

美国运动医学学会1995年提出运动处方的FITTP要素：F（frequency，频率），运动经常化，每周能坚持至少三次且尽量隔日安排；I（intensity，强度），运动强度适度；T（time，时间），每次运动至少持续15～20分钟，理想的运动时间为45～60分钟；T（type，性质），根据锻炼者的运动偏好、体能状况，以及季节天气、场地器材情况选择适宜的运动项目；P（progression，进度），运动需循序渐进且适可而止。

2000年，中国体育科学学会编著的《体育科学词典》上阐述了运动处方的基本组成部分。运动处方由运动种类、运动强度、运动持续时间、运动频度、运动进度等五要素组成。部分学者也在他们的研究结果中谈到了他们对运动处方的分类理解。下面从锻炼目的、锻炼种类、锻炼强度、持续时间、锻炼频率、注意事项六点依次探讨。

一、运动目的与类型

根据个体的身体情况确定运动目标，运动目的具有主观性和客观性两面。主观性主要表现为以情绪为核心的主观意愿的需要，客观性主要是健康状况、

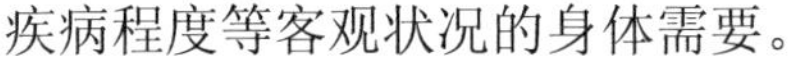

疾病程度等客观状况的身体需要。

运动类型需要根据运动目的来选择。一般如果以缓解负性情绪，改善心血管功能，防治心血管疾病、糖尿病等为运动目的的大众健身运动，一般多选择有氧代谢为主的长时间中等或低强度的运动，包括健步走、游泳、健美操等。而对于急性应激的，需要改善心理健康状况的，要根据心理创伤的类型和程度等进行选择，从而促使负性情绪的释放，激发面对困难的勇气。

二、运动负荷

运动负荷包括运动强度和持续时间。

1. **运动强度**　运动强度指运动时人体所承受的生理负荷量，对运动的效果和安全性产生直接影响。合适负荷的运动强度是将靶心率和主观运动强度(rating of perceived exertion，RPE)两种方法结合起来，即在合适的心率范围内进行运动，同时要在运动过程中结合 RPE 来控制负荷强度。健身运动强度的设定，应控制在有氧代谢运动范围内并考虑个人的年龄、性别、身心状况、运动能力等。一般选择中、小强度为主，以本人最大心率(220－年龄)的 60%～85%(中老年锻炼者 60%～75%)为适宜靶心率。主观运动强度测定中，要注意年龄差异、运动类型和熟练程度的差异，对于习惯于运动的个体可靠性较高，一般运动着的 RPE 在 12～15(中老年运动者在 11～13)为宜。中强度运动比小强度运动更能产生积极情绪益处，并且发现，在积极情绪状态时 RPE 大部分为 12～14。

2. **运动的持续时间**　运动的持续时间往往和运动强度成反比，运动强度越大，运动持续时间就会相应缩短，这也是为什么选择中、小强度运动的主要原因。并不是运动了就一定能产生积极心理益处的，运动持续时间应该存在一个下限，达到和超过这个下限才能产生积极的心理益处。虽然目前还没有一个确切的说法，规定每次锻炼的持续时间与心理益处之间的关联，但是运动时间至少持续 20～30 分钟似乎在很多研究中都有提到，并被行业内所认可。目前认为一次性自行控制的中、小强度运动和一次性固定强度的中等强度运动持续 30 分钟都是适宜的。

三、运动时段与频度

1. **运动时段**　运动时段是指在一天中进行运动的时段。这应结合人体的生物节律周期和日节律来合理安排。例如根据人体血流变学的生理节奏和运动中的变化特点对其的影响，心血管患者或中老年运动时段应避免在清晨，尤其是在冬天清晨 8 点以前。多数研究表明，下午 4～8 时更适合安排适量的运动，并且运动效果会更好。

2. 运动频度　运动频度是指每周运动的次数。应根据运动目的、每次运动的强度以及持续时间，结合锻炼者身心状态、膳食营养、身心恢复能力等来科学合理安排。一般人健身运动每周3～4次为宜。运动频度过低，运动连续性中断，产生的良性心理益处较差；运动频度过高，运动自身也会产生疲劳和应激，一次运动产生的良性心理益处可能还未出现即施以二次运动刺激，很容易因长期无法克服运动应激而产生心理疲倦甚至心理耗竭。所以运动的频度需要适宜，不能过多，也不能不足。

四、注意事项

（一）明确禁忌参加的运动项目

部分的运动处方中会明确规定不适合参加该运动项目的部分群体。比如中老年锻炼者或者有心血管疾病的患者不适合参加对抗性过强或者强度过大的运动，急性应激有心理创伤的受试者禁忌参加如篮球赛、足球赛等剧烈运动等。

（二）准备活动和整理放松活动必不可少

在做正式运动前应适当进行准备活动，如做一些伸展性的柔软体操和轻松的节律性运动，一方面让身体尽快进入准备状态，另一方面可以预防运动损伤。正式运动后，应安排适宜的整理放松运动，如做一些动作缓和、肌肉放松或静力拉伸运动等，不但可以松弛参与运动的肌肉和恢复体力，还有利于预防重力性休克的发生。

（三）设定运动强度的界限和必要的运动持续时间

运动处方中应明确设定运动强度的安全界限以及有效界限，以及产生良性心理益处的运动持续时间。运动是一把双刃剑，适宜的运动强度和运动持续时间可以产生良性的心理益处，有利于身心健康，而不适宜的运动强度和持续时间不但会对身体造成一定的伤害，还可能产生负性的心理益处，对心理健康造成危害。

（四）熟悉运动中自我观察的指征

运动处方中应明确列出运动中自我观察的指征并要求运动者熟悉，例如肌肉抽筋是停止运动的指征；胸闷、呼吸困难、肌肉酸软无力、动作迟缓、不协调是“极点”指征，如果出现“极点”指征，条件允许的情况下应适当降低运动强度、调整呼吸的深度和节奏并且坚持继续运动下去，而不是立刻终止运动。熟悉运动中自我观察的指征有利于运动中的自我保护，以及避免不必要的运动损失，更有利于运用科学的运动来促进心理健康。

（五）掌握必备的体育卫生知识

运动处方中应明确必备体育卫生知识，并要求运动者理解和掌握。例如

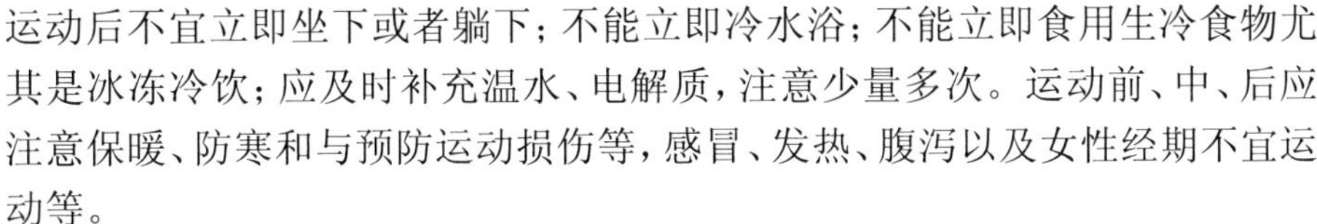

运动后不宜立即坐下或者躺下；不能立即冷水浴；不能立即食用生冷食物尤其是冰冻冷饮；应及时补充温水、电解质，注意少量多次。运动前、中、后应注意保暖、防寒和与预防运动损伤等，感冒、发热、腹泻以及女性经期不宜运动等。

（六）及时记录运动日记

运动处方中应明确运动者需要反馈的生理、心理、饮食、睡眠等信息，并要求及时记录运动日记且及时反馈，用以调整或修正运动处方及评价运动效果。

运动处方是应人们对健康的逐渐重视，对运动促进健康的急切需要而产生的，研究及应用历史虽然并不长，但是却颇具应用前景。运动处方必须根据缓解和消除负性情绪、改善心理健康状况、促进心理健康为运动目的，结合个体特征设定运动类型、运动负荷、运动时段、运动频度和注意事项。运动处方的研制必须在一个个的个案实证中进一步修正和完善，从而最大限度地挖掘和发挥身体锻炼促进工作场所心理健康的积极益处。

五、户外运动

大部分学者将户外运动定义为：利用假期或余暇时间，背起行囊去无人光顾或人烟稀少的自然领域开辟道路、挑战身心极限、探索神秘、感受超乎寻常的一种个性化的旅行体验活动。

户外运动普遍具有以下4大特征：①完全依靠、利用自然环境且对场地要求较低；②项目多且同一项目又分不同的难度和级别；③强调项目的新兴性，即在一个时期内较为新颖、时尚的体育项目；④大自然千变万化，不仅对人的经验和随机应变能力要求高，而且同时也潜伏着不可预知的危险性。

户外运动主要包括水上、陆地、空中三大类。从活动内容来说，户外运动丰富多彩，包括了远足、穿越、野营、登山、攀岩、溯溪、山地自行车、山地越野、探洞、漂流、荒岛生存、滑翔、滑雪、攀冰、骑马等。户外运动对全面提高个体的整体素质以及团队精神、促进全民健身运动的发展、促进人与自然的和谐发展有着不可替代的作用，具有非常广泛的前景。

户外运动是一种特殊的锻炼运动，户外运动由于场地的自然性、运动项目的多样性、新颖性、时尚性、探险性、挑战性，极大程度上迎合了现代人们回归自然、体验别样、寻求刺激、挑战极限的内在需求。

户外运动对于运动者身心要求较高，并且对身心的影响极大。户外运动对身心的影响既有积极作用，也有消极作用。从生理角度，户外运动可以有效改善心肺功能、弹跳能力、肌肉力量、柔韧性、灵敏度等，有效地促进身体健康，但又极易发生运动损伤，甚至会危及生命。从心理角度，户外运动可以有效地缓解消极情绪，诱发积极情绪，促进心理健康，然而由于运动本身会造成极大的心理压力，所以甚至能危害心理健康。所以户外运动具有以下几个特点：

1. **应激反应强烈**　户外运动刺激性强，挑战性大，趣味与危险并存，锻炼者在参与的过程中生理、情绪、认知和行为可能会发生强烈的变化。尤其常见的是灾难时的心理创伤。

2. **健康促进益处显著**　户外运动因为固有的特点和优势，对参与者身心健康促进有非常明显的效果，甚至可以治愈疾病。

3. **情绪体验深刻**　户外运动时会产生良好的、极度的情绪体验。比如在高空中翱翔的激荡，征服自然登顶后的喜悦等。

4. **挑战身心极限**　很多户外运动过于刺激，挑战性大，危机四伏，自然对参与者的身心提出了严峻的考验，难免会挑战运动者的身心极限。

5. **运动损伤常见**　随着时代的发展，越来越多的年轻人选择户外运动作为锻炼运动，只有保证户外运动参与者的身心安全，维护户外运动健康有序发展才能最大限度地发挥户外运动的身心益处。

运动损伤伴随着户外运动的广泛开展与日俱进、逐年升级，虽然造成户外运动损伤的因素很多，并且往往防不胜防，但是为了尽可能地保护好户外运动参与者的身心安全和进一步推动户外运动健康有序发展，也为了最大限度地挖掘和发挥户外运动的身心益处，加强户外运动防护方法的理论研究与实践应用，从而降低户外运动的危险性势在必得。

六、运动损伤的预防和救治

随着参与运动的人越来越多，我们关注身体锻炼对心理健康的促进作用，也要在运动的时候避免不必要的运动损伤，能够应对身体锻炼过程中产生的运动损伤。运动损伤是指在体育活动过程中的机体伤害。

（一）常见的运动损伤类型

1. 按照损伤程度，可以把运动损伤按损伤程度分为轻伤、中度损伤和严重损伤。

（1）轻伤：伤后影响机体的活动在24～48小时之内，一般治疗即可治愈。

（2）中度损伤：伤后影响机体活动时间较长，在1～2周之内，需要常规治疗和短期康复训练即可恢复正常活动。

（3）严重损伤：软组织损伤严重影响活动，在2周以上，骨折、脑震荡、半月板撕裂、内脏损伤等均属于重度损伤，需要特殊治疗，结合较长时间的康复训练才能恢复正常的体育活动。

在日常的身体锻炼过程中，轻度以及中度的损伤较多见，严重损伤极少发生。

2. 根据损伤部位受到外力作用的方向所导致机体解剖学结构改变，可以分为拉伤、挫伤、扭伤、骨折和骨裂等。

（1）拉伤：损伤力量使肌肉、韧带、关节向外延伸，所致的局部的解剖学结构改变的损伤。

（2）扭伤：损伤力量方向与肌肉、韧带、关节呈角扭转外延引起局部解剖学结构改变的损伤。

（3）挫伤：损伤力量钝力方向使肌肉、韧带、关节向内延伸（下压）引起机体局部解剖学结构改变的损伤。

（4）骨折、骨裂：机体骨组织受到外力作用（或病理），造成骨连贯性中断的损伤。骨裂是不完全折断。青枝骨折是青少年骨折的一种特殊状态。

3. 按照损伤部位创口是否与外界相通，可将损伤分为开放性损伤和闭合性损伤。

（1）开放性损伤：有创口与外界相通的损伤。包括皮肤的擦伤、裂伤、切割伤、刺伤、贯通伤等均为开放性损伤。

（2）闭合性损伤：无创口与外界相通的损伤。常见的一般肌肉、韧带、关节损伤均属于闭合性损伤。

4. 按照损伤发生的过程，可将损伤分为急性损伤和劳损（细微损伤）。

（1）急性损伤：在体育活动过程中一次性产生的机体损伤。

（2）劳损：在长期、多次的体育训练或者体育活动过程中，由于局部组织重复单一的超负荷活动而又没有及时的改善局部负担所造成机体局部组织学的细微改变所导致的损伤。常见的劳损包括如肩袖劳损、髌骨软骨软化症、髌骨张肌末端病等。

5. 其他损伤　比如游泳中的溺水、登山或者冰雪运动中的冻伤、灼伤以及夏天运动时的中暑。

（二）运动损伤的原因

运动损伤的产生往往是由多个因素共同造成的。在一次运动损伤结果中，总有一个主要因素和几个次要因素，所以，对运动损伤的发生原因的分析是复杂的、综合性的。

1. 主观因素　参加体育锻炼的人是运动的主体。每一项体育运动中的参与者在体育活动时如果思想上不认真、不认真做好准备活动、不遵守活动规则、不讲运动道德、在活动中不科学练习、技术动作不到位、超过负荷活动（包括动作难度、活动强度、运动量超过身体水平等）、身体状态欠佳（包括过度疲劳、病后、休息睡眠差等）、心理压力大等，均可能导致运动伤害事故的发生。在某些剧烈的体育活动中，运动者没有掌握好自我保护的方法，甚至会造成重大伤害。比如体操练习、跳水中发生的颈部、腰部的损伤等。

2. 客观因素　运动时的客观条件情况不良，也会导致运动损伤甚至运动伤害事故的发生。

（1）运动环境：恶劣的天气状况（雨、风、沙、冷、热、光等）、混乱的运动场秩序等。

（2）场地设备：运动场地不佳、质地太硬、器械不合格（次品、失修、不标准）、服装不合适、护具不合格等。

（3）组织安排不合理：活动次序不科学，活动时间和饮食时间、休息时间不科学（比如饥饿时间长跑），运动量过大等。

（4）执行规则：对抗性活动过程中，比如在篮球、足球等项目中，裁判执行规则不严等极易造成对方的伤害，以致造成不良的后果。

（5）医务监督：病后恢复活动、康复训练、运动训练计划的制订，都必须按照规定严格监督、定期检查，有助于预防伤病。

（三）运动损伤的特点

1. 运动损伤与运动项目类型有很大的关联　在田径运动中，较为多见的为下肢损伤。比如跑步类的项目，膝关节损伤大致占 40%，足部和踝关节的损伤占约 10%，腰背部的损伤大概占 5%；在跳跃类的项目中，腰部肌肉和跟部肌肉损伤更常发生；在体操、健美操等运动中，上肢损伤和躯干部的损伤多见，尤其是肩部、腕部和腰部。在进行篮球运动时，手指关节很容易发生挫伤。

2. 运动损伤中轻度损伤较常见。

3. 运动损伤中闭合性软组织损伤较开放性损伤多见。

4. 运动损伤多发生在青年人群中，中老年锻炼者也需注意。

（四）运动损伤的预防

1. 运动者要学习、掌握预防运动损伤的理论和方法，学会在运动中保护自己。

2. 体育活动的参与者要建立自我保护意识，有良好的心态，掌握好自我保护的方法。

3. 体育活动的参与者要有合适的服装和必要的保护工具，做好防护措施。

4. 活动前，要认真做好准备热身活动，活动过程里要集中注意力，活动后要做好放松拉伸活动。

5. 对抗性练习或比赛中要有规则，做到严格执行。

6. 按照规定的标准做好场地设备的维修、检查、保养。在运动前，锻炼者要注意检查器械是否安全。

7. 有条件的要建立医务监督制度，做好运动伤病登记，总结经验，完善运动伤病的预防。

减少运动损伤的决定因素是：安全第一的思想基础；正确的损伤预防理

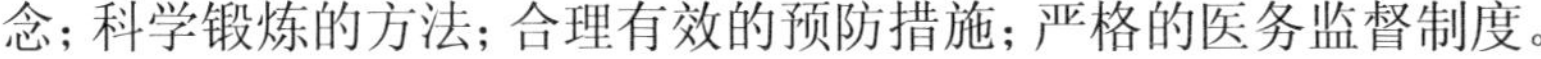

念；科学锻炼的方法；合理有效的预防措施；严格的医务监督制度。

（五）常见的运动损伤及预防

1. **肌肉拉伤** 肌肉活动是体育活动中的本体原动力，肌纤维的快速收缩和放松使身体各部位产生剧烈的移位，当肌纤维沿着力的方向原理肌肉附着点，当超过了肌纤维的强度时，肌纤维部分或全部就会发生结构改变，造成撕裂或者断裂，就是常说的肌肉拉伤。

（1）肌肉拉伤的症状：一般肌肉拉伤有明确的受伤史，同时伴有局部的疼痛、肿胀、压痛，肌肉活动受限。当肌肉纤维断裂时，可能会有"撕裂"感，随后会出现失去控制相应关节活动的能力。肌肉纤维断裂时由于断裂肌肉的收缩，断裂处可出现明显的凹陷。

（2）肌肉拉伤的处理：当手臂、小腿和足部拉伤时，立即把受伤部位用12～14℃的冷水中浸泡15～20分钟。如果其他部位出现肌肉拉伤，用冰块在伤处按压10～15分钟，甚至可以冰敷更久，注意不要冻伤。场地急救应用冷雾剂时，要注意用量，无痛即止。

伤后48小时，视病情进行换药，条件允许的情况下适当地做按摩、理疗或者热敷。根据病情严重程度，尽早康复训练，练习时做好防护工作。肌肉断裂者应当加压包扎，固定伤肢，必要时尽早手术治疗。

肌肉拉伤的预防：肌肉拉伤发生的时间大多是在刚进入基本阶段或者结束阶段，所以必须控制好刚进入运动阶段及结束阶段的活动量，集中注意力。做好充分的准备活动，活动后认真做好肌肉放松，提高肌肉活力。学会必要的自我按摩。避免草率投入快速、激烈的活动。运动过程中要注意保暖，休息时间不要过长，运动后的热水浴也是放松肌肉的有效方法。

2. **挫伤** 身体的某一部位被钝力打击或身体碰撞在坚硬物体上，发生受打击部位机体解剖学结构发生破坏称为挫伤。

（1）挫伤的症状：发生轻度挫伤，主要以皮肤、皮下组织受损为主；重度挫伤可伤及肌肉，部分纤维受损甚至断裂，出现组织内出血，形成血肿；胸部和腹部的挫伤严重时可伤及内脏器官；无内脏损伤的挫伤主要出现局部疼痛、淤血、肿胀、功能障碍的症状。

（2）挫伤的治疗

1）急救处理：有皮肤外伤首先处理皮肤损伤。可以用冷敷的方法处理，但是对于有皮肤伤口的患者不可以用水浸泡。对于伤口加压包扎，抬高患肢，卧床休息。

2）重要部位挫伤：出现胸、腹部挫伤者、头部挫伤的患者，应立即送去医院就诊。

3）剧烈运动中的肌肉挫伤：在足球、篮球中被膝盖顶撞或在足球运动中碰撞出现的股直肌或胫骨前肌损伤者24小时后可以进行热敷处理，48小时后作相应的理疗。停止活动4～5天，6天后可以在医嘱下进行康复练习。

4）自我按摩：自行按摩时要注意，不要直接击打受伤部位，或者做深度按摩，多在肌肉两端做指压式的按摩，尽量活动两端关节，促进血液循环，防治骨化肌炎的发生。

（3）挫伤的预防：挫伤一般发生在对抗性较强的运动中，人与人之间的碰撞或者人与器械的撞击均有可能造成受力的机体组织受压致伤。预防挫伤要注意：做好准备活动，必要时戴好合格的护具，如足球的护胫、篮球的护膝或护腿等。掌握好正确的技术动作，做好避让、缓冲动作，保护自己。加强道德教育，避免故意伤害性动作。

3. **关节韧带损伤**　关节是机体活动的枢纽，韧带是稳固关节的组织。当外力作用于关节，超过关节生理范围时，很容易损伤关节及其周围的韧带、肌肉、关节囊。运动损伤中最常发生损伤的关节韧带属踝关节和指关节。单纯的韧带、关节损伤少见，而大部分还是关节及其周围软组织的复合损伤。

（1）关节韧带损伤的症状：关节韧带损伤可分为拉伤、扭伤、挫伤及韧带撕裂、关节囊损伤等。关节韧带损伤处可出现红肿、疼痛、局部压痛、关节活动障碍等。受伤处的关节有时会出现被拉开和松动的现象，侧向活动常出现波动感。韧带断裂可能会出现内翻或外翻状等关节外形的变化。

（2）关节韧带损伤的治疗：关节韧带损伤后的急救与肌肉损伤时的一样。韧带撕脱需要用手法复位，然后用棉垫绷带压缚，严重者需要用夹板。伤后如果症状较为严重，肿胀，疼痛剧烈、活动障碍大，需要尽快送进医院进行相关检查。韧带、关节损伤治疗期较长，所以康复练习非常重要。

（3）踝关节损伤：踝关节损伤时运动外伤中较为多见的关节韧带损伤，跑步、球类、跳水、体操健美操等体育活动或比赛较容易发生这种伤害。踝关节损伤的急诊处理需要及时有效，治疗必须彻底，康复练习中的跳绳活动对恢复踝关节的力量和提高踝关节的坚韧性、灵活性很有用。但是这样的康复运动也还是需要在医嘱下进行。

（4）膝关节半月板损伤：膝关节半月板位于膝关节内胫骨平台与股骨踝之间，是膝关节很重要的部位。膝关节半月板可以减少股骨与胫骨关节面的摩擦，增强膝关节的稳定性。半月板有一定的修复功能，当外缘损伤时可以部分修复，其余部位的软骨体撕裂则不易愈合。

膝关节半月板的损伤在日常运动中较常出现，典型症状为上下楼梯时膝关节痛、膝关节肿胀，关节隙压痛明显。膝关节半月板的治疗按照损伤部位不同略有差异。边缘损伤者多可进行包括按摩、理疗、外敷等方法保守治疗，中部损伤或关节功能障碍大的损伤应尽早手术治疗。康复训练在膝关节半月板损伤的治疗中扮演重要角色，膝关节的静力练习对损伤半月板的修复及增强膝关节的稳定性非常有用。

（5）关节韧带损伤的预防：关节韧带的损伤常见而且经常困扰大家的生活，所以平时注意增强关节肌肉的力量训练，特别是加强对弱侧关节的强化；认真做好运动前的准备工作，天气寒冷时更要做好开关节的运动，活动好关节，注意关节保温；注意运动时的动作安全、规范，避免盲目运动，及时纠正错误动作；做好个人防护；认真检查场地设备，消除隐患。

4. **骨折与脱位**　骨折是在外力的作用下，引起的骨组织连续性受到破坏。由于创伤或病变，关节正常的位置发生改变，关节功能发生障碍，称为脱位。骨折和脱位在一般的体育活动中较少出现。

（1）骨折与脱位的症状：发生骨折和脱位时常出现功能障碍和异常活动；受伤的地方出现剧烈疼痛，局部出现红肿、淤斑，按压受伤处压痛锐利。

（2）骨折与脱位的治疗：发生骨折与脱位时止血和防治休克非常重要，及时固定患处，防治骨折移位，尽快就近送往医院诊治。

（3）骨折与脱位的预防：要了解运动中常见的骨折类型，掌握正确的自我保护方法，特别是倒地姿势，学会翻滚与滚动；加强关节肌肉、韧带的力量练习，提高抗击打能力；做高难度动作的时候要量力而行，做好相应的保护措施。

5. **肌肉痉挛**　肌肉不自主收缩，在运动中非常常见。当发生抽搐时，先检查并确定抽筋的部位，向相反方向牵引抽筋部位的肌肉，使之拉长，缓解疼痛。在处理抽筋症状时注意对应部位的保温，拉伸时要用力均匀，慢慢逐渐拉伸，不要过于猛烈，以免造成二次损伤，拉伤肌肉。

6. **脑震荡**　在头部受到外力打击碰撞后，大脑功能发生暂时性的障碍。脑震荡在足球、篮球等激烈的对抗性运动中常见。出现脑震荡时，首先让受伤者保持平躺姿态，保证绝对的安静非常重要。

（六）康复训练

在运动损伤的治疗过程中要将“动静结合”的思想一致贯穿始终，这是运动损伤治疗过程中很重要的原则。康复训练是运动损伤治疗后期的主要治疗，是主要的功能训练。康复治疗主要是通过开展治疗性、有益的合理训练活动，促进肌肉、关节、韧带的功能恢复和强健，提高整体的健康水平和恢复运动能力。

作为运动损伤治疗阶段中的训练手段，最突出的问题就是要处理好训练活动与恢复健康增强机体活力的关系，解决康复训练和功能恢复的矛盾，尽最大可能、尽快通过活动使肌肉、韧带、关节以及整个机体功能达到最佳状态。如果活动不当，容易延误治疗时机，严重时甚至会影响机体健康，造成局部功能障碍。

首先，要根据受伤部位的伤势决定局部活动的负荷大小，逐步加大全面活动的原则。其次，控制受伤部位的功能活动的质量，以局部活动后受伤部位不出现局部疼痛和康复练习后 24 小时不出现肿胀为度的原则。最后，每次康复训练后要做好放松及热敷或者轻度按摩，促进受伤部位的恢复。

当然，康复训练还是要在专业的康复医师的康复医嘱和陪同下进行，科学的训练活动，才能达到事半功倍的效果。

科学、合理地进行体育锻炼，把身体锻炼的心理益处合理高效地与工作场所心理健康促进结合，实现健康个体、健康家庭、健康社会的大健康的目标。

（高茜茜 张巧耘）

参考文献

1. 李樑．不同身体锻炼情境对大学生焦虑、抑郁情绪影响的实验研究 [J]．西南师范大学学报（自然科学版），2013，38（10）：107-111.
2. 朱风书，颜军，许克云，等．健美操对女大学生心理健康的影响及其心理机制 [J]．首都体育学院学报，2010，22（6）：76-80.
3. Gallegos-Carrillo K，Flores Y N，Denova-Gutiérrez，et al. Physical activity and reduced risk of depression：Results of a longitudinal study of Mexican adults.[J]. Health Psychology，2013，32（6）：609-615.
4. Michael E D . Stress Adaptation Through Exercise[J]. Research Quarterly for Exercise & Sport，2013，28（1）：50-54.
5. 陈开梅，杨剑，董磊，等．身体锻炼对青少年心理应激、应对方式与主观幸福感影响效应研究 [J]．成都体育学院学报，2013，39（10）：75-79.
6. 彭传玉．青少年体育锻炼的心理效益与最佳时程研究 [D]．上海体育学院，2010.
7. 张韧仁．心理健康的维护和促进：身体锻炼的视角 [M]．北京：科学出版社，2015.
8. 蒋钦，屈东玲，王恩界．大学生身体锻炼与自我效能感、心理健康的关系 [J]．中国健康心理学杂志，2017，25（05）：763-766.
9. 胡冰倩，王竹影．体育锻炼与心理健康的研究综述 [J]．中国学校体育（高等教育），2017，4（06）：87-92.

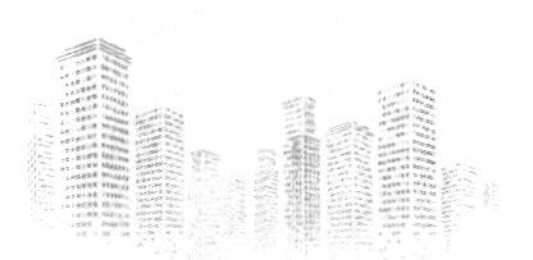

第七章 传统医学与工作场所心理健康促进

第一节 概 述

一、传统医学

传统医学有着独特的理论体系和治疗方法，对于广大职业人群而言，传统医学的很多治疗方法，不仅可以放松心情、陶冶情致、缓解紧张和压力，更可以达到促进心理健康，延年益寿的目的。

关于传统医学，WHO 的定义是：传统医学是在维护健康以及预防、诊断、改善或治疗身心疾病方面使用的种种以不同文化所特有的无论可解释与否的理论、信仰和经验为基础的知识、技能和实践的总和。

传统医学指整体的自然健康护理知识、技能和实践，在保护健康和治疗疾病时被人们所接受。它基于古老的理论、信念和经验，一代一代流传下来。传统医学有很长的历史，在维护健康以及预防、诊断、改善或治疗身心疾病方面，它的理论方法也许是以各自的文化背景无法解释，是以信仰和经验为基础的知识和技能。由于传统医学的可负担性、可得性和可及性，传统医学的应用得以保留和延续。

很多文明古国都有自己的传统医学。比如在非洲、亚洲和拉丁美洲的很多国家，以传统医学满足最基本的医疗服务，传统医学又被称作“补充医学”。

传统医学的治疗方式多种多样，常见的有草药汤剂（或成药）、灸法、气功、推拿按摩等。仅针灸就包括体针、电针、头皮针、音乐电针、灸法等；此外，还有拔罐、五行音乐、耳穴贴压、穴位注射、梅花针、药膳等。以上治疗方法都可以应用于紧张焦虑的预防和治疗方面。

二、中国传统医学

中国传统医学是中国各民族医学的统称，主要包括汉族（中）医学、藏族医学、蒙古族医学、维吾尔族医学等民族医学。在中国传统医学中，由于汉族人口最多，文字产生最早，历史文化较长，因此，汉族医学在中国以及在世界上的影响最大。汉族医学又有“中医”之称，以此有别于“西医”，即西方近现代医学。我们在这里主要讨论中国传统医学，即中医。

中医有着数千年的历史，是中国人民长期同疾病作斗争治疗疾病的经验积累和总结，是我国优秀的传统文化之一。在长期的医疗实践过程中，中医逐步形成并发展成为独特的医学理论体系和丰富的临床经验。

中医学是研究人体生理、病理，以及疾病诊断和治疗的一门学科。它是以阴阳五行学说为理念，以整体观念为主导思想，以脏腑经络的生理和病理为基础，以辨证论治为诊疗特点的医学理论体系。

中医学的理论体系秉承唯物观和辩证观，认为“人禀天地而生”，世界是物质的，是阴阳二气相互作用的结果，而人是物质世界的一部分。中医学认为一切事物都不是一成不变的，各事物之间是相互联系、相互制约的。人体的精神活动和生理活动之间是相关联的，如《素问•天元纪大论》说：“人有五脏化五气，以生喜怒思忧恐。”《素问•阴阳应象大论》说：“喜伤心”“怒伤肝”“思伤脾”“忧伤肺”“恐伤肾”。这正体现了精神意识对形体健康的反作用这一辩证观点。

中医学的基本特点是“整体观念”和“辨证论治”。整体就是统一性和完整性，即人体本身是一个有机整体，构成人体的各个组成部分之间在结构上不可分割，在功能上相互协调，病理上也是相互影响，同时人与自然界也是统一的密不可分的。例如季节气候对人体的影响，春属木，其气温；夏属火，其气热；长夏属土，其气湿；秋属金，其气燥；冬属水，其气寒等，这是一年中气候变化的一般规律，人与之相适应就有了春生、夏长，长夏化、秋收、冬藏的变化。人与天地相应，不是消极被动的，而是积极主动的。辨证论治是中医认识疾病和治疗疾病的基本原则，所谓辨证就是望闻问切四诊合参，对收集的资料、了解的症状，获得的体征，进行综合分析，辨清疾病的病因、性质、部位以及邪正关系，概括判断为证。论治则是根据辨证的结果，确定相应的治疗方法。辨证论治就是认识疾病和治疗疾病的过程。例如感冒，首先需要辨清风寒感冒和风热感冒两种不同的证，才能确定用辛温解表或辛凉解表的不同治疗方法。由此可见，中医治疗主要不是着眼于“病”的异同，而是着眼于病机的区别，正所谓“证同治亦同”“证异治亦异”。

中医治疗学也体现了辩证的观点，“标本缓急”“正治反治”“异法方宜”“同病异治”“异病同治”等。

总而言之，中医学以阴阳五行作为理论基础，将人体看成是气、形、神的统一体，通过“望闻问切”四诊合参的方法，探求病因、病性、病位、分析病机及人体内五脏六腑、经络关节、气血津液的变化、判断邪正消长，进而得出病名，归纳出证型，以辨证论治原则，制定“汗、吐、下、和、温、清、补、消”等治法，使用中草药、气功、针灸、推拿、按摩、拔罐、食疗等多种治疗手段，使人体达到阴阳调和而康复。

可见中医学有着独立的医疗体系和治疗方法，对于维持心理平衡缓解压力和紧张，有自己的独到之处。很多的治疗方法和手段，不仅可以放松心情、舒缓压力，更可以陶冶情志，延年益寿。

三、中国传统医学与心理健康

（一）百病生于气

中医讲“百病生于气”。说明情志不调，心情不畅是疾病的根源。

张介宾《类经•疾病类》所说：“气之在人，和则为正气，不和则为邪气。凡表里虚实，逆顺缓急，无不因气而生，故百病皆生于气。”《素问•举痛论》，原文曰：“余知百病生于气也，怒则气上，喜则气缓，悲则气消，恐则气下，寒则气收，炅则气泄，惊则气乱，劳则气耗，思则气结。”以上九种气机失调的形式被统称为九气为病，旨在说明许多疾病的发生都是由于脏腑经脉气机失调所致。

中医治疗心理疾病。“百病从气生”的“气”分为外气和内气。外气指“六淫”——风、寒、暑、湿、燥、火，内气指“七情”——喜、怒、忧、思、悲、恐、惊。情绪反应（喜、怒、悲、思、恐）在“五臧”相对应的表达方式称“五志”。“情志不调会损伤精、气、神、血。”导致人体的阴阳失调、气血不和、经脉阻塞、脏腑功能紊乱而发病。宋代陈无择在《三因极一病证方论》中认为七情的刺激是三大类致病因素中的一大类，非常突出地强调了心理因素在疾病发生发展中所起的重大作用。正是意识到心理问题会导致身体病变，所以金元四大家的张子和、刘完素、朱丹溪等都很重视精神养生。

五志怒、喜、忧（思）、悲、恐（惊）分属五脏肝、心、脾、肺、肾，与五行木、火、土、金、水相对应。五行木、火、土、金、水，顺序相生，隔一相克。所以情志失常，过则会伤及身体，如怒伤肝、喜伤心、忧伤脾、悲伤肺、恐伤肾等出现伤及五脏六腑的病症，此即情志伤人，心理问题最终导致身体受损。

（二）七情与心理健康

情志致病学说源自《黄帝内经》，七情是指喜、怒、忧、思、悲、恐、惊七种情志变化，是人们对人或客观事物的不同情绪反应，包括情感和认知反应。七情本是人的正常情绪流露，一般不会使人致病，即心理正常，出现正常的喜怒哀乐。但七情一旦发生异动超出正常时，比如突然、强烈、持久、频繁的情志刺激，超过了人体本身正常的生理活动范围，使人体气机紊乱，脏腑阴阳气血失调，就会导致疾病的发生，影响心理健康出现不同的心理问题，导致异常心理和心身疾病的发生。如慢性压力、紧张抑郁等情绪障碍导致的高血压、心脏病、头痛、偏头痛、失眠、焦虑等疾病的发生。

（三）五脏与心理健康

喜、怒、忧、思、悲、恐、惊等七情异动导致的疾病多为内伤病，故又称之为“内伤七情”。

按照中医理论，五脏六腑的功能活动主要靠气的温煦、推动和血的濡养，情志活动也有赖于五脏精气作为物质基础。《素问·阴阳应象大论》说：人有五脏化五气，以生喜怒悲恐惊。又说：心“在志为喜”，肝“在志为怒”，脾“在志为思”，肺“在志为忧”，肾“在志为恐”。七情变化可以直接伤及内脏，如《素问·阴阳应象大论》说“怒伤肝”“喜伤心”“思伤脾”“忧伤肺”“恐伤肾”。可见不同的情志变化影响着脏腑功能，而脏腑气血的变化，也会影响到情志。

如心，心主神明。生理情况下，心主神明功能正常，则精神振奋，神识清晰，反应灵敏，思维敏捷，寤寐正常。反之，在病理情况下，心之气血阴阳不足，心神失养，可致精神不振，失眠多梦，健忘，思维迟钝。若心阳暴脱，则意识模糊，甚则昏迷。若心火亢盛，内扰心神，则见心烦失眠。若痰浊蒙蔽心神，或表现为精神抑郁，表情淡薄。若痰火扰乱心神，常致心烦失眠，神昏谵语。

如肝，主调节情志。情志是指人体精神活动中以反映情感变化为主的一类心理过程，中医学中概称为七情。肝主疏泄，调畅气机，促进血液运行，进而发挥调节情志的作用。所以，肝的疏泄功能正常，气机调畅，气血和调，则心情开朗舒畅，情志活动正常，其对情志刺激的耐受性也较高。否则，肝的疏泄功能失常，多可导致情志活动的异常变化。若疏泄不及，气机不畅，表现在情志变化上则以抑郁为主。若疏泄太过，气机逆乱，在情志变化上则以兴奋为主。

第二节 传统医学常用心理干预方法

中国传统医学历来十分重视心理治疗，历代医家通过长期的医疗实践总结出了独特的治疗方法，如劝慰开导、情志相胜、移情异性、暗示转移、顺情从欲、以诈制诈、修身养性、情境疗法等。中医心理治疗因人而异、手段繁多、方法各异。除以上几种情志疗法外，还有气功、中草药、针灸、五行音乐、耳针、按摩等干预方法均可达到调理气血阴阳、疏肝解郁、养心安神、理气化痰、清心除烦作用，可以应用在不同的心理疾病治疗中。

下面为大家介绍简单易行的几种传统医学心理干预方法，包括起源于印度的瑜伽。

一、常用心理干预方法

（一）健身气功

气功是调身、调息、调心合为一体的身心锻炼技能。调身是调节肢体活动；调息是调节呼吸活动；调心是调节心理活动；目的是三调合一，这也正是气功修炼与一般体育运动的区别。

健身气功是气功的一个分支，有研究者将健身气功定义为“是一种以民族传统文化的生命整体观为理论基础，以自身形体活动、呼吸吐纳、心理调节相结合为主要运动形式的自我身心锻炼方法，是追求人、自然、社会三者和谐的整体健康为目的的民族传统体育项目。”

健身气功之所以可以缓解压力和紧张，主要是基于以下方面：一符合心理治疗原则。中医认为“病由心生”，气功的原则是重德及调心，调整好心态，去除凡心，做到心如止水，从心灵深处净化自己。二是练习气功具有心理暗示的作用。出于对气功疗法及气功师的信任，跟随气功师的意念带来良性和美好的自我心理暗示。三是注意力的转移。在安静的环境中，精神放松，意念平和，是身心放松的最佳状态，可使练功者从紧张、压抑的情绪中解脱出来。

健身气功之所以能够对人的情绪产生积极的影响，是因为健身气功可有效地调整个人生活节律，使心理产生自我良好感。健身气功可以给造成心理疾病的原因一个发泄的出口，有效释放不良情绪，为创造良好的心理状态奠定基础。同时健身气功可以充实和丰富业余生活，结交共同爱好的朋友，和谐人际关系，更易使个体心情开朗，有助于关爱、合作、诚信、礼貌等良好品质的形成，抵制不良行为的影响。

中医健身气功疗法是祖国传统医学治疗手段中的重要方法之一，与日本的禅修、印度的瑜伽类似，是一种有效的养生和修身手段，也是自我身心锻炼的一种疗法。

中医健身气功简便易行，可以自我进行身心锻炼。2005年，国家体育总局推出四种健身气功为易筋经、五禽戏、六字诀和八段锦，见表7-2-1。

1. **易筋经** “易”是变通、改换、脱换之意、“筋”指筋骨、筋膜，“经”则带有指南、法典之意。《易筋经》就是改变筋骨，通过修炼丹田真气打通全身经络的内功方法。健身气功易筋经共有十二式，即：第一势：韦驮献杵第一势；第二势：韦驮献杵第二势；第三势：韦驮献杵第三势；第四势：摘星换斗势；第五势：倒拽九牛尾势；第六势：出爪亮翅势；第七势：九鬼拔马刀势；第八势：三盘落地势；第九势：青龙探爪势；第十势：卧虎扑食势；第十一势：打躬势；第十二势：掉尾势。

表 7-2-1　健身气功四种功法简介表

功法名称	内容与特点
易筋经	以强筋健骨为最，通过脊柱的旋转屈伸，带动四肢、内脏运动，从而达到调整五脏平衡、启动人体潜能、实现强身健体和延年益寿的目的。
五禽戏	模仿虎、鹿、熊、猿、鹤 5 种动物的动作和神态。使意念专一，有效排除不利于身心健康的杂念，创造良好的内心环境，达到心神安宁。
六字诀	运用呼吸吐纳，配合默念“呬、呵、呼、嘘、吹、嘻”6 种字音，来调整心、肝、脾、肺、肾、三焦气机，达到强壮脏腑、驱除病邪、益寿延年的作用。
八段锦	功法分为 8 段，每段一个动作。讲求左右对称和全身运动，有助于练习者适应压力、改善神经体液调节功能，加强心肺功能

2. **五禽戏**　五禽戏是中国传统导引养生的一个重要功法，五禽戏的创编者是华佗。五禽戏发展至今，形成了不同的流派、各有不同。主要是董文焕和刘时荣所传的五禽戏。2001 年，国家体育总局健身气功管理中心成立后，委托上海体育学院迅速展开了对五禽戏的挖掘、整理与研究。并编写出版了《健身气功·五禽戏》，2003 年由人民体育出版社出版发行。《健身气功·五禽戏》其动作编排按照《三国志》的虎、鹿、熊、猿、鹤的顺序，动作数量按照陶弘景《养性延命录》的描述，每戏两动，共十个动作，分别仿效虎之威猛、鹿之安舒、熊之沉稳、猿之灵巧、鹤之轻捷，力求蕴涵“五禽”的神韵。

“形、神、意、气”是练习五禽戏的四个关键环节。“形”是指人的动作姿态要正确；“神”是指神韵，强调模仿的效果；“意”是指意境，即练功时的自我心理暗示；“气”是指呼吸，强调练功时配合肢体动作，用控制呼吸的方式对身体进行锻炼。

3. **六字诀**　六字诀是一种吐纳法，它是通过“呬、呵、呼、嘘、吹、嘻”六个字的不同发音口型，唇齿喉舌的用力不同，以牵动不动的脏腑经络气血的运行。嘘字功平肝气，呵字功补心气，呼字功培脾气，呬字功补肺气，吹字功补肾气，嘻字功理三焦。六字诀的最大特点是：强化人体内部的组织功能，通过呼吸导引，充分诱发和调动脏腑的潜在能力来抵抗疾病的侵袭，防止人们随着年龄的增长而出现过早衰老。

4. **八段锦**　八段锦是一套独立而完整的健身功法，起源于北宋，至今共 800 多年的历史。古人把这套动作比喻为“锦”，意为五颜六色，美而华贵！体现其动作舒展优美，视其为“祛病健身，效果极好，编排精致，动作完美”。现代的八段锦在内容与名称上均有所改变，此功法分为八段，每段一个动作，故名为“八段锦”。练习无需器械，无需场地，男女老少皆可练习，简单易学，节省时间，作用显著。八段锦前四段的作用以治病为主；后四段的作用以强身为主。

健身气功是中华养生文化的重要组成部分和传统体育项目，易筋经、五

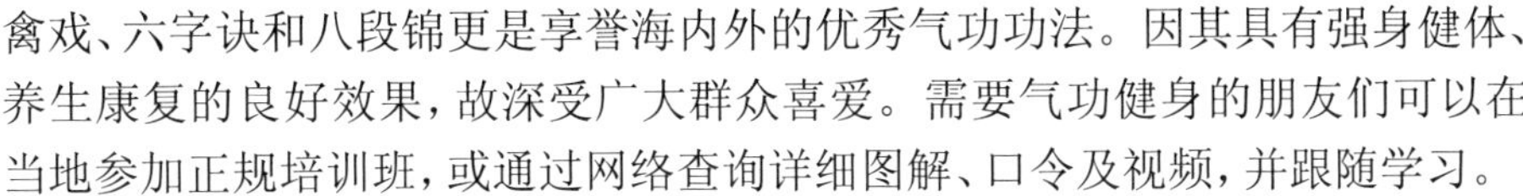

禽戏、六字诀和八段锦更是享誉海内外的优秀气功功法。因其具有强身健体、养生康复的良好效果，故深受广大群众喜爱。需要气功健身的朋友们可以在当地参加正规培训班，或通过网络查询详细图解、口令及视频，并跟随学习。

（二）中草药

紧张、焦虑、抑郁等心理病症，中医认为属于情志疾病，临症与中医“惊悸”“怔忡”“郁症”“脏躁”“不寐”等病症相关。多与情志不舒、气血瘀滞而引发导致出现焦虑、忧愁、烦躁、易怒、睡眠障碍、食欲不振等症状。治疗采用整体观念，通过望闻问切四诊合参辨证论治。多从调理五脏气血阴阳入手，以疏肝解郁或养心安神或理气化痰或芳香开窍或补中益气或滋补肝肾等方法辨证施治，临床可往中医院由医师给予相应的中药汤剂配伍治疗，并注意跟踪疗效。按照中药配伍原则随症加减药物。中药治疗从整体出发、辨证论治、标本兼顾，且避免了西药依赖性强、副作用大和易复发的缺点，中药可发挥明显的治疗作用。

如果没有条件服汤剂者，可以选择中成药，目前临床针对心理问题除烦解郁缓解紧张焦虑的中成药，常用的有逍遥丸、疏肝解郁胶囊、龙胆泻肝丸、逐瘀通脉胶囊等。如伴有睡眠障碍的可予心神宁片或百乐眠胶囊治疗。

（三）针灸

针灸有其独特的理论体系和方法。以其简单、经济、无毒副作用的特点受到患者的认可。针灸按人体十四体表经脉循行的常用穴位，根据病情的不同和穴位的不同选取不同的进针手法、深度和角度。

中医针灸治疗依然需要辨证论治，在心理疾病的治疗方面，针灸具有独到的方法和优势。首先临床药物治疗中，抗焦虑药物会出现不同程度的不良反应，如头晕、口干、便秘、排尿困难、嗜睡、抑郁、成瘾性等，而针灸治疗基本上没有这些副作用。第二治疗时间短、费用低、易于接受。第三利用不同针刺方法和不同穴位治疗达到调和气血、联络脏腑的作用，调节心、肝、脾、肺、肾等脏器功能，使五脏协调平衡。第四部分文献显示在针刺过程中对患者的心理暗示也是其缓解焦虑调节情绪的原因之一。

针灸治疗能够疏肝理气、健脾化痰、抑郁散结，临床应用副作用少、避免西药成瘾性和不良反应。同时治疗时间短、费用低、易于接受，是防治紧张的一种理想的治疗方法。

缓解紧张焦虑常用穴位有百会、神庭、安眠、四神聪、内关、神门、三阴交等。可根据伴随症状不同而随症配穴，如患者感到腹胀可加气海、中脘、内关等穴位。如患者情绪低沉郁闷，可加合谷、太冲等穴位。

（四）瑜伽

瑜伽起源于印度，有着五千年的古老历史。瑜伽发展到了今天，已经成为世界广泛传播的一项关于身体、心理以及精神的身心锻炼方法，其目的是在健身的同时改变心性。瑜伽通过运动身体和调控呼吸，可以控制心智和情感，保持健康的身体。

瑜伽分为两大类，古典瑜伽和现代瑜伽。经过几千年的发展演变，瑜伽已经衍生出很多派别，不断演变出了各式的瑜伽分支方法，例如热瑜伽、哈他瑜伽、高温瑜伽、养生瑜伽等，以及瑜伽管理科学。

瑜伽之所以能够流传五千年的历史，是因为它对心理的减压以及对生理的保健等明显作用而备受推崇。瑜伽的好处不胜枚举，首先外观年轻了，其次提高免疫力增强抗病能力，最为重要的是可以愉悦心情使身体充满活力，使心智呈现积极状态。它使你更有自信更加乐观。Berger和Owen研究认为，进行瑜伽活动可使个体产生愉悦感和满足感。他们还发现，哈他瑜伽对降低焦虑与压力的效果最显著，而且在情绪增进上也有正面效果。

为避免对身体造成不必要的伤害，推荐需要的朋友去瑜伽馆在专业人士指导下开始练习。练习前要做好热身，练习中不要攀比，应循序渐进，保持环境空气清新相对安静。另外瑜伽宜空腹练习，练习后0.5～1小时后再进食。

二、传统医学心理干预案例

（一）瑜伽练习改善尘肺病患者心理健康

尘肺病是由于在职业活动中长期吸入生产性粉尘，并在肺内储留而引起以肺组织弥漫性纤维化为主的全身性疾病，且病程长、合并症多，是我国发病最多、危害最严重的一种职业病。

刘健、王建元等选择30例住院男性尘肺病患者，平均年龄45岁，诊断均符合我国目前实施的尘肺病诊断标准（GBZ 70—2009）；其中Ⅰ期18例，Ⅱ期10例，Ⅲ期2例。入选对象中大多数有不同程度的慢性支气管炎、肺气肿、肺部感染等合并症，伴有不同程度的咳嗽、咳痰、胸痛、呼吸困难、胸闷等，排除合并严重哮喘、肺心病等病情严重无法配合者。本组患者在尘肺常规治疗的同时，给予规律的瑜伽练习2个月，未使用抗焦虑、抑郁类药物。

根据患者的身心状况、肺功能及耐受力的情况，编制适合患者的瑜伽组合练习。制订个性化的运动方案。瑜伽练习由具备瑜伽理论、音乐基础的护理组长执教，在腹式呼吸和缩唇呼吸基础上结合瑜伽动作进行全身运动练习。选择安静、空气流通的大厅，每天集体练习。练习时播放轻松、舒缓的瑜伽音乐，患者采取舒适的站立位，全身放松，按从头到脚顺序，依次活动身体各个关节，使患者的意识逐渐集中。用轻柔的语言配合动作指导患者训练及冥想，主要是手、脚、肩、背、腰、髋的组合练习，逐渐增大活动幅度，以自我感觉舒适为度。每次训练完毕，护士均与患者交流体会，鼓励患者说出心中的感受。

结论：结论瑜伽练习能有效改善尘肺病患者的心理健康，提升其生活质量。

（二）健身气功·八段锦促进监狱人民警察心理健康

狱警作为一种特殊职业，需要长期面对心理不健康的犯罪分子，生活在高度紧张的氛围之中，承受着非常人所能承受的高压，特别是一线狱警要与犯罪分子斗智斗勇，处于高警惕、高紧张状态。

高伟、林柔伟等采用整体随机抽样方法，抽取广州的市直监狱人民警察60名，通过问卷调查的方法得出结论：广东省监狱人民警察心理状况较差，其心理障碍的发生与其从事的“高负荷、高强度、高风险、社会地位低、工资待遇低”工作有着必然的关系。

通过对健身气功八段锦与心理健康理论的研究得出结论：八段锦作为中小强度的有氧运动，长期锻炼能够：①有效的改善人民监狱警察不良的情绪；②提高人民监狱警察的注意力、想象力和智力，加强社会认知；③有利于改善人际关系，丰富情感生活；④有利于培养人民监狱警察的道德修养，加强行为规范。

（任　军）

参考文献

1. 世界卫生组织（WHO）. 传统医学研究和评价方法指导总则（GeneralGuidelines for Methodologies on Research and Evaluation of Traditional Medicine），2000.
2. 印会河. 中医基础理论. 上海：上海科学技术出版社，1984.
3. 邹小娟. 论中医心理治疗的方法及特点. 光明中医，2011，26（1）：7-9.
4. 张峰. 健身气功概念探邃. 山东师范大学学报，2007，22（3）：152-153.
5. 居向阳. 中国健身气功的心理功效与作用机制研究. 河北体育学院学报，2010，24（6）：87-90.
6. 马铁明，白增华，任路. 针刺治疗焦虑症疗效 Meta 分析. 中国中医药信息杂志，2007，14（2）：101-103.
7. 朱兆洪，丁柱. 焦虑症的针灸临床治疗及选穴特点探讨. 中国针灸，2008，28（7）：545-548.
8. 罗文正，毕钰桢. 针刺治疗焦虑症的临床研究进展. 针灸临床杂志，2007，23（5）：58-60.
9. 李西亮. 针灸治疗焦虑症的研究概述. 甘肃中医，2010，23（12）：70-72.
10. 邱服冰. 论瑜伽及其心理生理功能. 山东体育学院学报，2004，20（5）：60-62.
11. 刘健，王建元. 瑜伽练习对尘肺患者心理健康状况及肺功能的影响. 护士进修杂志，2014，29（12）：1061-1063.
12. 高伟，林柔伟，代流通. 健身气功八段锦对促进监狱人民警察心理健康的研究综述. 武术研究，2018，3（2）：115-118.

第八章

工作场所心理健康促进政策、法规与服务体系

工作场所心理健康促进工作逐渐受到我国党和政府的重视。2012 年 10 月 26 日，全国人大常委会表决通过了《中华人民共和国精神卫生法》，该法第十五条规定用人单位应当创造有益于职工身心健康的工作环境，关注职工的心理健康；对处于职业发展特定时期或者在特殊岗位工作的职工，应当有针对性地开展心理健康教育。自此工作场所心理健康促进正式列入法律的范畴，以法保障和促进工作场所中的职业人群心理健康工作。2015 年出台的《全国精神卫生工作规划（2015—2020 年）》提出要加强心理健康工作。在《国民经济和社会发展第十三个五年规划纲要》中也提出加强心理健康服务的要求。2016 年底，国家卫生计生委同中宣部等 22 个部门共同印发《关于加强心理健康服务的指导意见》，明确指出要普遍开展职业人群心理健康服务，把心理健康教育融入员工思想政治工作，制订实施员工心理援助计划，为员工提供健康宣传、心理评估、教育培训、咨询辅导等服务，传授情绪管理、压力管理等自我心理调适方法和抑郁、焦虑等常见心理行为问题的识别方法，为员工主动寻求心理健康服务创造条件。显然，国家政策的支持与保证，是我国开展工作场所心理健康促进工作的基本保障。在工作场所心理健康促进指南中，首先需要收集相关的国家法律法规、政策，以及国外有关工作场所心理健康促进的政策，让各级政府部门、专业技术服务机构、用人单位、劳动者和社会团体、非政府组织机构能够及时学习了解和贯彻落实，指导和规范他们的行为。此外，在本项内容中，也提出要不断研究制定，完善工作场所心理健康促进国家政策，为我国工作场所心理健康促进工作创造良好的支持性环境。

第一节　国际工作场所健康促进的政策与启示

一、部分发达国家工作场所健康促进相关法律、法规和规范性文件

通过浏览、查阅 WHO 官网、世界劳工组织官网、各国政务信息公开平台、

文献及新闻材料，现整理部分发达国家政府出台的工作场所健康促进相关法律、法规和规范性文件（见表 8-1-1）。供各级政府部门、专业技术服务机构、用人单位、劳动者和社会团体、非政府组织机构参考学习。

表 8-1-1　国际心理健康促进与职业卫生安全政府协议或政策

序号	时间（年）	名称	主要内容
1	1978	原苏联 11 个共和国（波罗的海 3 国和格鲁吉亚除外）签署《阿拉木图宣言》	阿拉木图宣言提出在“尽可能接近人生活和工作的地方”提供初级卫生保健比在医院进行更有利于国民健康
2	1981	国际劳工组织 155 号公约	第 67 次国际劳工组织会议通过职业卫生和安全公约。要求成员国制定关于职业卫生和安全的国家政策，以建设物质工作环境为主，并提供法律和基础设施支持，以确保工作场所的卫生和安全
3	1985	国际劳工组织 161 号公约	第 71 届国际劳工组织会议中通过职业卫生服务公约，就本公约而言：“职业卫生设施”系指主要具有预防职能的，负责向雇主、工人及其企业内代有就下列问题提供咨询的设施：①建立和保持安全卫生的工作环境所必需的条件，这种环境将有利于对工作最适宜的身体和心理健康状况；②根据工人的身体和心理健康状况，使工作适合其能力
4	1986	渥太华宪章	第一届国际健康促进大会发表了《渥太华宪章》，标志国际健康促进运动正式启动。健康促进是促使人们提高维护和改善他们自身健康的过程。为达到身体、心理健康和社会良好适应的完美状态，每个人或人群必须有能力去认识和实现这些愿望，满足需求以及改变或处理环境
5	1993	联合国：《残疾人机会均等标准规则》	“残疾”指世界各国任何人口出现的各种功能上的限制。人们出现的残疾既可以是生理、智力或感官上的缺陷，也可以是医学上的状况或心理疾病。此种缺陷、状况或疾病有可能是长期的，也可能是过渡性质的。该准则确定了一些需要及时解决以便为残疾人实现平等机会的问题。如采取一些行动来避免出现生理、智力、心理或感官上的缺陷（初级预防）或防止缺陷出现后造成永久性功能限制或残疾（二级预防）。残疾人是社会的成员，因而有权利留在其地社区之内，他们应能在一般的教育、保健、就业和社会服务的结构内获得所需要的支助。由于残疾人享有同等的权利，他们也负有同等的义务，应该创造条件，便于残疾人承担其作为社会成员的充分责任

续表

序号	时间（年）	名称	主要内容
6	1994	塑造一个更健康的未来	心理健康服务的目标是：①促进心理健康；②尽可能恢复心理/精神病患者的独立和正常生活
7	1995	健康促进策略	提供了对爱尔兰人目前的健康状况的回顾，并制订了详细的计划
8	1998	国际劳工组织：《关于工作中的基本原则和权利宣言》	规定政府、雇主和工人组织在以下四个方面维护有心理健康问题的工人的原则和权利，包括消除工作场所的歧视：①结社自由和有效地承认集体谈判权力；②消灭一切形式的强迫或强制性劳动；③有效废除童工劳动；④消灭就业和职业歧视
9	2001	世界卫生组织报告：《心理健康：新理解、新希望》	阐述了健康的定义："健康不仅为疾病或羸弱之消除，而是身体、心理的健康与社会适应的完美状态"并提出对心理健康保健的建议： ①提供初级保健治疗； ②在各级保健中提供精神药物； ③在社区中给予关怀； ④教育公众了解心理健康； ⑤让社区、家庭和消费者参与制定政策、方案和服务； ⑥制定国家心理健康政策、方案和立法。开发人力资源，提供专业护理； ⑦与其他部门联系，以改善精神健康。监测社区心理健康状况； ⑧支持更多关于心理健康的生理和心理社会方面的研究
10	2002	欧洲发展良好工作场所卫生实践的巴塞罗那宣言	工作场所健康促进（WHP）的活动领域包括生活方式，老龄化和企业文化（涵盖员工管理，职业发展，工作与生活平衡，压力，营养，健康以及企业社会责任（CSR）等）
11	2004	泰国：谅解备忘录	劳动和社会福利部及公共卫生部已经制定了一项谅解备忘录，以促进工作场所中员工的精神健康和福利
12	2005	全球化世界中健康促进的曼谷宪章	在WHO第六次国际健康促进大会后签订了曼谷宪章。联合国承认享有能达到的最高的健康标准是每个人的基本权利之一，不得有任何歧视。健康促进是以这项至关重要的人权为基础的并提供了积极和范围广泛的健康概念，作为生活质量的一个决定因素并包含心理和精神健康

续表

序号	时间（年）	名称	主要内容
13	2006	工人健康宣言（意大利斯特雷萨）	该宣言特别提到工作人口的总体发病率的很大一部分与工作有关。世卫组织意识到确保世界上所有工人享有充分身心健康的最终目标还远远没有实现。工人的健康不仅由传统的和新生的职业健康风险所决定，而且与社会不公平性有关。需要采用全面的方法，将职业健康安全、疾病预防、健康促进和健康的社会决定因素相结合，并深入到工人的家庭和社区，以提高工人的健康水平
14	2006	日本:《保持增进职场劳动者健康方针》	规定：职场雇主应积极开展心理健康关爱活动；卫生委员会应制订"心理健康构建计划"，对劳动者实施"四项关爱"；有计划地对相关人员进行培训、研修，并提供有关信息；改善职场环境，解决员工心理健康不和谐等问题
15	2007	工人健康全球行动计划	该计划敦促成员国确保与工人健康相关的所有国家卫生规划的合作及一致行动，这些规划包括处理预防职业疾病和伤害、传染病和慢性病、健康促进、心理健康、环境卫生和卫生系统发展的规划等制定关于工人健康的政策文件，保护和促进工作场所健康，改进职业卫生服务的运作并提高其可得性，提供和交流预防行动所需的证据，以及将工人健康融入其他政策。所有工人均应能够享受最高而能获致的身心健康和有利的工作条件。工作场所不应有害于健康和福祉，评估和管理工作场所的健康风险应通过以下方面加以改善：为预防和控制工作环境中的机械、物理、化学、生物和社会心理危害确定基本干预措施。在工作场所应进一步促进增进健康和预防非传染病，特别是通过在工人中宣传健康饮食和身体活动，并促进工作中的精神和家庭卫生
16	2010	美国：患者保护与平价医疗法案	该法案要求绝大多数美国人购买医疗保险，支付不起保险费的人可以获得联邦资助。规模较大的公司或企业必须为其员工提供医疗保险，否则将被罚款。联邦政府可以对购买雇员医疗保险的小公司或小企业提供经费补助。法案规定，政府可以通过一系列的奖惩措施鼓励或促使企业向其雇员提供医疗保险。与众议院通过的医疗改革方案一样，该法案禁止保险公司因投保者自身存在的健康问题而拒绝承保，或抬高保险费

续表

序号	时间（年）	名称	主要内容
17	2011	欧盟工作健康与安全署：《职场心理健康促进（MHP）——优秀案例报告》	报告认为，企业关注员工的心理健康改进，将为企业带来更稳定的员工队伍、更高的生产效率和更有吸引力的口
18	2012	在线心理健康（e-mental health）战略规划	阐明利用电话、计算机和在线应用等与临床医生实时连线，为正在经历应激、焦虑或抑郁的轻至中度心理疾病个体提供包括专业信息、同伴支持、虚拟应用与游戏在内的治疗和支持服务。在疾病预防和早期干预方面确有优势，弥补了现有体系对部分地区和部分人群难以企及的不足，明显降低了污名对服务获取的阻碍
19	2013	世界卫生组织：《2013—2020年心理健康综合行动计划》	心理健康和心理疾病的决定因素不仅包括个人特征，例如是否有能力控制自己的思想、情感、行为以及与他人的交往，而且包括社会、文化、经济、政治和环境因素，例如国家政策、社会保护、生活水平、工作条件以及社区的社会支持。在许多社会中，与边缘化、贫穷、家庭暴力和虐待以及工作量大和压力有关的精神障碍越来越受到关注，尤其是对妇女的健康而言。要求各国针对心理健康制订有效政策和计划
20	2013	欧盟：人脑计划	目标为2023年结合已有知识和数据建成一个具有现实意义的人脑计算机模型，辅助理解人脑的工作机制以及疾病如何影响大脑
21	2013	美国：BRAIN计划	计划为期10年，预期投入30亿美元，其目标为脑功能研究和神经技术工具研发两大方向
22	2014	日本：大脑研究计划	主要利用狨猴大脑的研究来加快人类大脑疾病，如老年性痴呆、精神分裂症和自闭症的研究
23	2014	英国：心理治疗发展路径项目（IAPT）	该项目的目的是通过在初级保健机构设置心理治疗师以增加对焦虑和抑郁等常见心理健康状况的循证心理治疗，这包括劳动力计划中要充分培养心理健康的要求
24	2014	OECD：英国：心理健康与职业干预	确保2014年启动的有关心理健康服务措施能尽快实施且惠及面广泛；关注心理健康对福利体系中的受雇者及其工作能力的影响；政府须改革福利体制，提高对就业服务供给方的财政奖励；将健康与职业干预优化整合，提高个体找到适宜工作的机会

续表

序号	时间(年)	名称	主要内容
25	2015	美国规定2015年5月为美国国家心理健康觉知月	
26	2016	“4.28”世界工作安全与健康日的主题是“职业紧张发，共同的挑战”	国际劳工组织总干事莱德指出，全球化和技术变革使工作和就业模式得以转型，而这一转型往往造成与工作相关的压力。他呼吁采取预防性措施，减轻职业紧张，确保工人的心理健康 与工作相关的压力无论在发展中国家还是在发达国家都存在，不仅会对劳动者本人的身体造成影响，而且还会影响他们的家庭福祉。莱德呼吁采取集体和个人措施，对造成心理危险因素进行评估和监测，以改善人们的工作和生活质量
27	2017	英国：兰德发布《理解研究工作者的心理健康》	该研究是为了了解目前研究环境中研究人员的心理健康状况和需求，帮助制定更有效的干预措施来解决相应问题，同时更好地了解在证据有缺口的情况下引导这个领域今后的研究工作
28	2018	2018年世界精神卫生日发布《心理健康素养十条(2018版)》	通过宣传普及心理健康知识，精神障碍的防治、康复及用药指导，心理健康咨询，促进公众心理健康
29	2019	世界卫生组织：《国际疾病分类》	《国际疾病分类》第十一次修订本将工作倦怠作为一种职业现象列入，但未将其列为一种医学病症。世界卫生组织即将着手制定工作场所的精神健康循证指南

二、发达国家代表性宏观政策及启示

（一）推动疾病研究

1. 深入病因，定制个性化干预，迈向精准诊治　现今心理治疗中大部分方案都是针对普通患者设计的，这种“以不变应万变”的方式对一部分人有效而对其他群体则没有作用。精准心理治疗将患者遗传学特征、神经基础、需求、生活环境、生活方式及既往史等个性化因素纳入考量，帮助临床专家获取指向个性治疗的资源，将推动整个心理疾病学科的发展。精准诊断是有效治疗心理疾病的前提，也是研究中面临的重大难题。美国国家精神卫生研究所（National Institute of Mental Health，NIMH）于2009年提出研究维度标准（research domain criteria，RDoC），旨在研发基于认知和神经生物维度的心理疾病新型诊断分类方法，并于近期创建新的工作单元以持续推动该框架。

NIMH 前院长 Insel 博士表示，RDoC 代表了思考和研究方式的重大范式迁移，打破传统诊断分类，从基因、神经环路和行为等层面规范疾病基本范畴，确认可观察到的行为、神经生物学测量以及患者对心理状态的自我报告之间的关系，促进整合性理解心理疾病，发展个性化治疗。当前针对具体疾病的精准医学已有布局，如 2014 年英国维康信托基金会（Wellcome Trust）通过战略奖资助爱丁堡大学 470 万英镑，计划 5 年内针对抑郁高危群体展开研究，探究特定患者亚群是否对应特定障碍类型，基于抑郁成因与机制研发诊断测验技术与新型治疗方法。

2. **布局优先领域，深化对疾病全程的研究**　持续资助核心基础研究可以确保一个国家处于心理健康研究前沿。当前各国对多种常见、多发心理疾病优先布局，如抑郁症、焦虑症、阿尔茨海默病、儿童自闭症和注意缺陷多动障碍等。为指导、支持具体基础研究，NIMH 于 2015 年 3 月发布战略规划（National Institute of Mental Health Strategic Plan），主体资助策略为支持研究人员基于科学发现制定远期目标，同时利用定向资助招标实现近期目标。规划将 4 个高级别战略目标修改如下：明确复杂行为的机制；描绘心理疾病发生发展轨迹以决定何时、何处以及如何干预；力争预防和治愈；提升 NIMH 资助研究对公众健康的影响力。其中第一点最终指向优化的干预和服务措施，呼应精准医学概念。针对具体病种全程布局，指导推动疾病治疗也极为必要。2014 年 4 月，美国健康与人类服务部发布 2014 版美国国家阿尔茨海默病解决计划（National Plan to Address Alzheimer's Disease：2014 Update）。计划在 5 个领域展开行动：加速识别发病超早期，开发与检测干预靶标；通过加强专家和护理人员在学术研究等领域的合作推进研究与护理水平；强化护理指导方针与护理质量评估；为护理人员更好地处理与患者相关的伦理问题提供帮助；加强痴呆症全球合作。基础研究资助须在宏观架构指引下有步骤有重点地进行，明确优先领域、发展路径及最终指向；针对具体疾病从预防、筛查、发病、诊断、治疗及康复等全过程进行布局，高效推动疾病诊疗。

3. **支持神经诊疗技术研发，颠覆对脑疾病的理解**　每一项生物技术的创立或完善都极大地便利了科学研究，心理科学也是如此。以美国为首的各国紧锣密鼓地部署的包括“脑计划”在内的众多研究项目将加速新技术的开发和应用，加深对脑的理解，促使人类更好地理解和治疗心理疾病，这些技术既实现了微观水平的突触超微结构定量解析，又能在宏观脑网络水平解析心理与行为工作机制，将有助于阿尔茨海默病、精神分裂症、自闭症等神经心理疾病的诊断和治疗。2013 年美国白宫正式宣布启动名为“通过推动创新型神经技术开展大脑研究（Brain Research through Advancing Innovative Neurotechnologies，BRAIN）”的计划，该计划为期 10 年，预期投入 30 亿美元，其目标为脑功能研究和神经技术工具研发两大方向。作为 BRAIN 计划的主管机构，NIMH 先后出资将近 6 000 万美元支持绘制人类大脑动态图，研发辅助理解神经环路功能以及大脑动力学的新工具和新技术。2014 财年美国国家卫生基金会（National Sanitation Foundation，NSF）提供约 2 000 万美元，用于开发能够感知并记录神经网络活动的分子尺度探测装置，并通过“大数据”技术增进对大脑思维、情感、记忆等活动的理解。2014 年欧盟宣布人脑计划（Human Brain Project，HBP）成为重点资助的未来技术与新兴技术旗舰研究计划之一，并在此后 10 年每年提供高达 1 亿欧元的巨额科研经费支持。其目标是在 2023 年结合已有知识和数据建成一个具有现实意义的人脑计算机模型，辅助理解人脑的工作机制以及疾病如何影响大脑。日本文部科学省 2014 年 9 月启动了日本大脑研究计划，主要利用狨猴大脑的研究来加快人类大脑疾病，如老年性痴呆、精神分裂症和自闭症的研究。利用创新神经影像技术“看见”大脑内正在发生的变化，实现对心理疾病的检测 / 监测、诊断与评估，定制个性化神经介入干预手段直接作用于靶标，可能是未来解救心理疾病患者的重要途径。

（二）提高服务可及性

1. 降低就医成本，提高心理治疗服务的数量与质量 患者因为各种原因未能接受诊断及治疗无疑会加重个人（家庭）和整个社会的负担。除污名外，昂贵的治疗费用、服务资源稀缺与质量低下等都会妨碍求医。提高心理健康服务的可及性无疑会节约巨大的医护支出，各国就降低就医成本已作出大量努力。

如奥巴马通过可支付医疗费用法案（Affordable Care Act）将心理健康保险扩大至数百万美国人，帮助老兵获得心理健康服务，支持教育机构与个人识别有心理疾病的学生并帮助其就医等，提出“三步走”方案：将心理健康和物质滥用障碍的受益群体扩大至超 6 200 万的美国人口（当前规模最大的一次保险扩增）；为成人抑郁筛查及儿童行为评估等提供免费预防性服务；2014 年开始保险公司将不能再因为任何人之前存在的心理健康问题拒绝支付理赔费用或者收取费用。

加拿大卫生研究院于 2014 年 6 月宣布启动 ACCESS Canada 项目，将患者与研究人员、健康护理专家及政策制定者联系起来，把有效干预手段带到一线使患者从研究成果中获益。

英国 2008 年启动心理治疗发展路径项目（Improving Access to Psychological Therapies，IAPT），大规模推动心理治疗师培训上岗。约有 6 000 名新的心理治疗师在 2009—2016 年 7 年间经训练已经在英国的各专业治疗服务中心开始工作。现在通过 IAPT 约有 13.5%（每年 76 万人）的焦虑或抑郁患者接受心理健康服务（之前不足 5%），起效主要原因是项目实践指导方针已明确阐述任何给定情形下的最佳治疗方案。IAPT 清晰表明对于抑郁、焦虑障碍、进食障碍、人格障碍等来讲，循证心理治疗是首要治疗举措之一。将心理疾病纳入保险支付范围，构建多层级合作网络，针对治疗一线制定可操作可比较的行动计划等，均可易化患者求医行为，支持他们更为便利地获取高质量心理健康服务。

2. **发展在线服务，利用多种技术完善心理健康体系**　在互联网 + 时代，借助网络获取健康信息因其有效、便捷与低成本已成为相当一部分人的选择。荷兰等发达国家甚至早在 20 世纪 90 年代末就开始通过网络提供心理治疗和支持，并于近年来先后出台在线心理健康（e-mental health）战略规划。在线心理健康指利用信息和通信技术支持和 / 或提升心理健康和心理健康医护水平。

澳大利亚于 2012 年发布了在线心理健康规划，阐明利用电话、计算机和在线应用等与临床医生实时连线，为正在经历应激、焦虑或抑郁的轻至中度心理疾病个体提供包括专业信息、同伴支持、虚拟应用与游戏在内的治疗和支持服务。对比前期（2006—2012 年）为电话危机和在线心理健康服务提供了 7 000 万资金，澳政府表示在之后 4 年（2012—2015 年）投入 1.1 亿美元以构建一个成熟的在线心理健康护理环境，并确定 3 个重点领域：改善获取，优化服务；建设相关支持服务体系；优化在线心理健康服务环境。加拿大的在线心理健康战略定位于利用技术对心理健康体系实施变革。其服务供给模式按技术类型分为如下：基于计算机的干预、资源与应用，远程医疗，可穿戴计算与监护，大数据，虚拟现实，通过社交媒体或其他技术提供在线同伴支持，机器人，电脑游戏。在线心理健康服务在疾病预防和早期干预方面确有优势，弥补了现有体系对部分地区和部分人群难以企及的不足，明显降低了污名对服务获取的阻碍。在未来，在线心理健康将为健康供给体系带来全新变革：如将其与临床和基础证据关联并植入健康体系，患者对自己的健康记录拥有自主权，最终催生一批利用服务供给方提供的诊断和建议进行治疗的平民专家（citizen expert）。

（三）提供社会支持

1. **消除污名，促进公众觉知**　鼓励获取心理救助污名（stigmatization）是横亘在心理病患与卫生体系之间的壁垒，严重削弱心理健康服务供给效果。

加拿大心理健康委员会（Mental Health Commission of Canada，MHCC）主席 Louise Bradley 表示，污名带来的恶果甚至比心理疾病本身更严重。污名跨国家跨文化存在，消除污名一直是各国政府、各级相关机构的重要任务。如美国心理学会 2015 年工作重点之一就是继续与污名斗争。奥巴马宣布 2015 年 5 月为美国国家心理健康觉知月（National Mental Health Awareness Month）。加拿大心理健康学会将 2015 年 5 月 4～10 日定为第 64 个年度心理健康周，主题为“大声说出来”(GET LOUD)。美国国防部健康事务官员 2016 年 5 月强调现役军人及其家人需要知晓并力争做到在寻求心理健康帮助时不要被污名困扰。

各国非常重视增强个体和公众对心理健康的认识，积极营造良好社会氛围，鼓励勇敢诚实地表达不良心理状况，促使其及时采取行动寻求帮助。

2. 指导康复实践，帮助患者重返社会 心理疾病对整个健康体系的拖拽成本巨大，对个体的消耗更是惊人。患有焦虑或抑郁等轻到中度心理疾病的个体的失业率是一般人群的 2 倍，他们非常容易陷入贫困和被社会边缘化。引导患者有效康复，帮助他们回归正常工作生活秩序是极其必要的。

OECD 于 2014 年 2 月发布《英国：心理健康与职业》报告时曾提出如下具体建议：确保 2014 年启动的有关心理健康服务措施能尽快实施且惠及面广泛；关注心理健康对福利体系中的受雇者及其工作能力的影响；政府须改革福利体制，提高对就业服务供给方的财政奖励；将健康与职业干预优化整合，提高个体找到适宜工作的机会。2015 年，OECD 再次指出就业服务部门应该与健康体系合作，帮助患者重返职场并保住工作。有证据显示如果能接受合适的支持，保持工作状态也是患者心理健康改善方案的一部分。

康复是心理健康的重要概念，是患者能否回归社会的最后一环。就业服务部门及早介入心理健康体系同时健康体系深入职场内部，实现临床治愈与正常社会功能之间的无缝衔接，确保对患者的后续支持。

（四）强化顶层设计

1. 政府牵头，各利益相关方参与 心理疾病异常棘手，仅针对病理过程本身布局并不够。政府牵头的机构间甚至国际合作已成为普遍工作机制。

为推动 BRAIN 计划，美国总统科技政策办公室于 2014 年 2 月表示联邦政府、企业、卫生系统、患者权益维护组织、慈善家、州政府、研究型大学、私人研究所及科学团体须全力以赴参与其中，倡导在大学和私人研究所推动基础和转化型研究的开展以及工具设备的共享，患者权益维护组织协助加速推动诊断、治疗及治愈技术的发展等。此前奥巴马政府在推动可支付医疗费用法案时号召私营部门和非营利组织展开合作，通过电视、广播、社交媒体及其他平台促进公众的觉知，为医疗服务供给者提供精神问题筛查工具等。

应对心理疾病是一场硬仗，科学的顶层设计指导下的多部门跨领域协作，利用各自优势，调动全国乃至全球资源，有望保证各项布局稳步推进。

2. 创建卓越研究中心，培育新一代科学家 如同人类基因组计划不仅对学科本身产生影响，也影响了包括制药、生物技术、农业、食品、化学等在内的诸多工业，促进行业转轨，释放出巨大生产力。可以预见，心理健康布局也会产生类似作用。人才的开发与培养，研究中心创立，产业布局等，相关前瞻性部署不仅会推动科学发展，还会拉动整个社会经济转型。

BRAIN 计划将人力资源开发明确列为重点部署主题之一，如为储备新一代科学家、工程师和企业家以及研发可快速传播的工具和技术而开展教育与培训等。奥巴马还计划发展产业间的竞争前合作，如 NIH 与 10 家主要生物制药公司和数家非营利组织合作开展的加速药品合作伙伴计划（accelerating medicines partnership，AMP），在商业化神经技术领域实现可加速经济增长、促进就业和创新的区域性“簇群”。NSF 也将人力资源开发列入重要研究兴趣，同时宣布有意愿扩展工业 / 大学合作研究中心计划（I/UCRC）以鼓励新的工业—大学合作体纳入 BRAIN 计划。NSF 将作为催化剂整合特定领域中着眼点不同的多方利益体以激活研究与经济潜力，计划未来在神经科学共同体方面有所行动，如 BRAIN 下属的“ideas lab”，定位成为重大挑战寻求创新解决方案的综合性研究机构。英国维康信托基金会于 2014 年 5 月宣布资助牛津大学 495 万英镑用于研究大脑处理复杂心智加工明确表示将推动英国创立神经网络研究卓越中心以及新一代神经科学家培训中心等。

第二节　我国工作场所心理健康促进政策、法规与服务体系

一、我国颁布的心理健康促进相关法律、法规、文件

通过浏览、查阅中国卫生政策研究官网、中华人民共和国人民政府官网、文献及新闻材料，现整理近年来我国颁布的心理健康促进相关法律、法规、文件（见表 8-2-1）。为各级政府部门、专业技术服务机构、用人单位、劳动者和社会团体、非政府组织机构进行工作场所心理健康促进建设时提供支持、指导。

表 8-2-1　我国颁布与工作场所心理健康促进相关的法律、法规、文件

时间（年）	名称	内容
2002	《中华人民共和国职业病防治法》	产生职业病危害的用人单位的设立除应当符合法律、行政法规规定的设立条件外，其工作场所还应当符合下列职业卫生要求，例如设备、工具、用具等设施符合保护劳动者生理、心理健康的要求
2009	《中共中央国务院关于深化医药卫生体制改革的意见》	全面加强公共卫生服务体系建设。建立健全疾病预防控制、健康教育、妇幼保健、精神卫生、应急救治、采供血、卫生监督和计划生育等专业公共卫生服务网络

续表

时间（年）	名称	内容
2012	2012 年 10 月 26 日，全国人大常委会表决通过了《中华人民共和国精神卫生法》，于 2013 年 5 月 1 日正式实施	各级人民政府和县级以上人民政府有关部门应当采取措施，加强心理健康促进和精神障碍预防工作，提高公众心理健康水平 第十五条规定用人单位应当创造有益于职工身心健康的工作环境，关注职工的心理健康；对处于职业发展特定时期或者在特殊岗位工作的职工，应当有针对性地开展心理健康教育
2012	《女职工劳动保护特别规定》经 2012 年 4 月 18 日国务院第 200 次常务会议通过，2012 年 4 月 28 日中华人民共和国国务院令第 619 号公布。《规定》共 16 条，自公布之日起施行	《特别规定》不仅关注女职工身体和生理的劳动保护，而且增加了对女职工精神和心理方面的保护条款，强调"在劳动场所，用人单位应当预防和制止对女职工的性骚扰
2015	《全国精神卫生工作规划（2015—2020 年）》	健全完善与经济社会发展水平相适应的精神卫生预防、治疗、康复服务体系，基本满足人民群众的精神卫生服务需求。大力开展精神卫生宣传，职业人群等重点人群分别制订宣传教育策略，有针对性地开展心理健康教育活动
2016	《中华人民共和国国民经济和社会，发展第十三个五年规划纲要》[简称"十三五"规划（2016—2020 年）]	"建议"提出：健全社会心理服务体系和疏导机制、危机干预机制
2016	国家卫生计生委、中宣部、中央综治办、民政部等 22 个部门共同印发《关于加强心理健康服务的指导意见》（国卫疾控发〔2016〕77 号）	明确指出要普遍开展职业人群心理健康服务，把心理健康教育融入员工思想政治工作，制订实施员工心理援助计划，为员工提供健康宣传、心理评估、教育培训、咨询辅导等服务，传授情绪管理、压力管理等自我心理调适方法和抑郁、焦虑等常见心理行为问题的识别方法，为员工主动寻求心理健康服务创造条件 对处于特定时期、特定岗位、经历特殊突发事件的员工，及时进行心理疏导和援助

续表

时间（年）	名称	内容
2017	《“十三五”卫生与健康规划》	强化精神疾病防治。开展焦虑、抑郁等常见精神障碍早期筛查和干预试点，抑郁症治疗率显著提高。加强心理健康服务 推进职业病防治工作。开展职业病危害普查和防控，加强尘肺病等重点职业病监测和职业健康风险评估。提高医用辐射防护监测与危害控制水平。提升医疗卫生机构职业病报告、职业健康检查和职业病诊断、鉴定、救治能力。加强职业人群健康教育，推动用人单位落实职业病防治主体责任，开展用人单位职业健康促进试点
2018	《国务院办公厅关于改革完善医疗卫生行业综合监管制度的指导意见》（国办发〔2018〕63号）	依法加强对环境保护、食品安全、职业卫生、精神卫生、放射卫生、传染病防治、实验室生物安全、公共场所卫生、饮用水卫生、学校卫生等公共卫生服务的监管
2019	《国务院关于实施健康中国的意见》 《健康中国行动（2019—2030年）》——心理健康促进行动	《意见》包括实施心理健康促进行动，主要目标是到2022年和2030年，居民心理健康素养水平提升到20%和30%，心理相关疾病发生的上升趋势减缓 《行动》提倡重点行业劳动者对本岗位主要危害及防护知识知晓率达到90%以上并继续保持；鼓励各用人单位做好员工健康管理，评选“健康达人”，其中国家机关、学校、医疗卫生机构、国有企业等用人单位应支持员工刷先梳理健康形象，并给予奖励；对从事长时间、高强度重复用力、快速移动等作业方式以及视屏作业人员，采取推广先进工艺技术、调整作息时间等措施，预防控制过度疲劳和工作相关肌肉骨骼系统疾病的发生；采取综合措施降低或消除工作压力

二、中国心理健康服务体系及其基本模式

心理健康服务体系（Mental Health Service System）是指由专业机构和人员遵循心理健康规律向社会成员所提供的心理促进工作，以及围绕此工作的投资、教育培训、管理监督等所组成的系统。我国心理健康服务工作始于20世纪80年代中期，与西方发达国家相比，起步较晚，经历了一个逐步被认识、

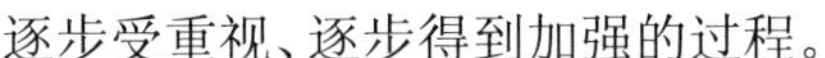

逐步受重视、逐步得到加强的过程。

我国的心理健康服务模式主要分为医学、教育、社会三种。医学模式是新中国起步最早、最先得到认可的一种心理服务形式。在医学卫生系统中，最早是各种精神卫生中心、综合医院精神病科提供心理康复服务。大致 19 世纪 80 年代初期，医疗机构中的心理咨询门诊开始出现。近几年综合医院心理咨询机构发展迅速，卫生行政部门将建立心理咨询门诊作为考核综合医院工作的内容，三级甲等医院都须设立心理咨询门诊。医疗系统的心理健康服务主要以心理障碍或心身疾病患者为服务对象，从业人员大多为医学专业出身，多有处方权而常常使用药物，咨询形式带有较浓的临床色彩。

教育模式起步 19 世纪 80 年代中期，最初是在高校，后波及中小学。这些年来，随着学生素质教育的推进，学校心理咨询受到越来越普遍的重视。教育系统的心理健康服务以学生的发展性心理咨询为主，从事咨询或辅导者多是教师身份。

社会模式起步相对较晚，且地区差异很大，但近年来有迅速发展之势。目前社会上开办的各种心理咨询机构，虽然从业人员大多经过一定的培训，但其运行机制实质上是工商认证，以致从业者水平良莠不齐，人员构成鱼龙混杂，运作方式随意性大，专业化程度很低。

目前我们现行的三种心理健康服务模式各自独立，尚未整合为一个有机的整体。

三、心理健康服务的行政管理体制

从心理健康服务的管理体制看，我国是“四驾马车”的体制：卫生部门设立的心理健康服务机构是心理健康服务的主体，提供面向全体居民的预防、治疗和康复服务；公安部门主要承担对危及社会治安的精神病患者的收容和治疗康复工作；民政部门的精神病福利机构主要服务于无法定抚养人和赡养人、无劳动能力和无生活来源精神病患者（简称“三无患者”）和复员退伍军人中的精神病患者和特困精神病患者；中残联则致力精神残疾人群的社会康复服务。

四、我国社会心理服务的政策要求

党的历届全国代表大会报告中最早提及“心理”是党的十七大报告，在“文化建设”部分提出“加强和改进思想政治工作，注重人文关怀和心理疏导，用正确方式处理人际关系。”党的十八大报告基本延续了这一提法，在“文化建设”部分提出“加强和改进思想政治工作，注重人文关怀和心理疏导，培育自尊自信、理性平和、积极向上的社会心态”。党的十九大报告中，相关提法有两个本质变化：①从“文化建设”部分改为在“社会建设”部分提及；②提法改为“加强社会心理服务体系建设，培育自尊自信、理性平和、积极向上的社会心态”，即中央对心理服务工作的要求从最初较为狭义的“心理疏导”拓展为更为系统的社会心理服务体系建设。

国家的历次五年规划纲要中最早提及“心理”是“十五”计划，其后各个五年规划纲要中均有提及心理健康、心理疏导、心理健康教育等，特别是《“十三五”规划纲要》，在四个章节中提到与心理相关的工作。

近年来，国家加大了心理健康和社会心理领域的工作部署。国务院2015年发布《全国精神卫生工作规划（2015—2020年）》，2016年印发《健康中国2030规划纲要》，都对心理健康工作进行了战略部署。原国家卫生部于2012年推动出台了《中华人民共和国精神卫生法》，于2016年联合22部门印发《关于加强心理健康服务的指导意见》；中央政法委、中央综治委2016年印发《关于充分发挥综治中心作用加强社会心理服务疏导和危机干预工作的若干意见》，这些文件的出台，更是推动了全社会心理健康和社会心理服务工作的开展，为提升国民心理健康水平、推动社会和谐稳定发展发挥了重要作用。

综上可见，进入21世纪以来，心理健康和社会心理越来越受到广泛重视，党和国家相关政策要求从心理疏导拓展到心理健康教育和服务，并进一步拓展到内涵更丰富、目标更明确的社会心理服务。心理健康服务是社会心理服务体系建设的重要组成部分，社会心理服务体系建设是推进国家治理体系和治理能力现代化的重要举措。

五、工作场所心理健康促进工作职责

（一）政府部门

促进人民健康和社会发展是政府的核心义务和职责。政府部门应将工作场所心理健康促进纳入日常工作议事日程，在公共卫生政策、创造支持性环境和强化社区行动等方面履行政府的责任，推进本地区的工作场所心理健康促进工作。

（二）卫生行政部门

各级卫生行政部门是本辖区工作场所心理健康促进工作主管部门。为推进本辖区工作场所心理健康促进工作，应指定主管处（科）室专人负责。工作职责应涵盖：项目组织机构、项目规划、年度计划、实施方案、绩效评估和资金管理等方面。

（三）职业病防治专业机构

职业病防治专业机构是工作场所心理健康促进项目的专业机构组织，是主要的技术支撑队伍，在推动本地区开展工作场所心理健康促进工作需要承担更多的技术指导工作。工作职责应涵盖：项目负责人、项目成员、需求评估、项目计划、实施方案、质量控制、绩效评估、资金管理等内容。

（四）用人单位

用人单位应该开展工作场所心理健康促进工作，企业负责人是该工作第一责任人。用人单位工作职责应涵盖：明确项目机构、项目计划、实施方案、过程评估和效果评估、干预措施和资金保障等。

六、我国社会心理服务体系建设的实践经验

我国社会心理服务体系建设是一个不断发展、不断完善的过程。经济快速发展和社会巨大变化对国民心理产生了重要影响，心理需求日益受到关注。从学科发展来看，心理学的发展往往晚于经济发展并服从S形模型，即起始发展慢，随着经济的发展而进入快速发展期，最后又将是缓慢发展。目前，我国正处于国民心理需求急速增长、心理学快速发展的时期。从21世纪初，国家开始关注心理疏导问题，到目前提出更为系统的社会心理服务体系建设，近20年的实践，已经在人才队伍、工作机制、体系建设等方面积累了宝贵经验。

（一）社会心理服务人才队伍培养

心理健康服务的专业人才队伍主要包括心理咨询师、心理治疗师、精神科医生、社会工作者，以及各类经过专业教育或训练的心理健康服务人员。各类专业人才对应于不同的心理健康服务需求，在社会心理服务体系中发挥着不同作用。心理咨询师是心理健康服务的重要专业力量。自2003年开始施行心理咨询师国家职业资格认证试点以来，至2017年底，已有逾100万人取得证书，但由于职业培训及资格鉴定体系不健全、职业继续教育和行业监管缺失，从业人员水平参差不齐。2017年9月，该职业退出国家职业资格认证，未来将由行业组织进行管理，以更好地推动职业发展。其他心理健康服务人员包括接受过国家正规学历教育的心理学、社会工作等相关专业毕业生。虽然我国目前已经积累了一定规模的心理健康服务专业人才队伍，但仍远远不能满足社会需求。参照发达国家现有水平，每1 000～1 500人对应1位心理健康服务专业人员，则我国需要86万～130万专业人员。现有取证心理咨询师实际从业人数不足发达国家水平的1/10，且取消国家职业资格认证，但行业管理并未实现无缝衔接，对从业人员和行业发展有较大影响。此外，我国尚未建立心理健康服务专业人员的学历教育和在职培训体系，也制约着人才队伍的发展。

（二）社会心理服务工作机制探索

社会心理服务体系建设的重要环节是建立科学有效的工作机制，在政府、科研及教学机构、社会组织及企业、心理服务需求人群之间建立合作渠道，形成高效的治理机制。中央政法委和中央综治委2016年启动建设12个“社会

心理服务体系建设工作联系点”，对社会心理服务体系建设工作进行了有益探索。联系点的工作各具特色。试点之一江西省赣州市把加强社会心理服务疏导和危机干预作为创新社会治理、化解社会矛盾、防控社会风险、深化平安建设的重点，启动“心防工程”，对矛盾突出、生活失意、心态失衡、行为失常及性格偏执人员开展心理服务疏导和危机干预，构建人防、物防、技防、心防“四位一体”治安防控网，取得了良好的社会效果——因严重心理问题引发的各类案（事）件逐年下降；河南省西平县作为12个试点中唯一的农村县级联系点，摸索出“六进”（进机关、进乡村、进学校、进医院、进企业、进监所）、“六服务”热线服务、集中服务、个案服务、指定服务、购买服务、特定服务）、“六严控”（六类重点人群）等举措，也产生了非常好的成效。试点工作开展以来，全县无重大民转刑案件和群体性事件发生；试点基本架构、服务模式初步形成并步入有序发展阶段。

社会心理服务体系建设工作联系点的成功经验是社会心理服务体系建设和心理学服务于社会治理的直接体现。社会治理在参与主体上倡导多元主体共治，在治理方式上更多依靠协商民主，在治理目的上注重化解社会矛盾，在治理方式上非常重视精细化思想。该实践表明，社会心理服务需要政府主导下的多元主体共同参与，科研及教学机构提供科技支撑，社会组织及企业将科研成果高效转化为可以直接服务于个体的产品，政府则通过第三方购买等方式为社会提供必要的心理服务，民众通过多种渠道直接获得可满足自身需求的心理服务并进而促进行业或产业发展。

此外，我国在灾害和突发事件后的心理援助模式、特殊人群的心理健康服务模式等领域也进行了有益探索。汶川地震之后在实践中摸索经验，提出了灾后心理援助的组织与实施的二维工作框架；在近年来几起突发人为灾难后的心理危机干预实践中，提出了心理危机干预和管理及灾难后长期心理援助的模式；由中科院心理研究所牵头组建了全国心理援助联盟，凝聚和培养全国心理援助人才队伍，面向全国开展专业心理援助。针对特殊人群，如国家公职人员、公安干警、流动留守儿童、残疾人等群体开展的心理健康服务；同时在工作机制、队伍建设、服务模式等方面为社会心理服务体系建设奠定了重要基础。

上述成功经验对心理学研究者提出启示，一是既要重视在实验室环境中开展精密实验设计、严格变量控制、信效度良好的研究，更要重视在复杂社会背景中研究人的心理行为，尝试为解决重大社会问题提供心理学的系统方案。二是要进一步解放思想、在国家强力推进科技成果转移转化的政策支持背景下，与社会组织和企业开展紧密合作，推动心理学成果服务社会。

（瞿鸿鹰　陈惠清）

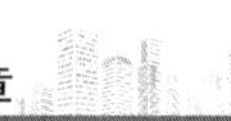

参 考 文 献

1. 王玮，陈晶，陈雪峰，等. 部分发达国家心理健康研究与促进的政策及启示 [J]. 中国卫生政策研究，2016，9（10）：43-49.
2. 徐大真，徐光兴. 我国心理健康服务体系模式建构 [J]. 中国教育学刊，2007，4（04）：5-9.
3. 黄希庭，郑涌，毕重增，等. 关于中国心理健康服务体系建设的若干问题 [J]. 心理科学，2007，30（10）：2-5.
4. 陈雪峰. 社会心理服务体系建设的研究与实践 [J]. 学科发展，2018，33（3）：308-317.

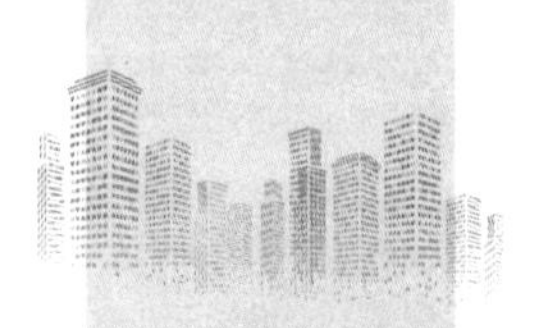

第九章 工作场所心理健康促进实践与分析

第一节　某大型石化企业心理健康促进案例与分析

一、概述

（一）行业特征

1. **社会环境**　随着整个社会生活节奏的加快、生存压力的增加，社会的“浮躁病”不断蔓延。作为石油石化员工，过去熟悉的核心国企尊崇感不在了，习惯的生存待遇优越感没有了。近几年，石油石化行业改革持续深入、企业实施减员增效政策、员工收入下降，同时人手减少，工作负荷较大，有的员工出现了焦虑、不安、担忧等问题。

2. **工作环境**　石化企业上中下游业务链条长、地域分散，国内国外、边疆大漠、高原深山、陆地海洋，都有其员工队伍。某些石化企业远离都市、远离人群，“我为祖国献石油”的一腔豪气之后，坚守的是一份恶劣环境的孤独。员工远离家庭、远离亲人，在长期奔波的孤独寂寞中，厌倦漂泊、想念家人，这成为远征员工共同的心病和心理的期待。

石化企业生产和劳动过程中大多存在夜班作业、单调作业、视屏作业、体力劳动等情况，部分一线员工处于高温、高压、高噪声、有毒有害（接触各种粉尘、毒物等）环境下工作，员工存在身体健康方面的担忧，易产生疲倦、焦虑等状态。

3. **安全生产高风险**　安全生产关乎自己和同事的生命安全，一旦出事故，则会到追责到个人，所以负责安全生产的一线工人和安全管理相关支持部门都承受较大压力，管理层在日常安全管理方面也会受到来自上级和政府部门的压力。如果遇上异常事态极易引起茫然失控，此异常事态主要指变更、应急、事故和事件状态，它是一种“非常态”。既然是非常态，就不能用常态措施去控制。异常事态下当事人的心理茫然、情绪失控，必须得到及时的调控和干预，否则有造成事态加剧、影响加大，事态向不可控和恶性化负面延伸的可能性。

4. 员工老龄化　进厂的年轻人数量较少，而目前年龄大的员工数量越来越多，老龄化带来的员工体力不足，面对较大的工作负荷会引起职业紧张。

（二）行业心理健康问题分析

1. 不同职务员工　普通工人更加受倒班作业、薪酬待遇、养老压力的影响；班组长更加受家庭、员工老龄化压力的影响；普通干部（非科级）更加受形式化作业多、没有时间照顾父母压力的影响；科级员工更加受形式化作业多、安全管理、员工老龄化、设备存在安全隐患、身心健康压力的影响；处级及以上员工更加关注没有时间照顾父母、员工老龄化、形式化作业多、安全管理、满足领导的要求标准、各方面检查、提供的培训能否满足自身需求、归属感缺失、无法按时完成任务压力的影响。

2. 不同年龄段员工　年轻人刚刚步入石化企业多在一线工作，既有迷茫又有期待，刚开始干劲足，积极性高，对职业有期待，希望对自己有提升，经历了理想与现实的差距之后，可能会有失落与迷茫，同时部分年轻人会觉得与老师傅的沟通存在一定的代沟。生活方面，年轻员工会有买房买车等经济压力，没有男女朋友的年轻人会有恋爱的压力，刚刚步入婚姻生活的年轻人会有家务杂事、婆媳矛盾、夫妻磨合等方面的压力。年轻人的压力反应多为一些情绪上的反应，委屈，不满，低落，失望沮丧等，进而影响认知，出现偏差行为。≤25 岁的员工更受工作环境有害，危险、晋升空间少、作业时间长、休假时间少、休假难、上夜班，倒班压力的影响；25～30 岁的员工更受没有时间照顾父母、晋升空间少、晋升制度不公平、休假时间少，休假难、房贷压力的影响；30～35 岁的员工更加受家庭、形式化作业多、晋升制度的影响。

中年员工已经在企业工作了很多年，基本上对企业的状况有了大致的了解和掌握，对企业有了一定的归属感，对企业的发展会有一些自己的考虑，但体力和耐力均开始走下坡路，很多时候觉得力不从心。他们的职业紧张主要是对于工作环境的担心和安全问题的担忧，上级领导的检查，倒班员工觉得身体吃不消，压力大，出现倦怠感，工作的时候想休息，休息了又在想工作。同时，随着时代的不断发展，企业的不断进步，关于工作的标准和要求也越来越高，对中年员工存在一定的挑战。中年员工在工作上还有一个显著的特点就是“好面子”，怕被批评，觉得面子上挂不住，压力也比较大。生活方面，中年员工上有老下有小，会有亲子关系、担心孩子学习或就业问题，部分员工存在照顾老人的压力。35～45 岁的员工更加受家庭、减员增效、身心健康压力的影响，40～45 岁的员工开始受医疗养老的影响。

老年员工接近退休的年龄，感觉自己的一生基本奉献给了企业，对企业有归属感和责任感，同时对自己的工作也没有太大的追求，不求有功，但求无过，安稳退休就好。老年员工更易受到职工老龄化的压力和减员增效的压力；

时代的快速发展，员工需要不断学习新技能，掌握新的技术，技能考核还好，理论考核的压力对于老师傅来说比较大。生活压力方面，主要是对于自身健康状况的担忧，对子女买房、结婚、生子、事业的担忧，孩子的工作也会操心，需要资助他们，帮忙带孙子，觉得还是不轻松。

二、实践

（一）企业信息

某石化公司是国内特大型的石油化工联合企业，年原油加工能力 1 000 万吨，乙烯生产能力超过 80 万吨。公司大力推进严细管理和以健康、安全、环境为内容的 HSSE 新型管理模式。石化企业由于原料成本、市场需求、行业竞争压力大，安全和环保压力更大，这些压力无形地传递到职工身上，也是职工的压力来源，同时石油石化企业在生产过程中存在诸多不安全因素，主要有易燃、易爆、有毒有害、腐蚀性物质比较多，高温、高压设备多，工艺复杂、操作要求严格等，石化企业的生产一线大多为倒班作业，工作时间长，生物钟紊乱，劳动强度大，导致员工心理压力大，职业本身的压力以及员工老龄化等问题，增加了企业的责任和风险。

（二）具体做法

1. 组织动员　某石化公司 EAP 试点工作从 2012 年开始策划，2013 年正式启动，印发了《公司员工帮助计划（EAP）试点工作方案》，进行先期试点，重点围绕提高发展质量和效益，探索以人为本、人文关怀。2014 年公司召开了 EAP 试点工作交流研讨会，对开展 EAP 工作起到了推动作用。2015 年发布《关于推广应用员工帮助计划（EAP）的指导意见》，指出党政主要领导是推广应用 EAP 的第一责任人，各二级单位应依托现有组织体系建立 EAP 组织网络，明确责任，制定措施，落实任务，将 EAP 工作逐步纳入党建和绩效考核体系。2016 年起连续举办“EAP 工作骨干”培训班。2017 年初步建成 EAP 骨干资源档案库。2018 年心理健康服务工作正式纳入 HSSE 管理体系，提出“要坚持‘大健康’理念，强化员工职业健康管理，更加关注员工的心理健康，深入开展员工帮助计划，促进全员健康工作生活”。2019 年，公司发布了《关于 2019 年深化员工帮助计划（EAP）工作的通知》，要求各二级单位要从设备配置，人员培训，制度规范，工作站管理等方面系统规划 EAP 服务阵地的建设使用，目前以基层分会、车间、班组为层级，建立 EAP 工作组织网络，形成公司、厂（中心）、车间（作业部）、班组四个层级的 EAP 工作组织网络，建立 EAP 专员、EAP 工作员、EAP 联系员、EAP 观察员四个层级的 EAP 咨询服务团队。

2. 资源整合与人员配备　为了缓解轮班制和长时间工作引起的职业紧张，提高员工的心理健康水平，增加其获得感和幸福感，同时保持职工良好的工作状态，提高组织绩效，促进企业可持续发展，公司开通企业微信号，员工微信号绑定平台，将 EAP 服务传到掌上、送到指端，推动石化 EAP 跨入互联网新媒体快车道。企业微信号中设置了心理咨询版块，员工可以进行在线轻咨询、预约深入的个体咨询、自我在线心理测评、冥想练习等。公司工会系统有 1 名专职 EAP 工作人员，27 名具有心理服务相关证书的兼职心理工作者，构成四级 EAP 工作组织网络和 EAP 服务团队。

公司还设置了专门的心理健康服务部门，有心理工作人员 10 人，其中心理学及相关专业硕士 4 人，国家二级心理咨询师 2 人，国家三级心理咨询师 8 人，其中 4 人具有心理测量师资质、4 人具有心理减压师资质，8 人具有心理沙盘师资质、5 人具有团体心理辅导师资质，引进了心理测评系统、团体活动工具箱、心理放松和心理治疗设施，设沙盘治疗室、团体活动室、心理放松室、心理测评室等。通过日常咨询热线、专项心理咨询、系列心理讲座、动态监测与评估、团体心理减压、团体沙盘、危机干预、心理健康相关科学研究、为安全监察处、工会、思想政治部心理健康工作贡献力量等形式促进员工身心健康。

3. **需求评估**　公司从健康管理的视角出发，从重点人群入手，查阅员工缺勤、工伤情况、职业健康检查、一般健康体检等资料，了解员工基本情况；建立员工心理健康素质动态监控指标体系，一方面，对员工进行人格、心理健康、职业倦怠等方面量表的心理测评，建立员工的心理健康档案；另一方面，不定期对不同部门、不同年龄、不同岗位职能员工进行心理访谈，主要内容涉及员工的工作状况、心理健康状况、压力源及压力反应、对企业及工作环境、工作内容的看法等，通过对心理健康水平进行数据监测和预警，发现员工需求。职工存在的问题主要包括：部分人会出现焦虑心烦紧张、血压升高、偏头痛、睡眠质量差、脱发、个别出现强迫症、神经衰弱等现象，员工反映工作内容枯燥、管理严格、工作负荷大、工作环境有风险、员工老龄化、晋升空间小，常见的生活压力源包括买房、子女接送及教育、照顾父母等。

4. **工作场所心理健康促进**　根据企业的实际情况将以下几方面确定为优先解决的范畴：①探索安全心理学的应用，服务于安全生产管理，解决生产过程中与人的情绪不稳定相关的安全问题，减少生产中的不安全行为；②出现严重突发事件后尽早进行突发事件后心理危机干预；③为在情绪、人际关系、婚姻家庭、个人发展等方面困扰的员工提供个体心理咨询和团体辅导；④班组凝聚力建设；⑤践行大健康理念，实施职业健康、疾病预防、心理干预等综合管理。对于出现心理疾病、边缘性人格障碍、严重的神经症等需要进行专业治疗或长程心理咨询的员工进行转介，介绍其到医院精神科或其他专业机构进行自费诊断治疗与心灵成长，暂时不考虑解决。

（1）增设心理体检项目：2017 年开始某石化公司在员工职业健康体检中增

设心理体检项目，建立员工心理健康档案，2017 年为公司 4 184 名装置操作和管理人员建立心理健康档案，2018 年该公司进行职业健康体检的员工 6 428 人(100%)均参加了心理测评项目，建立了心理健康档案。职工的个人体检报告中给出个人性格的优点、不足、需要注意的方面、部分维度分数过高或过低人员给出对应异常的调节基本方法等，并在员工个人体检报告中告知咨询热线电话。

（2）个体心理咨询：从 2012 年到 2016 年，共有 1 100 余人次职工进行法律咨询和心理咨询，其中心理咨询 550 余人次，从 2017 年至 2018 年末，个人心理服务 300 余人次，主要涉及心理健康、子女教育、婚姻情感、人际关系等，通过心理咨询帮他们梳理问题和烦恼，减轻他们的痛苦、苦恼和不愉快的情绪，学会应对和自我调适。

（3）搭建石化职工健康（含心理健康）服务系统：系统整合了职业健康、身体健康、心理健康三方面的内容，设健康资讯、健康促进、健康守护、政策与法规四大模块，系统为员工提供心理测试、知识科普、健康与心理咨询、匿名树洞倾诉、心灵能量卡抽取以及健康政策法规标准内容下载的平台。心理测评、心理健康知识均设安全心理、健康心理、幸福心理、成功心理等模块，定期推送丰富有趣的内容，引导员工学习了解心理学知识、借助新媒体手段，教大家学会情绪管理、好好说话、保持阳光心态、适度宣泄、加强自我管理，提升工作效能和生活质量等。

（4）讲座、培训：先后在处级干部班、党支部书记培训班、科级干部培训班、班组长培训班、青年骨干培训班等植入心理辅导课程，2017—2018 年两年间，大约培训 50 场，覆盖 2 500 余人次。举办“我的情绪我做主”“非暴力沟通”“阳光心态塑造”“做智慧父母——陪您的孩子赢出中高考”“EAP 与安全”、“践行大健康理念”等讲座或培训，持续开展“心理健康大讲堂”和“送讲座到基层”活动，实现服务从“1 对 1”到“1 对 N”的推展；帮助员工更好地做到家庭与职场的平衡，建立人际关系的良性互动模式，促进相互之间的理解和支持。

（5）团体辅导：由受过专业训练的领导者，运用团体动力学的知识和方法，通过专业的技能与方法，带领职工参加团体心理减压，团体成长等活动。通过带领团体活动、团体沙盘等方式引导员工情感正向流动，激发员工活力与创造性，从而促进班组凝聚力建设；2018 年组织开展团体心理辅导 45 场，参加人次 418 人次。

（6）突发事件后心理危机干预：由于其突发性、不可预测性，会导致个体产生无法抵御的感觉，引发一系列生理、心理和行为反应，并可能产生急性应激障碍和创伤后应激障碍等。因此如果有突发事件发生，尽早进行心理危机干预，保障员工队伍的稳定，确保装置平稳生产。

（7）“三高”人群健康干预：血压高、血糖高、血脂高会诱发心脑血管疾病，甚至诱发猝死，公司对“三高”人群开展了一系列健康干预活动，活动内容包括：①授课、讨论：让大家知道什么是“三高”，“三高”的成因、“三高”的危害，心血管疾病的危险因素（高血压、吸烟、血脂异常、糖尿病、超重与肥胖、身体活动不足、不合理膳食等），探讨自我，激发自我改变的愿望；②膳食调查：回顾24小时内摄入的食物品种和数量，分析其膳食结构情况，进行合理膳食指导；③团体心理辅导：舞动治疗之动作练习、呼吸训练、肌肉放松练习、团体心理游戏，达到改善失眠，提高睡眠质量，学习情绪管理、压力管理基本方法，降低焦虑水平等。

（8）积极开展心理健康相关科学研究：①石化职工健康状况调查：开展了石化职工健康状况调查，职工心理健康、职业健康、身体健康三个方面内容，得到员工身心健康现状及影响因素、压力源及应对方式等资料。②企业员工心理卫生服务模式探讨：完成对六家石化公司的调研，包括员工前期访谈，设计完善调查问卷，实施调查，选择某公司某厂的全体员工进行干预模式试点。③进行员工安全心理调查与对策研究：石油石化企业在生产过程中存在诸多不安全因素，员工的安全行为是安全生产的基石，确保员工的行为安全是企业安全生产环节的重中之重。因此，如何提升员工的安全行为，降低生产风险，减少事故率是摆在石化企业管理者面前的紧迫问题。目前，公司正在进行员工安全心理调查与对策研究，探索安全生产事故的心理学影响因素和应对策略，强化员工的安全意识，减少员工的不安全行为，降低事故的发生风险，从心理学的角度出发探讨安全管理的对策和预防事故的措施建议。

三、取得成效

（一）改善员工心理健康状况

2016年，公司选取某厂进行心理卫生服务试点及效果评价研究，通过心理调节与减压的APP和微信公号推荐、大型公益讲座与团队活动等方式开展员工心理健康帮助。根据2016年3月10日—4月25日是否参加过团体辅导分为两组（最多参加过2次团体辅导）来进行统计学检验，描述性统计和方差分析结果分析得出，参与团辅和未参与团辅的员工，其前后抑郁（PHQ-9）得分、抑郁（SCL-90）水平、焦虑（SCL-90）水平、工作满意度、心理韧性存在差异（$P<0.05$），参与团队辅导的人显著降低了其抑郁、焦虑水平，提升了工作满意度与心理韧性，参加团队辅导的人的心理健康水平得到了一定的改善，团体心理健康辅导是一项有效提高员工心理健康的举措。

通过开展心理调节与减压服务，员工认为带来的变化主要有：更关注心理健康相关知识，更加重视自己的心理健康，更加重视家人的健康，乐于接受心理健康促进服务。

（二）为职工打造“好心情”

工作或生活压力过大均会导致员工状态失衡，造成亲子问题、婚姻问题、婆媳问题、职场人际关系问题等，并进一步导致工作效率低下，个人发展受限，极个别员工还可能发展出反社会行为。通过为员工提供心理成长类服务可有效解决员工及其直系亲属在日常生活和工作发展中出现的一些困扰，能够缓解员工压力感受和压力反应，缓解员工负性情绪的产生趋势，缓解负性职业态度的产生趋势，缓解企业内员工抑郁倾向的产生趋势，心理健康促进服务受到了广大职工及家属的欢迎。如公司某部门职工在参加沙盘游戏后高兴地说：“在这里体验沙盘游戏后感觉很好，以前困扰我很久的问题一下子就明朗了，感谢老师给我们创造了这么好的条件，会预约再来的。”某部门女职工多次因工作分配与所在班组人员发生冲突，后调到新班组后情况仍无明显改观，经常将自己锁在休息室里不愿与人接触；为避免触动当事职工敏感神经，及时安排了其所在班组部分人员的团体辅导，该职工在绘制“生命线”项目中，与辅导老师、同班组职工分享了其家庭和个人的某些情况，找到了心情低落的原因，在大家理解接纳的氛围中这名职工情绪明显好转，在老师的引导中学习到新的应对生活的方法，后来该职工慢慢地能与同事融洽相处。

（三）促进管理水平提升

石油石化企业管理人员大多数都是从基层一直提升上来的，多为石油石化专业人员，理工类思维人员较多，处理人的问题完全依靠个人特质和经验主义，如性格急躁的领导会更多地指责员工，同时自己也会在指责中积累负面信息和情绪，并由此产生恶性循环。内向的人可能会退缩，觉得自己什么工作都做不好，无法完成领导交办的工作，最终发展为抑郁。EAP 引入企业后，企业管理与心理学应用相结合，有针对性地进行管理水平提升培训，取得较好效果。从员工的角度看，EAP 服务可以帮助提升员工对组织的满意度及承诺感，维持员工的稳定性。

（四）化解心理危机

发生严重突发事件发生后，企业立即组建危机干预小组，奔赴现场对可能会受到突发事件影响的班组进行危机干预，避免创伤后应急障碍的发生。如果有同事、家人反应某些个体面临突然或重大生活困境，超过了个体自身应对能力时，或在心理咨询热线或面对面心理咨询、团体辅导过程中发现个案有自伤倾向时，心理工作人员及时进行干预，截至目前，公司成功化解过多起危机个案，包括部分严重自杀倾向个案。

四、经验体会

相对于西方已形成规范完善的心理健康服务体系不同，心理学在中国的发展起步较晚，心理健康服务尚处于起步阶段，很多人常常将心理健康问题等同于精神问题，职工对心理健康工作存在误解，对于主动寻求心理帮助存在担忧，害怕被人知道和嘲笑。再加上中国人含蓄内敛的性格特征，使得很多人并不重视甚至忽视自身的心理健康问题，出现两极分化的特点，刚开始在企业进行心理健康促进工作时，这些问题和阻力也常常出现，如在进行一些团体活动时，由于员工们是被要求参加团体辅导，且团体辅导会占据工友们自己的一些休息时间，加上对心理团体辅导的不了解等原因，个别员工在第一次参加团体辅导时表现出比较排斥的行为。

归根到底是全民意识问题，究其原因是科学心理学健康知识全民科普的力度和广泛性不够的问题，经过多种形式的宣传和深入的活动体验，使员工真切感受到心理学在工作和生活中的实际运用，感受到心理学能够帮助他们实现目标，提高自己对工作的客观认同和团队之间凝聚力的联结，从而收获更健康的身体和更幸福的生活，大家越来越愿意且更加积极放松地参与到各项心理健康促进活动中来。在企业开展心理健康服务，以下几个方面尤为重要：

（一）加强心理健康服务的宣传与推广

要让员工相信心理健康服务，使用心理健康服务，宣传是头等大事。心理健康服务推进之初，员工对于心理学的相关知识及心理健康服务的内容了解较少，因此宣传促进对于石化企业心理健康服务的开展实施具有重要作用。为此，要注重发挥传统媒体与新兴媒体优势，综合运用报纸、电视、橱窗、手机、网络等宣传载体，对心理学、心理健康服务的有关知识、心理健康服务提供的各种服务及其对工作生活的积极影响等内容进行普及宣传，促进员工积极主动的使用心理健康服务。

1. **线下宣传**　线下宣传主要以海报、展架、三折页、自助卡等实物宣传的形式，向员工展示并介绍心理健康服务的服务内容及参与方式，让员工能更加系统、更加清晰的了解心理健康服务工作，安排专业老师，向员工进行项目内容及相关心理学知识的宣讲，使员工能深入了解开展心理健康服务的意义及个体心理健康的重要性；同时，通过心理学的小测试，为员工答疑解惑，让员工能亲身感受心理学的奥秘，化解部分员工对于心理学的误解与排斥，从而能更好地推动项目进展。

2. **线上宣传**　线上宣传主要借助石化职工健康（含心理健康）服务系统，微信公众号，录制各种音频和视频，树洞倾诉，心灵能量卡，在线测评等，进行“可视、可听、可感、可接纳、可互动”的立体化传播体系，创新载体形式，分享健康理念与知识。

3. **活动中宣传**　活动中宣传主要是针对每次开展活动的时间安排及内容进行宣传，使员工能及时了解心理健康服务动态，并根据自身实际需求，选择参与相应的活动。结合各种会议、竞赛、支部活动等，渗透心理健康知识，嵌入心理健康知识的培训和健康促进活动体验，通过讲座、培训、心理游戏、在线知识宣传等员工容易接受的方式开展员工心理健康促进服务。

项目执行过程中的宣传也主要分为线上及线下宣传两种形式。在活动开始前，进行线上宣传，以微信的形式向全员发送活动通知；在活动进行时，采用线下海报宣传的形式，扩大项目在员工中的知晓率；在活动结束后，及时发送新闻稿，向全员介绍活动中的精彩片段及实施效果。

（二）团体辅导、团体活动是有效的心理健康促进方式

通过各种形式的团体活动、互动交流非常有利于团体凝聚力的建设，班组人员一起做些团体游戏活动，一起做几次团体心理沙盘，在交接班或者班前会上开展“三五句话鼓鼓劲”“三言两语聊聊天”“有话好好说、互说烦心事”等活动，都有利于让班组人员之间彼此建立连接。身心是一体的，心理会影响生理，生理也会影响心理，如果改变不了心理，可以尝试从改变身体开始，如果改变不了身体，也可以尝试从改变心情做起，而且团体活动和团体沙盘本身就同时促进身体改变，促成心灵的交流，对改善员工身心健康，提升团体凝聚力非常有效。

（三）慢性非传染性疾病人群健康干预活动中加入心理干预内容

现代医学模式中，心理因素是导致慢性非传染性疾病的至关重要的因素，高血压、高血糖、高血脂与行为生活习惯和心理社会因素密切相关，心理社会因素在疾病发生、发展过程中起着重要作用。有资料显示，在综合性医院的初诊患者中，有近 1/3 的患者所患的是与心理因素密切相关的躯体疾病。非精神科医生很少关注这些患者的心理因素，也很少把这些他们认为是内科的疾病而看成与心理状态相关，因此患者往往接受的是躯体治疗，心理社会因素方面很少得到关注。

公司选取部分单位作为试点，将“三高”人群与合理膳食、健康行为生活方式、提高睡眠质量、情绪与压力管理相结合，“三高”群体健康干预活动取得了较好的效果。总之，以往人们普遍重视身体健康而忽视心理健康，对心理健康的认识有很多误区，身体不舒服的时候大家可以坦然地去医院求助，但心理健康出现问题的时候人们通常不知道该如何求助，社会提供给人们的求助渠道和资源也非常有限，只有发生非常严重的精神疾病时才送精神病医院，因此人们对心理健康问题有求助的耻感，认为如果去打心理热线或者去做心理咨询，是对自己的否定，担心被人议论和耻笑。近年来，健康问题越来越受到人们的重视，目前某石化企业各单位就员工心理健康促进工作均开展了全面有效的部署安排，利用各种资源，结合实际、找准落点，在各级领导的重视下，在所有工作人员的共同努力下取得了一些成效，部分员工对心理健康促

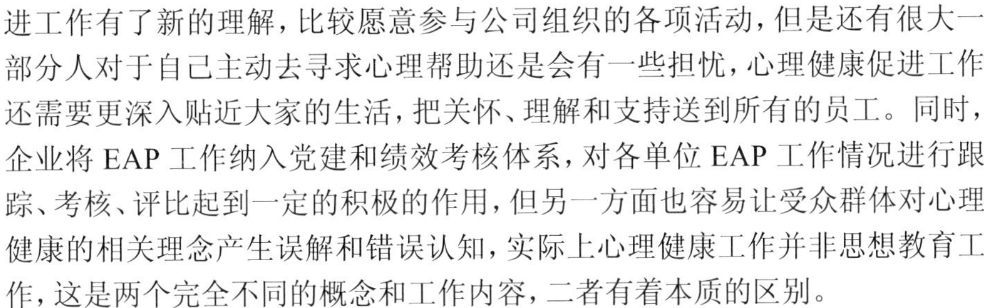

进工作有了新的理解，比较愿意参与公司组织的各项活动，但是还有很大一部分人对于自己主动去寻求心理帮助还是会有一些担忧，心理健康促进工作还需要更深入贴近大家的生活，把关怀、理解和支持送到所有的员工。同时，企业将 EAP 工作纳入党建和绩效考核体系，对各单位 EAP 工作情况进行跟踪、考核、评比起到一定的积极的作用，但另一方面也容易让受众群体对心理健康的相关理念产生误解和错误认知，实际上心理健康工作并非思想教育工作，这是两个完全不同的概念和工作内容，二者有着本质的区别。

（余霞玲）

第二节　某大型台资电子企业心理健康促进案例与分析

一、概述

电子行业是制造电子设备、电子器件及其专用材料的工业。电子产品一般分为三类：一是投资类产品，如电子计算机、通信机、雷达、仪器及电子专用设备；二是消费类产品，包括电视机、录音机、录像机等；三是电子元器件产品及专用材料，包括显像管、集成电路、各种高频磁性材料、半导体材料及高频绝缘材料等。电子工业是国民经济支柱产业之一，也是新兴科学技术发展产业。目前我国已成为世界第三大电子信息产品制造国，电子行业工人工作技能要求简单，生产节律自动控制，工人自主程度低、注意力高度集中、轮班，使长期在流水线上操作的电子行业员工容易产生强烈的单调感和对工作的厌倦感，从而导致其不同程度的职业紧张；随着城镇化进程的加速，进城就业的农村劳动力成为产业工人的重要组成部分，因电子行业对学历要求不高，外来务工人员占电子行业员工的大多数，其与家人的长期分居，在生活就医方面的不平等，社会支持系统不够健全，使他们承受着更多的生活、工作和经济上的巨大压力；此外，封闭式的工作环境、在生产过程中可能接触到的噪声、粉尘、有毒化学物质等职业性危害因素的影响，一定程度上也会加重其职业紧张；同时电子类生产企业是典型的离散型制造企业，多品种、多批量、单件的生产组织方式，多数电子类生产企业按订单组织生产，临时插单现象多，导致电子企业员工经常面临加班加点，长工时也加重了员工的职业紧张。

二、实践

（一）企业信息

本案例企业位于江苏省苏州工业园区的一家台资企业，为全球前三大液晶显示器（TFT-LCD）之设计、研发及制造公司之一，目前员工数量约 9 000

人，80% 为女性员工。公司 2007 年成立了专门的健康促进组织：健康促进管理委员会，以环安卫暨能源委员会为依托，指导企业健康促进管理工作。该委员会以苏州厂区总经理及各相关厂处主管为决策委员，负责公司健康促进管理工作中重大问题的审议与决策；由公司各权责单位一级主管担任执行委员，包括环安部、人力资源处、资材处、品保处等相关部门经理，以及各车间相关负责人等组成。

公司设置有专职、兼职职业卫生、健康促进工作人员推行各项健康促进事项。其中专职安卫管理人员共 50 人，同时设立了维力中心，配备 10 名医务人员。各工厂还设立了环安分会，由环安干事带领环安分会成员推行由委员会下达的各项健康促进管理活动。

2011 年起，企业采用 EAP 混合模式，由第三方专业机构提供驻厂心理咨询、企业内部维力中心积极配合的方式开展心理健康促进工作。

（二）具体做法

1. 需求评估　①需求评估方式：由第三方心理咨询服务公司应用 Mclean 职业紧张调查表和 Goldberg 普通健康调查表通过不记名问卷调查、个体深度访谈、现场考察，结合历年来员工体检资料、作业场所职业病危害因素监测结果、医务室就诊、转诊记录、8585 信箱建议及员工请假时数分析等，了解企业员工心理健康促进需求。②主要结果：通过基线调查和评估，发现员工应付能力（53.5±7.5）分，职业紧张因素（31.0±6.2）分和工作满意感（33.1±6.2）分，精神卫生异常率 50.4%。员工职工心理健康状况堪忧，其中生产工人异常率最高。同时健康知识认知率较低，最低的艾滋病传播途径，为 0.5%。健康知识需求以艾滋病防治、戒烟及膳食平衡等需求最高；健康生活方式技能需求较高（减重、办公室族病、女性健康、养生等均在 70% 以上）。职业病危害因素的强度或浓度除噪声岗位外，其余均符合国家职业卫生标准。

2. 优先干预领域　结合需求评估，根据员工的愿望及企业综合经济状况，以“优化工作环境，打造健康体魄，关爱心康建设”为优先干预领域。积极借助 EAP，自主推动心理健康促进工作。在“优化工作环境”方面，注重职业危害因素的源头管控，严格执行职业病危害评价和检测制度，落实个人防护用品的配备和使用，定期开展职业健康培训和模拟演练，推进工作场所相关管理制度健全落实；在“打造健康体魄”方面，24 小时为员工身体保驾护航，健康体检全覆盖，定期推出防病卫生教育，关注特殊群体健康；在“关爱心康建设”方面，构筑心理健康三道防线体系（心理预防体系、日常维护体系、危机干预体系）。

3. 制订计划　公司依托 EAP 开展心理健康促进的服务方案分为以下模块（6 大类模块，22 项内容）。

（1）模块一：宣传促进类。EAP 项目启动初期，基于同仁对于 EAP 的概念并不了解，也不知道 EAP 与自己的关系及如何去使用这项公司为员工购买的“心”型福利。所以项目启动初期，主要以宣传促进为主，结合企业内部特点，面向不同群体，确定了多种形式的宣传方式，包括盥洗室解忧文宣、电子心理月刊、微信公众平台、厂区海报墙、餐厅电视屏展播、开辟员工休息室 EAP 宣传栏、结合企业内部刊物开辟 EAP 专栏、编制《员工心理手册》、开展休息室员工随访等各项工作，保证 EAP 宣传的全面覆盖，提高 EAP 的全员知晓率。

EAP 宣传促进的内容初期以宣导和引入 EAP 的概念为主，包括 EAP 是什么、公司为员工购买的 EAP 服务包括哪些、告知员工在何种情况下可以寻求 EAP 的帮助，以及 EAP 服务地址和联络方式等。并逐渐增加日常心理健康促进的内容，包括情绪调节、压力管理、工作人际、家庭相处、婚恋情感、亲子关系等各方面内容，为同仁提供心理贴士。

EAP 宣传促进设定了四季度主题，包括幸福温暖季、心康促进季、情感平衡季、职场抗压季。根据季度主题及适逢节日的不同各有侧重，分享不同主题的心理健康贴士，通过以下不同形式开展日常宣传：

1）盥洗室解忧文宣：洗手间是厂区大部分员工日常出入最为集中的地方之一，而且对于大部分一线作业的员工来说，在洗手间张贴的纸媒宣传也是对其最为便捷直观的获知信息的一种途径，因此“盥洗室解忧文宣”便是最先纳入的宣传方式之一，由此也形成一种积极正向的“洗手间文化”，成为员工茶余饭后放松的精神慰藉之一。在项目深化期的 EAP 宣传中，真正结合了企业内部文化如“当责”精神等宣导。盥洗室解忧文宣的更新，也应同仁的需求，由每月 1 次增加为每月 2 次更新，内容版面也由最初的每月 6 个版面增加至 17 个版面。盥洗室解忧文宣的张贴涵盖了厂区男女厕所共计 50 处，作为 EAP 涵盖面和受益面最广的宣传形式，为同仁提供休息时间的“心灵贴士”，是即时即刻的“心灵小帮手”。

2）心理月刊：每月一期心理月刊《绽放》，以心理美文、心理案例问答、趣味心理图片或趣味心理测试为主要内容，结合 EAP 季度主题及适逢节日选取相关内容，而心理问答的案例编写结合日常心理咨询服务中接待的案例分类统计，从本月咨询中较为集中或典型的主题中选取蓝本，为同仁提供普适性的心理指导建议。心理月刊每月电子版会通过邮件形式分享给办公室同仁，同时会打印出来张贴在员工休息室 EAP 宣传栏，覆盖到广大一线作业的员工。

3）微信公众号推送：EAP 健康促进的宣传方式秉持与时俱进原则，跟进时下最为主流的推送方式，同时结合厂区自身情况，考虑到同仁最为便捷的接收方式，自 2014 年 3 月起，在微信公众号盛行的时候，EAP 也创建了自己的公号开始每日一推，每天精选一篇心理相关长文和短句箴言“每日心语”，并时间点固定在同仁休息时段进行推送，尽可能让广大同仁及时接受并看到资讯。同时微信公众平台也为心理咨询和预约服务提供了一个新平台。EAP微信公众平台开启首月粉丝量便增长到千人，微信推送每篇阅读量保持百人以上，并在后续持续保持影响力。

4）餐厅电视屏展播：配合季度主题及讲座活动等重大事件进行餐厅PPT展播。

5）日常员工休息室随访：每周三次深入员工休息室，发放问卷，推广EAP服务，收集同仁意见和建议。

6）结合企业内部刊物开辟EAP专栏：结合企业内部已有刊物，开辟EAP专栏，每季度一期的内刊中通过EAP版面进行心理健康宣传，包括案例分享、心理健康实用技巧和漫画等内容，面向宿舍区和办公区发放。同时编写《员工心理健康手册》，制作成口袋书，在宣传活动中面向厂区同仁发放。

（2）模块二：咨询服务类。

1）24小时热线电话：真正意义上的7×24小时的咨询热线，由EAP第三方服务机构的心理咨询师值班，接听此热线。以方便快捷的方式随时满足员工的咨询需求，以便及时有效地帮助员工疏导心理困惑，及时干预有自伤、自杀倾向的危机个案，助力企业降低心理异常的发生率。

2）个体面询：EAP项目启动后，在厂区设立“心灵氧吧”工作室，由第三方机构派驻咨询师提供长期驻厂心理咨询服务。同仁可以在约定的时间里，至“心灵氧吧”咨询室接受一对一专业面询服务，每次面对面咨询50～60分钟。

3）网络咨询：提供每天在线的网络QQ咨询，可以文字、语音、视频、邮件咨询，特别适合于远距离的即时咨询和预约咨询。

4）家庭辅导：延伸到员工家庭的服务。针对家庭关系、子女教育、夫妻关系等家庭相关问题，员工可以家庭为单位与主要家庭成员一起接受辅导，促进家庭内部的交流和理解，达到解决问题的目的。

5）团体辅导：面临共同问题的员工组成一个小组，由受过专业训练的团体主持人，协助团队成员形成团体的共识和目标，建立正确的认知观念和健康的态度，学习解决问题的方法和技巧。

（3）模块三：培训活动类。

1）专题培训：通过互动式培训（小组互动式），为管理者和员工提供工作生活中与心理健康有关的各种主题的培训，帮助管理者和员工提升相关知识和技能。如新员工入职心理健康培训。针对新入职员工开展EAP心理健康知识普及课程，介绍公司的EAP服务及相关资讯，自2012年12月开始，入职心理培训覆盖所有新入职同仁，课程版本也不断升级，根据现场反馈和最新需求保持内容的更新。对一线管理者开展相关心理技能培训，如新生代员工

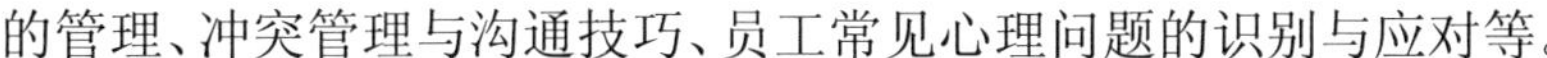

的管理、冲突管理与沟通技巧、员工常见心理问题的识别与应对等。

2）主题讲座：通过课堂讲座（课堂讲座式）针对员工常见的工作生活困扰，为员工进行专题讲座，内容包括职业心理健康、职业枯竭与应对、挫折应对、工作与家庭平衡等相关内容。面向办公室同仁，开展心理主题讲座，如《积极心理与幸福人生》《你的形象，价值千万》《爱的连接亲子讲座》《男人来自火星，女人来自金星》《减压不减力，塑造职场活力》等。同仁的课后反馈满意度达 95% 以上，多数同仁表示课程内容对自己的工作生活有很大帮助，希望多开展此类课程。

3）团体沙龙：通过沙龙活动（围坐自由式）针对大家共同关注的问题（如婚恋情感、亲子教育、沟通技巧、压力等），邀请相关专家以沙龙的形式与员工共同探讨、交流，员工可进行现场互动提问、讨论，在轻松的氛围中学习心理分析、解决心理困扰，感受公司对员工的关爱。如在 2016 年，孕期女性员工和新手妈妈比例增多，EAP 面向妈妈群体有针对性地开展了“辣妈育儿经”团体心理沙龙，每周 1 次，连续 4 周的沙龙，为处在育儿不同阶段中的女性员工提供专项育儿及心理指导。

4）心理主题活动：为提高 EAP 知晓率，提高同仁对 EAP 的接纳认可度，增进与同仁的心理连接，藉由各个传统节日搭配 EAP 四季主题，开展各类心理主题活动，如项目初期开展 EAP 走入工厂休息室活动、EAP 新年写福活动、心灵有约 EAP 巡展活动、缘来缘趣 EAP 七夕活动、爱在金秋中秋活动、因为有你，心存感激——EAP 漂流瓶感恩传递活动、玩转圣诞 EAP 趣味答题等。每次主题活动都分梯次在不同厂区不同地点开展，以最大程度覆盖到全体同仁，传递“EAP 就在您身边”的服务理念。

5）助力企业内部社团：EAP 进驻企业后，助力企业社团活动，新增心理社团，辅助心理社团开展特色主题活动，如正念体验课、《少有人走的路》心理读书会，心理电影观影沙龙，为社团成员推荐心理书单和心理学学习资源，培养心理社团成员为 EAP 辅助力量。

（4）模块四：危机事件干预类。

1）重大事件危机干预：当出现自杀、工作场所暴力、裁员、组织变革等紧急、重大事件时，EAP 提供危机干预服务，帮助面对危机的员工个人和组织共同渡过难关。

2）一般事件危机干预：个体精神疾病发作、遭遇亲人丧失等个人重大事件、基层班组长管理过程中受到人身威胁等，EAP 及时给予心理评估与心理疏导，协助企业更好的帮助到特殊员工。

（5）模块五：心理调查和测评类

1）心理调查：对员工心理健康状况、组织状况进行调查，深入分析影响目前状况的各种因素，出具整体分析报告和解决建议，帮助管理者了解员工心理现状，为管理决策提供依据。如对新员工入职心理调查。截至目前参与测试人员达 16 724 人次，有效排除了可能存在的心理健康隐患；对新员工转正心理筛选，排除可能存在的人格异常倾向人员。截至目前参与测试人员达 5 172 人次，进一步保障员工的情绪稳定性，降低产线冲突发生的概率，利于产线管理难度的降低。

2）个体测评：为管理者和员工提供个体心理测评服务，对个体职业心理健康进行综合评估，出具个人心检报告，帮助个体了解自我的职业心理健康状况以及需要改善的方面。

（6）模块六：其他类。

1）法律顾问：为客户员工解答工作生活中遇到的各种法律困惑。

2）医学顾问：为员工生理问题提供医学方面的解答。

4. 实施阶段　EAP 项目在企业从落地到发展经过了启动、初始阶段、深化阶段、特色阶段，基于每个阶段的需求评估与进度实况来拟定下一阶段的重点目标和方向。

在 2011—2013 年启动和初始阶段，以大量和高频次的宣传推广活动类工作为主，并联合企业内部心理社团扩大影响力，旨在提高 EAP 的知晓率，提高同仁对 EAP 的接纳度，为后续工作铺垫良好的基础。同时开展基础类心理服务，如心理咨询、心理主题讲座等。

在 2014—2016 年项目深化阶段，各类基础服务不断完善，EAP 各项服务持续稳定的开展，获得同仁的信赖与支持，同时根据同仁的需求与反馈，不断优化服务方式，提高服务质量。

在 2017—2019 年根据企业特定需求开展 EAP 特色项目，如一线员工离职率降低项目，从心理管理角度开展观察访谈工作，提出建设性意见和相关措施，为降低一线员工离职率发挥心理建设方面的作用。

三、取得成效

自 2011 年开始建立“心灵氧吧”，为员工提供专业的员工心理健康监测、心理健康知识普及与宣导、心理健康培训，以及心理危机干预等服务。利用多种宣传方式及手段（张贴栏、微信公号等），旨在解决员工的各种心理问题和困扰，提升员工心理健康水平，构建幸福和谐组织、提高企业效能。员工心理健康意识得到加强，员工职业紧张测量的 3 个维度中，应付能力（50.5 ± 7.6）分较干预前（53.5 ± 7.5）分有改善（$P < 0.01$），职业紧张因素（31.3 ± 7.0）分和工作满意感（32.1 ± 7.1）分较干预前分别为（31.0 ± 6.2）和（33.1 ± 6.2）分无明显变化（$P > 0.05$）；干预后组员工精神卫生异常率（40.8%）比干预前组（50.4%）降低，差异有统计学意义（$P<0.05$）。

员工对 EAP 的知晓率逐年提升，接受度和使用率也逐渐提高与保持稳定，无意外事故发生。危机干预与异常评估工作在 EAP 中处于金字塔顶端，底层预防和心理健康促进与筛查工作做得好，发生危机的概率也会相应下降。截至 2018 年 11 月，EAP 普及率 100%，员工知晓率约 96%；EAP 咨询人数约 1 600 人，关注人数 7 000 余人。EAP 开展以来，无自杀、暴力伤亡等重大危机事件。自 2011 年以来截至 2018 年协助 HR 开展员工心理异常评估与处理共计 46 人次，员工意外去世危机干预处理 4 起，面向危机事件中受影响同仁及时开展团体辅导和一对一辅导，开展心理干预，并及时追访，帮助受影响员工回归到正常工作生活轨道中，将影响降到最低，危机干预事件中受益员工百余人。

四、经验体会

（一）针对性分层辅导

分层有针对性开展服务（团辅或讲座），对不同群组可能出现的问题，进行调查施测，及时干预。如针对特殊工作岗位形成的职业紧张进行调节：个案咨询经验中，有使用肉眼观测进行质检导致退货后自责感强烈，职业紧张程度高。经训练组协助进行岗位了解，提供了相关资讯，实施了压力测试，进行了对应的干预，减压团辅或讲座；特殊工作职位的相关培训：领班线长训练《冲突管理》《如何对 80/90 后员工进行有效管理》《如何选拔助理》等；针对工作 5～10 年普通职位群体可能出现职业倦怠，缺乏工作动力，进行相应团辅；针对产后归来的女性群体进行抑郁测试，提供情绪管理，家庭与工作平衡主题沙龙等。

（二）巧借力广泛参与

构建产线 EAP 小帮手——推行心理健康助手计划，完善一线心理健康体系保障。选拔产线人员培训，成为一线员工心理健康的探测器。及时提报产线中发生重要事件而出现情绪异常的人员（如家里发生变故、失恋、缺少社会支持等）。

（三）评估内容及方式有待完善

心理健康促进评估应包括形成评价、过程评价、影响评价（近、中期效果评价）和结局评价（远期效果评价）。按计划时间开展项目评价，通过监控、测量、记录等方式了解职业心理健康促进项目的开展情况，获得经验、教训和反馈。组织来自不同层级管理层及不同岗位的员工参与制订评估计划，包括评估的问题设置和数据的收集方式等。评估指标可包含职业心理健康影响因素、成本效益（效果）分析、人员流失率、缺勤率、员工参与率、工作满意度、员工赋权增能等维度。该企业及 EAP 机构仅对 EAP 使用情况等进行了简单评估，显然不够理想，今后有待与职业心理健康促进专业人员合作，开展系列规范的评估工作。

（张巧耘　赵衍翠）

第三节　某海洋石油企业心理健康促进案例与分析

一、概述

（一）行业特征

海洋石油行业指在海洋中从事勘探、开采、输送、加工原油和天然气等生产活动的行业。海洋石油开发的主要工艺流程可分为采出、处理和外输三个阶段，采出阶段主要是位于水面以下，一般是在油气田投产以前的钻井、完井时完成。处理阶段分为原油、天然气和生产水的处理，包括测试、分离、化学药剂注入、过滤、稳定、脱油、脱水、换热等工艺流程以及其他一些辅助工艺。油气的外输方式包括两种：一是通过海底管线输送至其他平台或直接输送到陆地上的处理厂进行初步处理，二是利用软管将浮式生产储油装置（即一种用于海上初步加工并储存原油的装置）上的原油驳输至提货油轮。

国内的海洋石油生产作业大多实行 28/28 天倒班制，即出海作业 28 天，返回陆地休息 28 天；日常海上作业实行每日两班制，即 7：00～19：00 和 19：00～次日 7：00。由于海上作业平台大多远离陆地，海上作业人员（即从事海洋油气开采的员工）通过乘坐直升机或者船舶抵达海上平台，开始一个为期 28 天的倒班工作周期。

相对于其他行业，海洋石油行业具有显著的高风险、高科技和高投入特征。海洋油气开采在海上平台进行，远离陆地，南方海域台风频发，北方海域海冰侵袭，加上海上平台开采、处理的油气属于易燃易爆品，安全生产的风险高、压力大。基于海洋油气开采的高风险特征，海洋油气开采是高集成、跨学科、多领域科技成果集中展示的试验台，因此，开发成本通常是陆地普通油田的 5～10 倍，需要高投入。

（二）行业心理健康问题分析

鉴于海洋石油出海作业人员所处的高风险行业性质和复杂的工作环境，海洋石油普遍存在行业特有的“心理顽疾”。海上作业人员在环境相对恶劣的海上平台长期生活，经常面对着包括恋爱、婚姻家庭、子女教育、人格因素等心理压力以及人际冲突、工作积极性和士气下降等问题。同时，海上平台安全生产要求严格，加之台风、冰冻等自然灾害，很多岗位具有一定危险性，稍有疏忽就可能酿成安全事故。

研究显示近海石油生产被认为是职业压力较高的职业，其压力主要源于海上工作期间与社会、家庭隔离，高噪声、强振动的工作环境，海上工作与陆地休息定期轮换，12 小时倒班制，海洋生活枯燥与饮食单调，工作与生活环境局限，恶劣的海洋气候，对人身安全的担心等。英国北海油田的调查发现，作业人员的职业压力来源有以下几个方面：工作中与家庭中的人际关系、工作中的管理问题、工作中的内在因素、工作中的不稳定因素、海上生活环境、安全问题、工作与家庭的关系，以及仕途和奖励。另外，国外研究证实，长期从事海洋石油生产的工人，可出现严重的健康和安全问题，如意外伤害、精神健康差、胃病、睡眠问题、血压升高等。

国内对海洋石油行业出海作业人员的调查显示，出海作业人员的主要压力和心理问题来源于工作压力、家庭压力和环境压力三方面。在工作压力方面，主要包括工作环境恶劣、与领导没有时间沟通、工作时间太长、团队建设压力、社交圈子小、不利于国企的社会舆论带来的压力等。在家庭压力方面，主要包括缺乏与家人和朋友的情感交流、家里的问题自己很难帮上忙、家人为自己的安全担心带来压力、家人对自己的工作缺乏理解和支持、与家人团聚实践少而无法处理家里的事务、与子女缺少沟通、缺乏花时间为子女的教育操心等。在环境压力方面，主要包括生命受到极大威胁、面临不可抗的自然灾害、危险突发事件频发、海上生活单调枯燥、自己的奉献和收入及社会地位有反差等。此外，国内研究显示出海作业人员心理健康症状自评列表（SCL-90）得分高于全国常模，心理应激阳性率 31.1%，心理应激状态较严重。心理应激阳性的发生与年龄、婚姻、学历、工龄有关。其中，年龄 30～40 岁员工阳性率最高；已婚、学历为大专以上的员工，其心理应激反应为阳性症状的几率分别高于未婚、大专及大专以下学历的员工，工龄 10 年以上的员工心理应激阳性率最高，达 44.6%。

二、实践

（一）企业信息

某公司属于国内某大型海油石油公司下属三级单位，主要在中国近海某海域从事海上油气资源开发生产。目前，该公司在近海海域海上平台从事海上油气开发生产的工作人员（以下简称出海作业人员）676 名，均为男性。其中 20～29 岁占 26.5%；30～39 岁占 39.8%；40～49 岁占 25.7%；50～60 岁占 8.0%。文化程度方面以本科为主，占 61.5%。

公司出海作业人员分布在近海海域的 15 个海上生产平台，主要工作是依托海上生产平台开采海底的石油和天然气，并将开采出的海底油气水混合物通过海管输送至陆地的原油处理厂进行处理，生成符合国家标准的原油和天然气，并外卖至下游用户。出海作业人员出海作业实行 28 天 /28 天倒班制，即出海作业 28 天，返回陆地休息 28 天；海上工作实行每日两班制，即 7：00～19：00 和 19：00～次日 7：00。

每个海上平台配有医务室和一名全科医生，负责出海作业人员常见疾病的诊治、突发疾病的现场处置及转诊和日常健康管理，但不涉及心理健康咨询相关内容。

该公司设有质量健康安全环保部，负责公司 HSE 事务管理。在质量健康安全环保部内，设有职业健康管理主管岗位一个，主要负责公司职业病防治工作。该公司与辖区内某二级甲等医院签订了医疗协议，该医院主要承担该公司出海作业人员的职业健康检查、海上平台医生派驻及其日常管理工作。该公司没有心理健康管理机构设置和相关人员，但聘请了第三方心理健康专业技术服务机构开展针对出海作业人员的压力管理和心理健康服务工作。

（二）具体做法

1. 安全生产 - 心理健康压力模型构建及应用　鉴于业界普遍认为海洋石油开采属于职业压力较高的职业，考虑海洋石油作业具有高风险、高科技、高投入的特点，海洋石油安全生产容不得出任何差错。因此，公司安全生产体系既包括制度建设这一“有形”保证，也包括“心灵的安全生产”这一“无形”保障。为此，公司按上级单位要求开展安全生产 - 心理健康压力模型构建，旨在通过改善影响安全生产的人的因素着手，通过将员工的认知、心理特质和安全行为绩效之间建立匹配关系，找出可以预测安全生产状态的人为因素，以降低由于人为因素导致的安全生产事故的风险。通过对测评数据的分析处理，全面了解海上工作人员的安全生产状况及其影响因素，从而有针对性地提供改善建议，最终达到更安全地生产作业。

构建安全生产 - 心理健康压力模型，首先通过网上测评、纸质问卷等形式，收集出海作业人员压力模型构建所需的基础数据，包括压力源、压力指数、中介变量、影响结果等内容。同时，为弥补单纯测试所存在的一些局限性，测评的同时采用抽样访谈的形式，来丰富相关信息。此外，还采用半结构访谈形式，通过与建模对象一对一沟通来采集相关数据。针对收集的基础数据，通过开展压力反应影响因素分析、工作满意度和职业倦怠影响因素分析、心理健康指数影响因素分析，获得了出作业人员的职业倦怠压力模型图、心理健康压力模型图，建立安全生产 - 心理健康压力模型。

利用员工安全生产 - 心理健康模型对公司所有员工开展心理压力跟踪监测，定性筛查并确定员工压力源，定位并锁定员工中具有严重心理隐患和影响生产安全的人员，缓解、解决影响生产安全的心理问题。对锁定的具有严重心理隐患问题、可能影响生产安全的人员，进行特殊跟踪服务管理。一方面及时解决员工心理健康问题，提高员工心理抗压能力和心理健康水平，缓解和解决影响生产安全的心理问题；同时也为公司各级管理人员提供在确保安全的前提下合理安排员工作业的有力依据。

2. **心理健康服务** 心理健康服务主要是通过互联网，为公司员工及其家属提供的一种心理维护服务。该服务以匿名方式，通过网络评估让员工全面了解自身的心理健康状况，通过一系列心理服务缓解并疏导员工遇到的心理困惑。

心理健康服务包括线上服务和线下服务两大模块，坚持线上为主、线下为辅模式。线上服务包括网络测评、心理咨询、网上工作坊、网络课程、心理调适与心理资讯等。线上服务采用匿名方式，以保护员工个人隐私不会泄露。同时，线上服务选取的服务内容往往针对员工的共性问题，因此线上服务适用于大多数员工。线下服务包括主题讲座、行为训练、工作坊、一对一心理辅导与心理放松设备干预。线下服务多采用面对面的方式，对个别员工反映的个性化问题提供针对性强的心理援助。

（1）线上服务：自我认知测评是指员工运用会员卡到网上匿名参与自我认知测评，了解自身心理状况。

自我调适，包括网络课程、电子期刊、知识资讯与在线心理调适等。网络课堂选择亲子沟通、管理你的压力、管理你的情绪、职场沟通、个人危机事件处理应对、放松与调节等主题。电子期刊围绕每个节假日宣扬一个固定的心理学主题和理念。知识资讯通过在心理网上定期发布一些通俗易懂的心理学常识和技巧，点出一些生活中常见的误区，传递科学有效的心理学理念，从而帮助员工快速获得有利于身心健康的知识资讯，解开各种心理谜团，更好地积极投身于工作。在线调适包括放松空间、心理游戏、音乐调适和心理剧场等4个栏目板块，其中的每个板块又分别设置了多个分类。

（2）线下服务：①心理咨询：以面对面咨询、电话咨询、邮件与留言咨询等主动求助形式，包括婚恋情感、亲子教育、人际交往、职业发展、情绪管理、工作压力和其他心理问题等。根据咨询服务统计，心理咨询问题主要集中在婚恋家庭、亲子教育和人际关系等方面。②海上平台专家讲座和团体辅导：根据先前需要调研结果，组织心理健康专业技术人员，赴海上平台开展员工所关心的心理健康主题讲座。同时，开展海上平台团体辅导，采取的心理行为训练活动包括传球、魔杖和心手相连。传球训练的目的是突破固有的惯性思维，训练参与者的思维跳跃性及开拓创新性，提高参与者的创造性，突破瓶颈，提升工作兴趣。魔杖训练的目的是参与者在互动中觉察到自己面对困难时采取的习惯性归因方式，并了解内、外归因的优劣，以有效地规避某归因方式本身的缺点并尽量放大该归因方式本身的优点，从而减少工作生活中的挫败感。心手相连训练的目的是有意识地提高自己的适应能力，主动探索，积极适应环境，寻求、信任并利用社会支持系统。③陆地员工之家：为满足出海作业人员海休期间的心理健康服务需求，第三方心理健康专业技术机构在该公司附近设置了心理健康服务固定场所 - 员工之家。员工之家内设互不干扰的心理减压室、心理咨询室和体感音乐放松室。其中心理减压室配有脑电训练系统和放松系统；心理咨询室配有沙盘投射系统、心理测评系统、心理咨询系统和危机干预系统；体感音乐放松室配有音乐放松系统和音乐治疗系统。

三、取得成效

（一）辨识公司员工主要压力源

针对海洋石油作业人员心理压力模型，辨识的压力源按权重依次为：①在平台上工作的时间越长，经历的危险越多，越觉得后怕；②家人为自己安全担心所带来的压力；③家、平台两点式生活促使与地面的领导缺乏沟通所带来的压力；④海上生活单调、枯燥；⑤家、平台这种两点式的生活让自己性格越来越封闭，感觉自己与社会脱节；⑥自己对石油事业的奉献和所获得的社会地位有反差。

（二）公司出海作业人员心理压力水平明显降低

用 1～10 级的量表来评定压力反应的大小，等级越高表明压力反应越大。压力处于 1～3 级代表压力处于正常水平，个体会感觉生活幸福、工作轻松，而且还有很大的发挥个人能力的空间；4～6 级代表压力水平适中，个体能充分发挥自己的工作潜能，同时也能体验到生活和工作的乐趣；7～8 级代表压力水平较高，个体会感到无法应付，开始疲劳、消极应对、精力耗竭，如果个体在这一阶段科学评估自己的压力等级，采用简单的压力管理办法，可以实现压力的逆转，使得个体的压力等级恢复至 4～6 级的适中水平；9～10 级代表压力水平很高，个体的压力达到心理崩溃的临界点，极端情况下有产生崩溃、过劳死、自杀等风险。心理健康服务实施前后的统计显示，压力水平很高（9～10 级）与压力水平较高（7～8 级）的高压人群比例显著下降，压力水平适中（4～6 级）的人群比例显著升高。

（三）辨识心理隐患人群及提供有效干预

通过压力模型构建及其使用，定性识别、定位锁定影响安全生产的心理隐患人群并进行有效干预。统计显示，公司严重心理隐患（包括严重焦虑、抑郁、自杀倾向等）人员从最初的 5% 以上降低到 2% 左右。通过心理咨询师跟踪服务，每年隐患员工心理水平均得到了改善，大部分心理健康水平恢复到了正常状态。对于严重心理隐患人员，由于此状态下的心理健康问题员工自身无法应对外界各种压力给其带来的不良影响，并可能直接影响到海洋石油作业安全生产，短期内已不适宜在平台上继续工作，公司遵循心理健康专业技术人员的建议，由心理健康专业技术人员对其进行干预。经过干预后，87.6% 的严重心理隐患人员心理健康恢复正常，有力保障海上的安全生产。

四、经验体会

公司从保障海上安全生产的角度出发，开展针对出海作业人员开展了压力管理和心理健康服务，将出海作业人员中具有严重心理隐患的人员比例从 5% 以上降到了 2% 左右，效果明显，为海上安全生产提供了重要保障。

压力管理和心理健康服务通过调查、访谈、咨询等多种方式，发现员工所关注的前三位压力源依次为：在平台上工作的时间越长，经历的危险越多，越觉得后怕；家人为自己安全担心所带来的压力；家、平台两点式生活促使与地面的领导缺乏沟通所带来的压力。针对员工关注的以上压力源，通过在心理健康服务中开展心理讲座、工作坊、团体访谈，以及在行为训练现场中增加职业规划、员工个人成长、家庭关系处理等方面的内容的比重（包括实际案例），从公司层面组织形式多样的娱乐、团体活动，进一步提高出海作业人员的社会适应性和体验感。

公司从安全生产角度开展压力管理和心理健康服务，重点解决影响安全生产的心理健康问题。然而，当今社会人们的工作、生活节奏非常快，影响人们心理健康的因素并不是一成不变的，因而应加强维系员工压力管理与心理健康服务的“连续性”和“持续性”，持续对员工心理健康状况进行观察、测量、分析、跟踪并及时解决发现的问题。此外，以安全生产问题为导向开展压力管理和心理健康服务工作也存在一定的局限性。公司心理健康服务以解决实际问题为主，对出海作业人员心理健康影响因素的科学研究及其分析可能存在不足，后续采取的心理健康干预措施的针对性及其达到的效果可能达不到最佳的水平。

（汤小辉）

第四节　某劳动密集型电子制造企业心理健康促进案例与分析

一、概述

劳动密集型企业是指劳动力数量众多，但技术需求低的企业，其特点是存在着数量庞大的职业人群，解决了大量劳动力就业的问题，为国民经济作出了巨大贡献。劳动密集型企业以流水线作业为主要生产模式，职业人群因作业过程中人员高密集、作业时间长、强度大、机械重复性等作业特点，滋生了其就业状态不稳定性、人际冲突、角色更迭等严重危害身心健康的职业应激因素，已成为社会关注的卫生健康问题。

在经济全球化、国际竞争日益激烈的背景下，劳动密集型企业面临更为严酷的营商环境。以劳动密集型电子制造企业为例，该行业普遍面临着员工离职率高、出勤率低、安全生产、危机事件及群体性事件频繁发生等问题。问题的产生除了外在因素外，来自企业内部管理的因素不可忽略。很多制造企业的基层员工对职业心态的理解和对紧张工作环境的适应能力存在一定差距，加之企业缺乏行之有效的心理健康管理、维护、干预手段，员工心理健康容易出现问题甚至发展成为群体性危机事件和自杀个案危机事件。近年来，国内已陆续报道过电子制造行业频发的员工跳楼事件，逐渐成为媒体和公众关注的焦点。

从工作内容与方式来看，劳动密集型电子制造企业的流水线为了适应工作效率和产量，被划分为若干个专注处理某一细小片段的单元，每个员工只需重复处理一个特定的工作任务，其优点是工作内容被标准化后能够大大提升生产线的连续性和高效性。但另一方面，岗位上长期的重复操作会让员工觉得很乏味，这使得员工在一定程度上被物化成了流水线的一部分，这种模式限制了员工的人际交流，员工容易感到被隔离感和疲劳感。

既往有研究显示，流水线自主程度低的工作属于高职业紧张型，抑郁、焦虑和紧张的发生率均较高，工作时间增加和睡眠时间减少是引起员工职业应激的主要危害因素。我国的劳动密集型电子制造企业多数靠规模竞争，拥有大量的员工和大面积的生产基地，通过低廉的价格占领市场，规模化生产使得我国电子制造行业内拥有庞大的产业工人队伍，他们人数众多，年龄年轻化，工作环境往往单调和紧张，这也使得企业内部员工管理存在着众多隐患。尤其是职业心理方面存在着诸多问题。近年由于国际技术壁垒，再加上原材料和人力成本的逐年增高，企业的利润空间逐年被压缩，很多电子制造企业只能依靠缩减人员和加大工作量来求得生存。劳动强度的增大给企业员工尤其是生产一线员工带来的压力也随之大大增加。由于员工数量多，管理层在人员管理方面的工作比较繁重，很难关注到每一位员工的心理健康状况。一旦员工群体出现心理健康问题，生产一线员工的积极性和出勤率会降低，员工的流失率随之增高。因员工压力过大造成的员工经常性的旷工、注意力不集中、创造力下降而导致的企业生产力损失，正在逐渐引起企业管理层的关注。

如何改善员工心理健康方面，国内外的学者从不同角度的研究获得了很多有意义的结果，为系统化构建心理健康促进提供了参考。王瑾等在调查研究中发现，电子制造服务业流水线员工的抑郁症状检出率高于全国城市与农村地区一般人群流行病学调查结果。员工以从事体力劳动为主，更为关注工作带来的直接回报，而心理资本是职业人群应对抑郁症状的有效积极心理因素。当付出与回报不平衡时，职业紧张程度提高，心理资本存量降低，表现为缺乏自信、情绪悲观等，从而对个体的心理造成不良影响，诱发情绪障碍等。刘文慧等对电子制造企业女工进行的研究发现，该行业女工的职业紧张以工作要求 - 自主性模式为主，抑郁水平也较高。具有流水线作业、接触职业病危害因素、每周工作时间≥50 小时特征的女工发生职业紧张的风险较高，具有单身、接触职业病危害因素特征女工发生抑郁的风险较高。职业紧张可影响女工抑郁症状，也可以通过心理资本间接影响抑郁症状，降低职业紧张和提高心理资本可作为缓解女工抑郁症状的途径。程刚等的研究中，电子制造企业基层员工工作倦怠的特点表现为女性员工工作倦怠水平高于男性员工，20 岁以下的员工最容易表现出工作倦怠，工龄 2～3 年的员工工作倦怠水平最高；已婚员工或者本地员工工作倦怠水平相对较低，高中和中专学历的员工工作倦怠水平最高。在心理健康促进实践方面，马来西亚一项针对流水线工人的研究显示，与对照组相比，对流水线装配工人进行包括个人应对技巧等干预措施后，工人在抑郁、焦虑和紧张的发生率明显降低。在以工作轮换为干预手段的研究中，通过让工人在不同流水线岗位进行轮换，减少了单一作业带来的枯燥感，使得工人的工作满意度也得到相应增加。部分企业则从人体工效学角度出发，通过制定相关的功效学措施，例如提供伸缩取物器、可调整高度的桌椅等个体化辅助设施，通过工效学干预措施也取得了不错的效果，一方面改善了工作条件，提高了生产效率、另一方面降低了职业任务的压力，职业紧张程度也随之下降。

国内部分企业近年逐渐重视员工的心理健康问题，在管理实务中也进行了尝试和探索，本节以某劳动密集型电子制造企业为例，透过其对工作场所心理健康促进的实践，对案例进行分析，供读者参考。

二、实践

（一）企业基本信息

案例企业以生产液晶面板模组与终端液晶显示器为主，是全球重要的液晶面板供应商之一，产品主要包括电视用面板、桌上型监视器与笔记型电脑用面板、中小尺寸面板、桌上型监视器、液晶电视等，生产用原辅材料主要有钢材、石墨、油墨、乙醇、切削液、正庚烷等。企业目前员工总人数近 8 000 人，其中生产一线员工占 80%，外省籍员工比例约 70%；在年龄结构方面，23～33 岁员工占总人数的 75%，男女比例约为 7∶3；工作班制为三班制，员工每周工作六天，每班工作 8 小时。

企业的职业健康安全由环安处统筹负责，其中环安一部负责安全，环安二部负责职业健康与环保，下设健康管理课专职负责员工职业健康工作。健康管理课共 6 名工作人员，除课长外，有心理咨询师 1 人（国家三级心理咨询师资格）负责员工心理咨询；职业卫生师 1 人（预防医学专业）负责职业健康；健康管理师 3 人（分别为临床、药学、护理学专业）负责员工日常生理健康管理。企业设置了医务室，和心理咨询室；制订了比较完善的职业健康管理体系，在《健康管理手册》下独立设置了《心理健康管理作业规范》，用于指导企业规范化开展员工心理健康工作。

企业的心理健康管理指引性文件是《心理健康管理作业规范》（以下简称《规范》），该《规范》以促进及保护从业人员心理健康为目标，规定了企业需要严格执行员工定期心理健康普查筛检、管理与防治等相关管理措施，并接受上级母公司的定期稽核审查。《规范》要求公司每年初制订年度工作计划，健康管理课每周在课内汇报工作，每月需向上级母公司汇报月度工作数据，年终汇报工作总结及成效，以使制度落实得到保障。《规范》中明确了环安部门的职责为：①规范撰写及根据实践适时进行修订；②选用适宜的心理健康筛检工具并执行年度心理健康普查；③根据普查结果针对性地开展员工心理健康管理；④为有需求的部门及个人提供心理健康咨询及相关协助。人力资源部门的配合职责包括：①根据需要在招募员工时开展求职者心理测评；②协助部门主管对存在心理健康高风险的个案进行管理及执行相关处理流程；③向环安部门提供人员名单保障心理健康普查工作得以顺利实施。同时根据《规范》要求，企业各生产部门的主管需配合关注并管理员工心理健康工作，全体员工亦有义务配合接受心理健康普查。

具体作业规程方面，每年全厂在职员工需要进行心理健康普查，填写心理健康关怀问卷，环安部门的健康管理课会根据问卷结果进行分析，普查数据分析结果会结合上一年度的个案和心理咨询分析情况，形成心理健康风险分析报告，向环安部门和工厂最高领导报告。

公司为有心理咨询需求的员工设置了咨询室，员工可以通过企业内部信息系统直接向心理咨询师发起预约咨询，心理咨询师提供心理健康咨询后依情况将员工个案分为 A、B、C 三类进行管理。A 类指精神或心理疾病已确诊、病态人格及中度以上自杀风险者。经心理健康咨询人员咨询后，环安部门将与心理健康咨询人员讨论，依个案状况通报人力资源部门及员工所在部门的主管。B 类指一般心理问题（包括人际交往、情感困惑、异性交友、婚慧家庭、工作、生活压力、环境适应、生涯发展、不合理行为或认知等方面）或自杀风险中低程度需持续关怀者。心理咨询师在开展咨询后也会告知厂内外相关的咨询或医疗资源，方便个案员工主动寻求外部的咨询及其他帮助，心理健康咨询人员会告知环安部门或健康管理课该个案，进行后续追踪后由环安部门与心理健康咨询人员讨论决定是否结案或续追踪。C类指暂时性情绪困扰经咨询后可自行调适者，这类员工无须后续追踪并结案。

《规范》对心理健康咨询的相关记录方面作了规定，心理健康咨询人员提供心理健康咨询后须撰写心理健康咨询记录，内容应包含但不限于：咨询日期、时间、厂区、姓名、工号、个案来源、评估分数及风险类别、咨询内容、咨询类别、咨询后分类、结案日期、追踪日期等。记录文件不限保存形式，但环安部门须保管至个案离职后2年。为了保障员工隐私，《规范》明确了其他人员非经法律途径或非以个案身心健康管理需求为优先考虑时，不得对个案记录进行调阅。

此外，《规范》还对心理健康促进相关的教育、培训活动等进行了规定，鼓励各部门积极配合开展心理健康相关活动，如讲座、工作坊、座谈、公告宣传等，为员工提供心理健康相关的教育培训。

（二）具体做法

企业健康管理课每年利用电子问卷对全厂开展年度心理健康普查，问卷通过企业内部网络管理系统发送到员工手机端，调查问卷共设置6道简易题目让员工反馈最近一周的心理感受，包括紧张不安、苦恼或动怒、忧郁或心情低落、觉得比不上别人、睡眠困难、有自杀想法等6个方面。心理咨询师根据问卷结果，会对部分有需要的员工进行一对一的面谈，了解这部分员工的现况，并对面谈后的结果作出分析。从近年的分析来看，企业员工的心理问题主要集中于压力方面，有经济方面的压力（家庭经济困难等）、工作方面的压力（沟通、适应等），其他问题有如婚恋问题、育儿问题等。

为了完善心理健康工作网络，除专职的心理咨询师外，人力资源部的“帮帮站关爱天使”、生产车间的线组长等共同构建了心理健康问题三级预防网络，帮助更好地把职工心理问题消除在萌芽状态，预防心理问题及危机事件发生。员工心理健康工作从三级预防的角度开展：

1. **预防方面**　除了年度心理健康普查定时筛检员工的心理健康情况外，企业也非常重视宣传教育和相关技能培训，一是对新入职人员、线组长、“帮帮站关爱天使”进行定期的培训，对入职员工开展“新人心理健康知识培训”，进行心理问题识别、情绪管理、心理咨询预约渠道等心理健康知识学习；对线组长每三个月开展一次“线组长危机干预培训”，让其了解常见心理冲突、情绪压力产生的过程、情绪舒缓的方法、生命危机的征兆、自杀的高危因素、危机干预的法宝、心理危机干预事件提报，提高线组长对于心理危机的识别，为员工的心理健康保驾护航；对“帮帮站”成员开展的“关爱天使技能培训”，主要让其掌握员工心理问题识别、面谈技巧、心理情绪 ABC 理论运用等技巧。二是企业每月会通过工作信息网络向员工推送宣传心理健康知识、发布季度性的心理健康讲座及工作坊。目前企业定期举办的心理健康工作坊比较受员工欢迎的 3 类："情绪舞动工作坊"主要帮助员工认识情绪，通过音乐的释放，肢体的舞动，放松身体、释放压力；"OH（欧）卡心灵减压体验工作坊"向员工提供"欧卡"，也叫潜意识投射卡，欧卡是一面镜子，玩卡的人可以借由这面镜子来觉察、理清自己内在的信念和固有模式，可以培养自己的创造力与直觉力，最终实现"自我觉察、自我疗愈"；"正面文化工作坊"则是一种具体的行动及工作方法，以身教的方式以及导人向善的原则，以正向理念，引导认知上的改变，以正向乐观的心态面对工作和生活。三是公司设置 3 个健身房、羽毛球场、篮球场、乒乓球室、瑜伽室、按摩小站、心理咨询室等娱乐休闲设施，开展如文艺晚会、篮球比赛、瑜伽社等多样文体活动为员工提供心理减压渠道。

2. **应对方面** 企业开放了多种心理咨询预约渠道，包括电话、企业微信号、"帮帮站"、健康中心等线上或线下的方式预约心理咨询。以线上预约为例，员工通过手机终端在企业微信号上即可自行发起预约，不需要经过班组长等上级，有效保护了员工隐私；此外企业还设置了紧急预约心理谈话通道，线组长、员工如有紧急的发现，也可通过部门提报、关爱平台提报的方式紧急预约面谈。

3. **个案治疗方面** 心理咨询师会根据员工的实际情况，和员工共同讨论咨询方向、订立咨询目标，运用心理咨询技术对员工进行心理干预，如遇到超出心理咨询范围或咨询师个人能力范围外的个案，咨询师会以转介的形式为员工提供更好的咨询渠道或方式。

三、取得成效

企业在《心理健康管理作业规范》的指引下开展各项工作，通过三级预防机制和有效运行的工作网络，为员工提供了有效的心理关爱渠道，对于出现的早期心理健康问题能够及时干预，努力将员工心理问题消除在萌芽状态；各类心理健康活动的开展，帮助企业有效地改善了员工群体的整体心理健康氛围，使员工能积极健康地应对出现的心理问题。在心理咨询室的有效利用方面，目前心理咨询室每一天均有 3～5 个预约需求，说明企业员工对于寻求心理咨询的意愿和接受度较高，出现的心理问题能够在早期得到有效的疏解。对于预约的个案，心理咨询师在首次咨询后会向咨询对象预约下一次访谈，通常是每周一次并持续 6～7 周，再对该个案进行评估是否可以结案或者继续追踪，这种定期跟进机制能够连续动态地观察并为必要时及时采取措施提供了保障。电子制造行业的员工心理问题近年由于媒体报道的个案受到关注，客观上推动了全行业对员工心理健康重要性的认同。在本案例企业中，环安部门设置专门的心理咨询场地和专职心理咨询人员，员工年度心理健康普查评估和总体报告能够呈送至企业最高领导，并且员工心理健康作为上级母公司定期稽核的考评内容，说明推进这项工作有很好的领导重视基础。从该企业近年开展的情况来看，在健康管理部门心理健康管理人员的干预下，除了及时发现极个别员工因个人心理问题需要转介治疗外，全厂员工没有发现因工作原因导致的心理问题突出案例，企业因此营造的整体氛围对员工学会正确处理心理健康问题有较明显的帮助。从员工参与的反馈来看，企业开展的身心健康活动和课程等取得了比较积极的作用。例如，部分心理压力大的员工通过一段时间的心理咨询和参加相关活动后向企业反馈："以前好像只有我有这种问题，感觉在孤军奋战，上课才发现，大家都有这样的问题，找到了共鸣，听到大家的分享，得到了一些支持和鼓励"。也有些员工反映："以前不知道这些方法，现在学习到了，自己坚持了一段时间，发现对减压还是比较有效果"。

对员工心理健康改善的评估方面，尽管企业的健康管理部门未能通过诸如成本 - 效益、人员流失率、缺勤率等准确分析归因于心理健康促进效果的数据，但管理层对目前的心理健康管理工作给予了充分肯定，并在近期加大了对该项工作的支持力度，目前正在厂区增加建设一间情绪宣泄室和心理沙盘游戏室，可以在后续员工的心理健康管理方面提供更多的专业支持。

笔者所在的研究项目组曾对该企业开展过职业紧张相关的调查分析，通过整群抽样，采用职业紧张量表和自行设计的一般人口学特征问卷对工作半年以上、无明显精神、器质性疾病、近期无重大情绪事件的作业人员进行职业应激水平评估，分析职业应激状况及不同影响因素下的职业任务、个体紧张反应和个体应对资源的得分及其差异。量表包括职业任务、个体紧张反应和个体应对资源 3 个分量表，14 个子项共 140 个条目。从为期一年的观察结果来看，员工职业任务、个体紧张反应总分和任务过重、任务冲突、作业环境、业务紧张反应、心理紧张反应、躯体紧张反应等子项得分逐渐下降；同时，个体应对资源总分和任务模糊、休闲娱乐、自我保健、社会支持等子项得分逐渐提升；职业应激水平高的工人所占比例逐渐下降，而职业应激水平低的工人所占的比例逐渐上升。说明在企业的心理健康管理模式和三级预防干预作用下，工人的职业应激状况得到了有效缓解。

四、经验体会

劳动密集型企业作业人员数量庞大，是心理健康问题容易高发的行业，探讨如何改善该行业人员的心理健康水平，已成为公共卫生领域关注的问题。

针对劳动密集型企业员工存在的职业心理问题，如何对其开展可行的评估并采用行之有效的干预措施缓解该人群职业心理健康水平，促进劳动者身心健康具有迫切而重大的意义。

企业管理层的高度重视和有效运作的工作机制与网络，似乎是本案例企业在心理健康促进方面取得成绩的关键。企业最高决策层对员工心理健康问题的关注，加上母公司定期对心理健康日常管理工作的定期稽核审查，保证了心理健康管理部门能够顺利推进各项工作任务。除了专职心理健康咨询人员外，企业还构建形成了以基层线组长、“帮帮站”、心理咨询师等共同构建的员工关爱团队网络，在发现员工早期心理健康问题倾向、及时采取干预措施方面起重要作用。另外，心理健康相关的培训宣传活动和氛围营造，能够使心理健康理念充分走进一线员工，在服务的可及性方面，员工可以通过畅通的渠道向专业人员寻求心理咨询和支持，为员工心理困扰的疏解提供了可行性基础。同时，企业为专业人员提供的职业成长平台也反过来提升了专业人员的职业荣誉感和责任心。在对企业进行的访谈中，心理咨询师对本人岗位进行了这样的评价：“对于我个人来说，心理健康工作的经验就是不断提升咨询师个人的底蕴及咨询技术，一切以员工为出发点，开设符合员工特点的心理健康服务。在提升咨询师个人技能方面，公司也提供了不少支持，我在公司的支持下，外出参与专业培训多次，这在企业中也是难得的福利和经验。”因此，从本案例中看出，领导层的重视、专业负责的部门和能够延伸到基层的工作网络、员工参与的积极性，是共同推动企业心理健康管理工作的重要环节。下一步，企业还将发挥即将建成的沙盘游戏室、情绪宣泄室等场地设施的优势，在延续往年工作内容的基础上，运用沙盘游戏等更专业的心理健康管理技能，新增设置员工成长小组，为共性员工构建支持小组，拓宽员工的社会支持网络，提高员工应对心理问题、解决心理问题的能力。

（瞿鸿鹰　杨　敏　陈惠清）

第五节　某航空公司飞行员心理健康促进案例与分析

一、概述

（一）行业特征

民航职业岗位涉及范围较广，包括驾驶员、领航员、飞行机械人员、飞行通信员、乘务员、空管人员、维修人员、安检人员、客服人员、行李搬运人员等。各个职业岗位对于飞行安全都有重要意义，而飞行员岗位更是至关重要。其中一个健康的飞行员，不仅要求躯体无病，还要求其智能和人格健全、心理平衡以及良好的社会适应性水平。飞行实践表明，飞行员应具备的心理品质是一个多因素、高水平的复合性结构。

由于现代航空器的设计导致飞行员体力负荷要求降低，而对人的心理负荷的要求提高。这主要表现在：面临的信息量极大地增加，飞行人员必须处理大量的输入输出信息；飞行人员要有快速而准确的反应能力，任何信息的延误都有可能导致决策上的困难或失误；紧张度增加。在自动化飞行系统中，飞行员作出的每一操纵动作都与系统密切相关，任何一个操纵动作的失误都可能对总系统造成严重危害；自动化飞行使机组人员心理负荷急剧加大。但心理负荷的形成、性质及增高的程度或强度，与个体的个性心理状况及应付方式等综合心理素质密切相关。

（二）行业心理健康问题分析

飞行员职业特点可能会对心理会造成潜在影响。空勤人员飞行疲劳、长期坐姿、值班时间不规律、行业内部不同公司间收入差距等。

飞行员压力水平过高或者压力长期持续，则有可能影响生理功能和心理，导致心理和生理上的疲惫，如失眠、肠胃失调、血压升高、工作能力下降、工作热情丧失甚至对飞行工作产生倦怠。

建议干预领域首先应考虑飞行员自身职业特点，进行优化排班干预、职业疲劳管理等，其次应重点进行心理健康指南宣传教育。可通过空勤人员压力管理、疲劳管理、人力资源管理等途径实现，开展培训讲座材料《飞行员心理健康指南及 EAP 自助手册》。

二、实践

（一）企业信息

某国有航空公司，截至 2017 年底，总资产超过 2 760 亿元，形成以航空客运为核心主业，以航空物流、航空金融、航空地产、航空食品、融资租赁、进出口贸易、航空传媒、实业发展、产业投资等为相关协同产业的“1＋9”现代航空服务集成体系。企业为员工提供的心理健康相关服务包括飞行员心理健康指南及 EAP 自助手册。EAP 的服务范围非常广泛，主要涉及飞行员的工作、生活所产生的心理困扰都在 EAP 的服务范围内，主要集中在以下四个层面：专业个人咨询及辅导；危机灾难事件的应付与管理；医疗及保健援助；组织休闲娱乐活动。

EAP 心理咨询机构以航空医师为主体，在股份公司范围内募集 76 名 EAP 工作志愿者，其中 13 名志愿者具备心理咨询师资质，曾有在机构和单位从事过心理咨询和辅导的经验。他们分别来自工技公司、运控中心、培训中心、该航空公司传媒等各基层单位，对 EAP 工作充满热情，能遵守志愿者工作制度，积极参与EAP各项工作，2015年组织了志愿者的一系列EAP进阶培训，让他们进一步掌握了飞行员EAP工作的重点和工作方法。2015年9月，该航空公司上海地区飞行员EAP工作室揭牌。工作室借助先进的生物反馈调节仪器、压力检测仪器、制氧仪、仿真宣泄仪等，在专业心理咨询师的引导下，为飞行员提供一个放松身心、宣泄情绪、冥想休息的场所。至今已有百余名飞行员光临工作室，体验感受了优质、专业的心理健康服务。

（二）具体做法

首先，公司开展了需求评估，方式包括座谈调研及问卷调查分析形式，其中访谈按照部门分类，先进行集中讲座，后进行访谈，而且要求领导层必须回避，以达到良好的效果需要评估。飞行员入职前通过心理测试筛查，获得飞行学生基线资料。另外，我国民航行业内开展了全国民航飞行员心理普查测试，建立了全国民航飞行员心理数据库。结果发现飞行员职业特点面临一定心理压力，需要进行心理健康指导。

针对民航飞行员特殊职业群体，公司采用了以下方法进行心理干预：压力管理；情绪管理；冲突管理；职业生涯辅导；人际关系辅导；家庭问题辅导；危机事件心理辅导。

为了缓解飞行员在高压形势下的焦虑和情绪困扰，保证安全飞行，提升飞行团队凝聚力与向心力。2017年针对飞行员群体深入推进开展EAP项目（员工心理关爱）工作，进一步加强EAP知识传播、EAP服务延伸和EAP实践拓展等具体工作的落地和实施，取得了较好的工作成效和反馈，整体开展势头良好。

建立了EAP工作室，工作室借助先进的生物反馈调节仪器、压力检测仪器、制氧仪、仿真宣泄仪等，在专业心理咨询师的引导下，为飞行员提供一个放松身心、宣泄情绪、冥想休息的场所。至今已有百余名飞行员光临工作室，体验感受了优质、专业的心理健康服务。

对飞行员分年龄段针对性辅导，飞行员处于不同的年龄阶段，会有不同的经历，也面临一些不同的心理问题。课题组将飞行员队伍分为50岁及以上、40～49岁、30～39岁、30岁及以下，通过分年龄段对该航空公司飞行员心理健康状况进行调查，找出各年龄段主要的心理问题，并提出相应的改善建议。

1. 50岁以上飞行员　根据该航空公司飞行员心理健康现状问卷调查结果可知，当前在该航空公司内部年龄位于50岁以上的飞行员主要存在以下三个问题：①50岁以上的飞行员对工作有倦怠心理，缺乏激情与积极主动性。虽然50岁以上的飞行员在工作与生活中更少地感受到烦躁、紧张与担忧，但是相比于其他年龄段群体更少体会到目标未能达成而造成的情绪低落，并且对工作较少感受到安全、熟悉与有希望。②50岁以上的飞行员喜欢对新科技持怀疑与不信任态度，较难接受新事物的出现与改变。③ 50 岁以上的飞行员相对于其他年龄段群体更多的感受到的是工作中人际关系所带来的压力。

针对上述问题，对 50 岁以上的老飞行员在充分肯定他们的成绩和经验的同时也要对他们提出更高的要求，因此提出以下建议措施：

（1）调动老员工的积极性：①建立适当的激励机制，让员工感到他的努力是值得的。每个人的潜能不同的，对不同特质的人，采取不同的刺激手段才可能达到好的效果。一般的激励方式有物质激励与精神激励两种。物质激励方式多种多样，必须根据每个岗位的不同特点采取相应的方式，才能达到最好的激励效果。物质激励没有绝对高低之分，更多的是一个相对概念，在设计物质激励的过程中最重要的是要体现“公平”原则，以公司发展战略和经营计划为导向，以每位员工创造的绩效大小为依据，制定基于绩效的物质激励体系，充分体现“多创造价值多得回报”的理念。资深飞行员处在公司收入的最高层，精神方面的需求变化超过了地面人员的平均水平。他们在一线工作，工作时间和其他职能部门的时间节奏不同，相对更辛苦一些，期望被尊重、被需要和被认可更高一些。而且因为长时间飞行，可能个人的一些其他才能没有展现出来。因此，航空公司应该建立更多的平台、更多的精神奖励，奖项的设立和评选指标要和飞行工作直接挂钩，以识别这些精神需要，引导和释放不良工作压力。②开展“以老带新”活动，定期举办“资深飞行员飞行经验交流会”。让 50 岁及以上的飞行员将自己的飞行经验、特殊经历传授给大家，一方面体现老飞行员的价值，另外一方面有利于培养新一代飞行员的飞行技能。③帮助老飞行员保持工作的新鲜感，找到工作乐趣。将枯燥乏味的操作技能、熟练程度的提高与飞行工作中的娱乐性相结合，比如开展模拟机飞行技能演练表演等，在娱乐性的工作中，让老员工体现自我价值，促进自身技能素质的提高。④举行各种关怀活动，例如类似“老飞行员答谢会”之类的活动，让老飞行员工感觉到公司一直记着他们，他们为公司的发展仍然贡献着巨大的力量；同时请一些老飞行员代表进行一次例会，听取他们在工作中遇到的问题，公司在一定范围之内帮其解决相关的问题。

（2）开展新知识新技能方面的培训：开展专门针对老飞行员的新知识、新技能培训讲座。安排老飞行员实地运用一些新的科技设备、系统，并讲述他们在培训使用后的感受，也请他们根据自己的丰富经验提出完善建议。

当前，虽然一些老飞行员对于跟上日新月异的科技发展步伐相对较慢，但是依然要尊重他们的意见。年轻的飞行员接收新事物的能力较强，但是缺乏技术与经验，而老员工则具有丰富的技术与经验。针对这一特点，可以将一些老飞行员融入到一些年轻飞行员当中，团队里面的新老飞行员进行组合，可以发挥各自所长。在这个过程中老飞行员既能受到新员工的感染，逐渐了解新技术与新知识，进而提升其现有的工作积极性，也能让年轻飞行员获得技术与经验。在工作结束后，举行交流讨论活动，新老飞行员各自发表自己在这个过程中的看法与体会。

2. 40~49 **岁飞行员** 根据该航空公司飞行员心理健康现状问卷调查结果可知，当前在该航空公司内部年龄位于40～49岁的飞行员主要存在以下两个问题：①在情绪状态方面，年龄在40～49岁阶段的飞行员较多的感受到不被他人接受与理解。②在压力应对方面，年龄在40～49岁的飞行员更多的采用否定或扭曲现实的方式来应对压力，采用忍受的方法来应对烦恼与挫折。

针对上述问题，建议对40～49的飞行员采取以下措施：

（1）增强飞行员的自信心：①对飞行员的工作多表示肯定与鼓励。适当的奖励和庆祝可以增强自信心。可以设立多种奖项：乘客最满意奖、最佳正点率机组奖、按飞行时数设置的安全奖等，各种奖项数最好覆盖面达到飞行员总数的70%左右，使每一名飞行员和公司密不可分，对有所作为的飞行员充分肯定，用物质和精神的激励来奖赏飞行员，消除其疑虑，实施工作与家庭平衡计划，开展联谊会邀请飞行员家属参加和庆祝，促进家人与工作上的同事交流沟通，调节组织气氛。以此来激励飞行员的工作热情，同时对于获得荣誉的飞行员也能增强他们的自信心。②鼓励飞行员参与公司的基层管理工作，设立意见征询箱或者开会征集飞行员的意见或建议，鼓励飞行员为公司的管理工作出谋划策。经过这些基础的参与，能够使飞行员产生“参政”感、使命感，让飞行员在日常特定工作环境中得不到发挥的个性特长，在这个平台上就能淋漓尽致地发挥。另外，公司也能从中发现具有组织能力、宣传鼓动能力的可用之才。③设置工作目标。当飞行员的工作目标比较具体而富有挑战性，能及时得到反馈时，他们会做得更好。设置每月讲评会，在会上请飞行员设立一个短期的月目标，并将其写下来，在下月的会议上请飞行员谈论自己这阶段的工作目标是否实现。④经常组织飞行员集体观看一些励志电影、演讲等。

（2）改善应对方式：从公司管理者的角度来说，如何更好地帮助飞行员采取有效合理的应对方式，可参考以下几点：

1）参与管理：前面在增强40～49岁飞行员的工作信心中已述及，可以鼓励飞行员参与到公司的基础性管理工作中。飞行员对工作目标、工作预期、上级对自己的评价等问题会有一种不确定感，而这些方面的决策又直接影响到飞行员的工作绩效。因此，如果管理人员让飞行员参与决策，就能够增强飞行员的控制感，帮助飞行员减轻角色压力。

2）改善休息环境：在飞行员的压力管理中，管理者应致力于创造宽松宜人的休息环境，如适宜的温度、合理的布局等，有利于员工减轻疲劳，更加舒

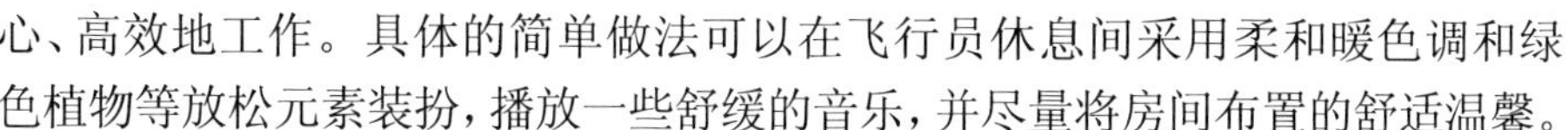

心、高效地工作。具体的简单做法可以在飞行员休息间采用柔和暖色调和绿色植物等放松元素装扮，播放一些舒缓的音乐，并尽量将房间布置的舒适温馨。

3）有效疏导压力：公司要充分认识到飞行员有压力、有不满是十分正常的现象，才能作出正确的飞行员压力管理。所以，公司有责任帮助他们调节情绪。飞行员只有将不满的情绪发泄出来，心理才能平衡，情绪才能平稳，因此，组织管理者应该开发多种情感发泄渠道，有效地改善飞行员不适的压力症状。具体做法是：①对飞行员进行团体心理治疗，帮助他们选择正确的压力应对方式。②设置茶艺室、发泄室、心理咨询室等，发泄不良情绪。③飞机驾驶舱和客舱进行装饰，根据不同的节日和题材，设计不同的风格和主题的环境布置，增加新鲜感，舒缓飞行机组工作疲劳感。④通过使用一些心理咨询技术，单独对压力较大的飞行员实施心理治疗。

4）努力创造条件帮助飞行员完成工作：组织飞行员进行提高工作能力的培训，如工作技巧的培训、谈判和交流技巧的训练等，帮助飞行员克服工作中的困难。另外从硬件和软件上不断改进，对飞行员的工作进行支持，而不能不顾实际情况作出不合理的要求。

5）针对特殊飞行员采取特殊措施：如对常出差的飞行员给予更多的帮助和支持，因为他们的工作与照顾家庭可能有更多的冲突，面临着更加复杂多变的工作环境，因此承担着更大压力。

6）身心健康方案：这些项目从改善飞行员的身心状况入手，其理论假设是，飞行员应该对自己的身心健康负责，组织则为他们提供达到目的的手段。例如，组织各种活动以帮助员工戒烟、控制饮食量、减肥、培养良好的训练习惯等。

从飞行员个人来说，飞行员应正视所遇到的困难或问题，采取正确积极地应对方式才能帮助自己从根本上改变所遇到的压力情境。应对方式可分为对情绪取向的应对和对问题取向的应对。

对情绪取向的应对，重点处理在情绪反中产生的恐惧、愤怒和内疚。对于情绪取向的应对可采取以下几种方式：①独处：偶尔的独处可避免压力性的情景。通过独处可以令激动浮躁的情绪冷静下来，有助于调整、放松和唤醒自我精神。②寻求职业人士的协助：把挫折、担忧、计划表达出来，讲给一个客观公正、训练有素的聆听者听；为避开或解决问题去寻觅过去或现在的关于特定情绪或实践问题的专门指导；接受按摩或其他类型的理疗。③增加爱好：多参加自己喜爱的娱乐活动，比如摄影、钓鱼等，这能够帮助飞行员防止或减少不良压力。④运动：运动可以帮助缓解身体上的紧张，让飞行员远离情感上的伤痕，提供时间去解决方案等。虽然从本质上看，运动并不能解决问题，但是它能保证在运动过后带来力量和创造力，使人满怀热情和活力地去解决问题。⑤深度放松：尝试冥想、瑜伽、自我催眠等其他方法来得到深度放松，深度放松最适合每天使用，成为生活中例行的事，它可以储存能量，产生解决问题的创造力，并让人在面对困难时身心保持冷静。

对问题取向的应对，重点试图建设性地处理压力源和环境自身。对于问题取向的应对可采取以下几种方式：①创造性地解决问题：充分利用一切可用资源，帮助自己消除或者减少压力源，创造性地解决问题。首先，客观地分析所遇到的问题，把握问题的本质，收集关于它的信息。其次，产生问题解决办法，并评估每一办法可能带来的后果与影响，选择自己最能接受与实施的方案。最后，实施问题的解决方案，尽可能将实施结果最优化。②寻求他人的支持：这种支持可来自亲人、朋友、同事，甚至是上级，通过将自己面临的难题困惑向他人倾诉，并寻求建议与帮助，可有效减少自身对压力的承受量。在这里一些人可能由于面子原因不愿让他人知道自己的难处，这时公司可设立心理咨询帮助热线或者是"心晴使者"邮箱等，飞行员可以匿名的方式通过电话或者邮件的方式请求帮助。③有效管理支配自己的时间：首先，确定自己的长期和短期目标。其次，制定每天的日程表，将时间模块化，即在给定一天内抽出时间从事某一项活动——如学习、锻炼、娱乐活动等，在时间段中，给自己留下机动安排的余地，并且按时间发展分配你的时间。尽量将自己的时间"地图化"，将每一小时分为更具体的时间段。最后，严格贯彻执行自己所制订的时间计划，日程安排，每天坚持如此，即可养成良好的时间管理习惯。时间长了，能够明显感觉压力变小。

3. 30～39 **岁飞行员**　根据该航空公司飞行员心理健康现状问卷调查结果可知，当前在该航空公司内部年龄位于 30～39 岁的飞行员主要存在以下两个问题：①在应对方式上，30～39 岁之间的飞行员与其他年龄段的飞行员相比，较少的通过认知与行为上的努力使所面临的问题得到解决或消除压力源，并且较少的通过将不愉快的经验讲述出来的方式应对压力。②虽然 30～39 岁的飞行员不缺乏工作热情，但却缺乏理性认知与判断的能力，例如他们较易接受新事物，但却缺乏稳定性。同时在设定贴合自己实际情况的目标上、在对经验进行总结使自己得到学习与提升上低于 29 岁以下和 40～49 岁的飞行员；在对自己当前状况的评价上低于年龄阶段在 29 岁以下的飞行员。

因此，针对上述问题，建议对 30～49 的飞行员采取以下措施：

（1）改善应对方式：与 40～49 岁飞行员相同，可采取上文所述管理方法。

（2）提高理性认知与判断能力：①管理者要加强对飞行员的指导，在不断规范规章制度的基础上，多出台一些指导意见和建议，帮助飞行员正确认识工作中出现的问题。②飞行员应该不断提升自己的学习与创新能力，不仅是对飞行工作中的技能经验要有深入浅出的理解，对新事物的出现更要不断总结，在学习思考的同时，提高自身的综合素质。③对日常工作经验要多注意观察、知悉、积累，对特别经验更要加以重视。④关注民航行业的变化趋势，及时对行业的新变化、新情况加以研究。⑤在空闲时，学习一些心理学的内容，掌握科学原理，以便在飞行工作中具体应用。

4. 30 岁以下飞行员　根据该航空公司飞行员心理健康现状问卷调查结果可知，当前在该航空公司内部年龄位于 30 岁以下的飞行员主要存在以下三个问题：①对于工作满意度，年龄在 30 岁以下的飞行员在对自己能有效胜任当前职业的判断、对飞行中驾驶舱物理环境的评价、对飞行中时间安排的评价方面都较低。②在应对方式上，与 30～39 岁之间的飞行员相同，30 岁以下的飞行员采取的应对方式从心理健康的角度来看并不可取。③在职业道德，年龄在 30 岁以下的飞行员对于规章与纪律的认同显著低于年龄在 30～39 岁的飞行员；对于飞行安全的认识与观念也弱于 30～39 岁的飞行员。

因此，针对上述问题，建议对 30 岁以下的飞行员采取以下措施：

（1）提高年轻飞行员的工作满意度：①帮助年轻飞行员合理定位自身的位置。一些年轻的飞行员难免血气方刚，有种初生牛犊不怕虎的气势，这时应帮助这些飞行员正确找到自身的位置，让他们在认识到自己是公司的明日之星，是不可替代的新生力量的同时，更要让他们明白在岗位上他们还有很多要学，还有很多要向老飞行员虚心请教，在职业发展的道路上他们还要走很长的一段路。②适当地对他们委以重任，让飞行员对自己的职业、公司充满希望，令他们能够树立为公司的发展作出巨大贡献的目标，从而使他们产生能够在这个岗位上实现他们人生价值的感受。③公司要建立合理的薪酬体系和“以人为本”的管理制度，要不断地改进工资和奖金的分配方式，完善绩效考核办法。公司在执行飞行员考核制度时，要尽最大可能做到公正和公平，增加透明度。要向飞行员明确，考核的最终目的不是对飞行员进行批判和惩罚，而是帮助飞行员提高工作效率和改进工作方法。④定期、不定期的进行飞行员工作满意度调查，举行飞行员座谈会，进行总经理面谈等，了解飞行员的想法。⑤多角度关心年轻飞行员的生活。可以举办一些婚恋关系培训，相亲活动等。

（2）改善应对方式：与 40～49 岁飞行员相同，可采取上文所述管理方法。

（3）提高年轻飞行员的职业道德：①请公司稍年长、技术经验足、品德良好的飞行员给年轻飞行员开展关于飞行员职业道德的培训、讲座。这样既能使年轻飞行员感觉亲切，也能使老飞行员感觉到自身的价值，对工作更有积极性。②选择有针对性的事故案例，组织年轻飞行员观看视频。观看后请飞行员以口头或者文字的形式表达自己的观后感，并从自身角度说明对职业道德的看法，并提出如何才能提高职业道德。这样通过飞行员的亲自参与能够加深他们对于职业道德的认识，并有助于他们在工作中更好地遵守职业道德。③规范公司的规章制度，对于不遵守规章制度的人员应进行适当的惩罚。合理有效并严格执行的规章制度才能令飞行员更好地遵守职业道德。

三、取得成效

经过飞行员 EAP 项目的运行实施，飞行员对于 EAP 的认识有了改变，基本摆脱了“EAP 工作研究的是心理疾病、心理创伤”“心理问题就是精神病”“心理问题是作风问题，要停飞”的误区，能够直面心理健康话题，充分了解了 EAP 的应用类知识，改善了飞行员在面对问题时的关注导向。

（一）在飞行员参与度方面

从前期组织宣教、活动时各大队分派任务，渐渐转变为为数不少的飞行员踊跃报名、各大队主动邀约的状态；在不久前的体检后，有 5 位飞行员由于对身体健康指标的担忧产生了焦虑情绪，不同于以往面对焦虑情绪时的压制或者无措，在经过长时间的 EAP 宣贯后，他们意识到了自己这一情绪波动，主动找到领导询问了咨询预约流程等事项；从热线使用数据上，也可以看出飞行员对于 EAP 项目的接纳度、参与度均有了显著的提升。

（二）在飞行员的心态方面

EAP 的运行对于飞行员良好把握自身心理、情绪状态也起到了指导性的作用，提升了飞行员对于心理、情绪波动的自我调节能力，有效降低了飞行员内心矛盾的出现。

结合 EAP 工作开展情况与从飞行员中收集到的反馈信息来看，飞行员 EAP 项目在实施过程中取得了一定的成效，为持续性、常态化、全覆盖推进 EAP 项目打好了坚实的基础。

在持续提升飞行员 EAP 项目的工作成效方面，要始终坚持两个建设原则，即：EAP 工作不仅是用来解决已发生的问题，更要以“预防、预警、干预”为核心任务；EAP 工作不仅满足于飞行员的参与度，更要为真正解决飞行员的问题而服务。

四、经验体会

（一）要围绕着“研究、思考、突破”，着重做好四个方面的重点工作

1. **强化重视度**　管理团队要对开展的飞行员 EAP 重点群体的特殊需求研究透，有的放矢开展工作；摸索出针对关键对象的有效工作方法。

2. **扩大知晓度**　工作团队要想办法打消飞行员的顾虑，在人性和人情上进行宣传和引导，融入教育、培训的相关平台。

3. **提高参与度**　EAP 工作有助于提高身心健康，要想达到目的，必须把

握住增强活动形式的灵活性，增强获得感。

4. **突出满意度**　满意度和认可度是评价此项工作重要标准。满意度重要看变化、看管理改进：看参与后身心健康的转变；看飞行队伍管理建设的思路、定位、方法的改进。

（二）特色

未来我们将积极探索在公司层面将 EAP 服务纳入到制度中，形成长效化机制，为持之以恒维护飞行员身心健康水平打下良好的基础。针对 EAP 工作的下一步计划，主要有以下几条：

1. 继续孵化品牌，做实做细创新工作。“会前宣教”“蓝天雄鹰驿站”“心安即是家”作为三个品牌已有了非常好的飞行员群体基础，在后续项目中要继续将品牌做实、做强、做专。同时在 EAP 队伍建设、学员培训、家庭日等飞行员 EAP 项目独有或先行一步的创新工作方面也要继续做实做细，作出特色。

2. 专项化推出产品，精准解决痛点问题。认真细致解读咨询大数据所集中反映出的高热度需求点，解读每一次服务后的需求反馈，从而找准飞行员心理健康服务的需求痛点，由痛点入手，持续推出迭代和创新服务产品。要以“解决问题”为导向，将每一分资源合理运用到实处。

3. 飞行员 EAP 项目是一项有针对性、连续性、专业性、有效性的服务，要认识到 EAP 项目不只是为有困难的飞行员解决困难，更是为所有飞行员提升心理软实力的一项福利，是帮助飞行员提升幸福感、构建幸福该航空公司的一种方法，要着重突出 EAP 的预防、预警功能，将资源用在实处，用在关键点，用在飞行员身上，将工作做在“未危”之前。

总之，对于航空安全危险因素中，人为因素比例逐年上升，突发事故中人的因素占比更重要，而面对民航飞行员职业特点，人的职业心理变化对于人为因素影响至关重要。因此，通过公司内部心理关爱计划、定期培训、热线电话等开展职业心理健康促进以及职业紧张监测工作，减少人为因素导致的事故，从而保障了航空安全。

（邱　兵）

第六节　某电力企业人员心理健康促进案例与分析

一、概述

（一）行业特征

电力是以电能作为动力的能源。是由发电、输电、变电、配电和用电等环节组成的电力生产与消费系统。它将自然界的一次能源通过机械能装置转化成电力，再经输电、变电和配电将电力供应到各用户。2002年，国务院牵头启动电力行业改革，实施厂网分开，重组发电和电网企业。电力生产与消费系统被分为发电侧和供电侧。

由于电力行业所涉及的各个环节均为保障社会民生的基础，因此，在我国，电力企业的发展始终坚持以国有大型电力企业为中坚力量。截至目前，中国发电行业的主要企业有中国华能集团公司、中国大唐集团公司、中国华电集团公司、中国国电集团公司、中国电力投资集团公司、国投电力等；中国供电行业主要是国家电网有限公司、中国南方电网有限责任公司和内蒙古电力(集团)有限责任公司。

以国家电网有限公司为例，其以建设和运营电网为核心业务，承担着保障更安全、更经济、更清洁、可持续的电力供应的基本使命，经营区域覆盖全国26个省(自治区、直辖市)，覆盖国土面积的88%，供电人口超过10亿人，管理员工超过150万人，是全球最大的公用事业企业。作为大型国有骨干企业，国网公司一直以来将职业卫生工作结合到企业以人为本的管理理念中，上升到公司战略层面统筹规划，通过各层工作人员的努力，取得了相当的成绩。不仅成功建立了以“预防为主，防治结合”为方针，以“分级负责、分类管理、综合治理”为思路的管理体系；根据管理体系的要求和实际工作的需要，组织行业专家全面开展标准的制定和梳理工作；同时实现了以相关职业卫生实验室为技术支持、各级电力医院为医疗服务机构、各作业场所为实施单元的资源配置优化；在各级电网企业中根据国家地方监管部门的要求，按计划开展了职业卫生评价与检测、职业健康监护、职业卫生培训等实践活动。

(二)行业心理健康问题分析

电力行业作为社会民生基础保障行业，为保障社会经济发展，其工作人员不仅地区分布广，作业制度特殊，经常性面对恶劣自然环境；同时长期面对高强度、高压力、高外部关注度的工作状态。近年来，越来越多的研究重点开始关注电力行业的职业心理健康问题及由此可能带来的影响。

2013年，陈惠清、陈青松等人采用整群抽样的方法选择广东省珠江三角洲、粤西地区各1家供电企业共804名员工作为研究对象，采用职业紧张量表进行问卷调查，计算职业紧张量表的职业任务问卷(包括任务过重、任务不适、任务模糊、任务冲突、责任感和工作环境6个子项目)、个体紧张反应问卷(包括业务、心理、人际关系和躯体紧张反应4个子项目)、个体应对资源问卷(包括娱乐休闲、自我保健、社会支持和理性处事4个子项目)总分和各个子项目得分，根据不同日平均工作时间、周工作天数、日使用电脑时间和户外工作时间分组进行统计分析。结论供电企业作业人员职业紧张水平受工作时间影响，适度避免超时作业，有利于缓解其职业紧张水平。

2016年，刘晓曼、王超、李霜等人采用整群分层随机抽样方法，以某供电企业251名员工为研究对象，分别采用《简明职业紧张问卷》和中文版《付出-回报失衡问卷》调查其工作要求-自主和付出-回报失衡模式职业紧张情况，并对其影响因素进行分析。结果251名研究对象中，工作要求-自主及付出-回报失衡模式高职业紧张检出率分别为74.5%（187/251）和22.7%（57/251）；工作要求-自主模式高职业紧张检出率高于付出-回报失衡模式（$P<0.01$）。多因素Logistic回归分析结果显示，对于发生工作要求-自主模式高职业紧张的风险，已婚者高于单身者（$P<0.05$），日工作时间>8小时者高于日工作时间≤8小时者（$P<0.05$）；对于发生付出-回报失衡模式高职业紧张的风险，男性高于女性（$P<0.05$）。结论该供电企业工作人员职业紧张以工作要求-自主模式职业紧张为主；其职业紧张发生的主要影响因素包括婚姻状况、日工作时间和性别。

2018年，陈涛、贾宁、张丹等人采用横断面研究方法对329名大型供电企业运检人员进行问卷调查，对相关数据进行χ^2检验、t检验、方差分析、非条件Logistic回归分析。结果各组间不同婚姻状况、频繁不良工作姿势作业和加班对职业紧张影响存在差异（$P<0.05$）；Logistic回归表明，年龄（$OR=1.068$）、体育锻炼（$OR=0.658$）、加班（$OR=5.641$）和工作后疲劳程度（$OR=1.461$）最终进入方程是职业紧张的相关因素。结论体育锻炼是职业紧张的保护性因素，年龄、加班和工作后疲劳程度是职业紧张的危险因素，建议从生活习惯和作业制度两方面对职业紧张进行干预。

综上大量研究表明，电力行业，特别是其中供电企业存在一定程度的职业心理问题，实施有效的健康促进工作能够在一定程度上解决由于职业紧张等职业心理问题所带来的安全隐患，提升职工健康水平。

二、实践

（一）企业信息

国网某区供电公司以服务供电为主营业务，对应区户籍人口95.09万，区内建设有多个现代产业集聚基地，供电质量要求高。该企业目前在编人员约2 100人。其中全民员工470人（男374人，女96人），人才当量密度1.202 1；机关管理人员47人；变电运行岗位共47人，负责变电设备运行维护工作；变电检修岗位共20人，负责变电设备检修工作；输电运检岗位11人，负责输电线路运行和检修工作；配电线路岗位54人，负责配电线路运行和检修工作；营销服务类岗位135人，负责客户服务工作。

机构设置方面，企业目前设有职能部门10个，设置供电所6个，职业健康工作由安监部、党群部（工会）协同推进，两部门均设置兼职管理人员。其中，安监部主要负责劳动保护监督及保障物资供应等硬件支撑工作，党群部负责职业健康管理等软件建设工作。

该企业2014年12月31日挂牌成立职业病防治医务室为员工提供医疗质询，健康档案建设等服务。同时，还设立专门职业心理干预机构“心灵港湾”。“心灵港湾”是一项软硬件建设有机结合的系统性工程。在硬件建设方面，港湾工作坊功能丰富，配置了接待休闲区、心理测量自助操作区、心理咨询区、减压放松区、沙盘游戏室、情绪宣泄室等专业化区间，基本达到了现代企业“心灵家园”活动阵地的标准，可以此为平台开展多项活动。目前公司已有持证心理咨询师共19人，其中二级2人，三级17人，EAP专员队伍分成沟通宣传组、内训师资组、课题研究组。每月面向公司各个单位、部门开展体验日活动1～2期，每期面向不同单位，内容包括：心理健康知识团体辅导、各种设备体验以及团体沙盘游戏活动。

（二）具体做法

1. 健康促进需求评估

（1）研究对象：研究对象为公司直接用工关系的职工，其年龄、性别不作任何限定。而职工与第三方签订用工合同的，即使其工作在公司区域内，也不作为本次调查的对象。回收问卷1 069份，有效问卷量为971份，问卷有效率90.8%。

（2）调查方法：本次基线调查表首先由复旦大学公共卫生学院进行问卷初步编制，然后在公司进行定性访谈并进行预调查，以进一步修改完善问卷。在公司内部广泛组织动员的基础上，采用知情同意，由调查对象按调查导言的要求，自主填写完成问卷。调查表回收过程中，由经过专门培训的调查员进行审核，以减少填写条目的遗漏，提升调查问卷的完整性。

（3）调查工具：采用针对性开发的公司员工健康状况调查问卷，为在基础资料、现场调研和定性访谈的基础上，依据电网员工的工作特点，开发的评估问卷，并根据现场预调查的反馈，进行了问卷的修订。问卷内容分为基本情况、健康状况、工作环境、个人健康资源、健康促进服务需求五个部分。问卷主要调查工具包括：①自拟社会人口学特征调查表：包括性别、年龄、婚姻、学历、工种、岗位、家庭人均月收入及工作时长等。②简明职业紧张问卷中文版，基于工作要求-自主模型（JDC）理论开发，用于进行职业紧张评估。问卷共13个条目，其中工作要求5个条目，工作自主性5个条目，社会支持3个条目，采用Likert 5级赋值设定选项，取值范围为1～5。工作要求与工作自主性的比值即为职业紧张指数值，其值大于1.00，则认为调查对象处于职业紧张状态。全问卷和3个维度在调查人群中的内在一致性信度Cronbach’s α系数分别为0.808、0.783、0.743、0.775。③患者健康问卷（PHQ-9），该问卷是由美国精神卫生学会和家庭医学学会共同编制，是在社区医生使用的抑郁自评专用问卷。已经被全球各国广泛使用，不仅简短，而且有较好的灵敏度和特异度。9 个条目得分越高，抑郁症状越严重，5、10、15、20 分别为轻度、中度、中重度、重度抑郁症状的阈值分。PHQ-9 得分总和大于等于 5 分者即判定为抑郁症状阳性，抑郁症状检出率为阳性者所占百分比。问卷在该调查人群中的 Cronbach's α 值为 0.887。④生活满意度问卷（WHO-5），WHO-5 问卷共 5 个条目，取值范围为 1～5，其中得分总和大于等于 13 分者为生活满意度较高。问卷在该调查人群中的内在一致性信度 Cronbach α 值为 0.938。⑤通用职业倦怠问卷（MBI-GS），问卷共 15 个条目，采用 Likert 7 级赋值设定选项，取值范围为 0～6。该问卷为国际应用最广的职业倦怠评估工具，主要运用于一般人群中，对受试对象的职业无特殊应用范围。中文版有较好的信效度，本次调查中该问卷的 Cronbach α 系数为 0.864。

（4）统计分析：运用 Epidata3.1 软件编制数据库，完成问卷的录入。运用 SPSS22.0 软件进行相关的统计分析；所用的统计方法有：chi-square 检验，T 检验，ANOVA 方差分析，Kruskal-Wallis 非参数检验等。分析检验水准采用双侧 α 值为 0.05。

（5）主要结果：调查对象均为公司在职员工，回收问卷 1 069 份，有效问卷量为 971 份，问卷有效率 90.8%。其中男性 724 人（77.5%），女性 210 人（22.5%）；平均年龄为（40.98 ± 10.07）岁，其中 30～39 岁人数最多，为 312 人（33.5%）；学历以大专及以上为主（70.4%）；户口以本市户籍为主（96.2%）；人数占比最多的五个工种依次为配电运检（19.0%），抄表催费（10.9%），机关管理人员（10.0%），装表接电（7.4%），变电运行（5.4%）；工作性质方面，户外带电作业员工人数最多（44.3%）；岗位中普通职工所占比例最多（68.7%），其次是主管 / 助理（8.8%）；员工平均工作时间为（43.4 ± 11.1）小时 / 周；6.9% 的调查对象工作制为轮班或三班制。

自评健康状况，自评好与很好者占 73%，有 19% 的员工认为一般，4% 的员工认为差。自报患慢性病的员工有 251 人（25.8%）；患病率最高的五个病种依次为：脂肪肝（25.5%）、颈椎病（19.5%）、胃病（14.9%）、高血压（13.2%）、高血脂（10.0%）。员工的抑郁量表得分平均值为（6.45 ± 4.29）。其中无抑郁症状者占 33.1%，呈现轻度抑郁症状者占比达 51.5%，中度抑郁症状者占 10.4%，中重度及以上占 5.0%。员工的生活满意度量表得分平均值为（14.45 ± 5.77），生活满意度较高的比例为 66.8%，其中 8 小时常规工作制员工的生活满意度总体均值高于轮班或三班制员工。员工日平均睡眠时长为（7.33 ± 1.13）小时，有 33 人存在失眠症状，占 3.3%。

工作场所物质环境：对工作环境的满意度较高者占 52.9%；其次是“一般”，

占27.2%。对工作环境自评较好者，占53.7%。认为现在工作时间的安排合理者占52.6%。64.5%的员工主要工作地点在室内，35.5%的员工主要工作地点在户外。30.0%的员工认为工作场所存在潜在的危险因素，其中选择人数最多的3种潜在危险因素依次为：①温度太冷或太热，②具有火灾、爆炸危险的场所，③空间狭小、空气质量差（空气闷等）。统计分析发现，工作场所存在危险因素是调查对象出现职业紧张和职业倦怠的危险因素。

社会心理环境：①职业紧张状况，调查对象中工作要求得分为（3.37±0.67），工作自主性得分为（3.07±0.67）（满分5.00），社会支持得分为（3.55±0.59），职业紧张得分为（1.15±0.32），员工职业紧张阳性率为63.2%；自评职业紧张度较高3类工作分别是：计量检测、通信运维、后勤保障工种。轮班或三班制员工的职业紧张水平（1.29±0.35）显著高于8小时常规工作制员工（1.14±0.32）。②职业倦怠状况，调查对象的情感耗竭均分为（1.66±1.42），人格解体均分为（1.37±1.01），个体成就感降低均分为（3.75±1.79），职业倦怠均分为（1.76±1.03）；其中无职业倦怠阴性者占42.4%，轻中度职业倦怠为469人（52.8%），高度职业倦怠为43人（4.8%）。

本次调查对于"平时对健康生活方式相关的知识"的关注情况，选择较为关注的人数最多，占41.8%。获得健康知识的主要途径选择最多的为"网络"，占总人数的63.3%；其次为微信朋友圈，占总人数的47.3%。对于医院出具的体检报告的理解程度，55%的员工选择"能理解大部分"，其次是36.4%的员工选择能理解小部分。对于"希望以何种形式帮助员工更好地理解体检报告的结果"，选择"体检单位派专人来解读，单位能通知大家现场咨询"的员工最多，占总人数的57.5%。62.1%的员工表示希望单位有电话热线或微信号等，来指导遇到的健康问题。员工的日常饮食口味主要为适中或清淡。每天的运动量中等的员工最多（38.6%），其次为较少（37.1%）。70.0%的员工日常有自己的业余爱好。男性员工中超重或肥胖者占51.7%，女性中超重或肥胖者占10.0%。

对于参与单位健康促进活动的原因，选择"自身健康需要"的员工最多，占17.8%。对于没有参与健康教育培训的原因，选择"不知道相关信息"的员工最多，占43.3%。对于希望开展的健康促进培训主题，选择人数最多的三个主题为健康锻炼、合理饮食、压力管理或放松训练。对于希望健康促进活动安排在什么时段适宜，选择人数最多的是工作的短暂休息时间，为43.7%，其次是中午休息时（26.5%）和下午下班前后（24.9%）。考虑到健康促进活动可能需要约1小时左右，短暂休息时间会不够，比较可行的是安排在下午下班之前。对于希望以什么样的方式组织员工参加健康促进活动，选择人数位于前三位的分别是专家授课、健康咨询、系列培训。希望通过什么方式来获取健康促进活动信息，选择人数位于前三位的分别是微信群发布、公司公告栏、会议通知。

2. **健康促进方案**　基于基线调查的结果，结合公司的实际情况，公司应通过建立健康促进的组织与政策保障，实施和落实职业健康服务计划，进一步关注员工职业紧张与心理健康问题、推广健康生活方式，同时开展有特色的健康促进项目与服务。

（1）建立健康促进的组织与政策保障：①组织结构方面，建立员工健康促进领导小组与工作网络。②政策支持方面，建议结合单位的实际情况和员工健康促进需求，制定有关政策支持并在企业内以文件形式下发。

（2）制订和落实职业健康服务计划：①健康教育方面，针对职工普遍关心和缺乏的健康知识制定和开展教育咨询活动。②健康服务方面，制定和落实心理健康检查与咨询、体检报告解读、干预培训课程等职业健康服务计划。

（3）关注员工职业紧张与心理健康问题：①关注职业紧张，职业紧张是造成员工心理健康疾病的主要因素，需要重点关注，并采取措施进行专题干预，缓解职业紧张状况，减少抑郁发生，增进心理健康。②关注工作场所危险因素，工作环境中存在的危险因素是职业紧张的主要来源之一，对日常工作环境中常见但容易被忽略的有害因素给予更多的关注。

（4）推广健康生活方式：养成良好的健康生活方式是保证身心健康的基础，主要包括饮食、身体活动、作息等方面，通过各种形式活动在员工中大力推广健康生活方式。

（5）开展有特色的健康促进项目与服务：结合本企业特点，组织开展趣味运动会、体检报告解读、职业紧张与心理健康专题干预、与专业机构合作提供电话热线或微信号解答健康问题等活动与服务。

综合分析上述健康促进需求，根据企业现有资源特点，将职业心理健康干预确定为本次健康促进活动实施重点。

3. **健康促进干预实施**

（1）方案宣贯：为保证项目实施效果，公司首先开展了对健康促进工作的宣贯活动。在取得领导承诺的基础上，广泛调动各职能部门参与积极性。同时，充分吸收一线职工对方案的意见与建议，利用“赋权增能”理论提升后续效果。

（2）志愿者培训选拔：鉴于公司实际情况，职业紧张干预培训采用了培训志愿者的形式进行，即由公司一线员工和健康促进项目组技术人员配合，选取了各基层单位的员工作为志愿者，并进行规范化培训，再由志愿者根据发放的培训教材、PPT 和其他培训资料，回到其所在单位为干预对象进行了干预。志愿者选择要求：保证每个分点至少有 2 名志愿者，为每名志愿者提供劳务费，志愿者本人最好为小组长或工会干部，需大专及以上学历，语言表达能力优秀，以保证培训质量。

培训采用自编教材和 PPT，对选拔出的志愿者进行标准化培训。由专家进行授课，详细讲授了六节系列干预课程的全部内容，志愿者作为学员对课程内容有了充分掌握。志愿者们认真学习课程内容，就不了解的知识点非常积极地向授课专家进行提问，完善和巩固了所掌握的知识，培训效果非常显著。随后由所有志愿者依次进行课程试讲，专家进行指导和纠正，以保证志愿者的授课效果。对于所有试讲合格的志愿者，正式确定为干预项目讲师。

志愿者选拔的同时，在保证个人隐私的前提下，向作为本项目基线调查中筛选出的职业紧张干预对象的某公司员工，发放正式邀请函和个人心理健康评估报告。由员工自愿同意参加，统计各单位干预对象名单。

（3）现场授课：在为期六周的时间里，每周三下午 15：00～16：00，由各单位志愿者讲师，对干预对象进行为期 1 小时的干预课程授课。各单位结合自身工作安排，每周内灵活调整上课时间。运用认知行为疗法、积极心理学原理等，针对职业紧张、职业倦怠及抑郁心理等职业心理问题，进行科学的课程培训，课程安排见表 9-6-1。

表 9-6-1　公司干预培训课程安排表

课程时间	主题	内容
第一周	初识压力	①使学员了解课程的概况 ②引导学员科学地认识压力
第二周	积极心态与时间管理	①培养积极心态，正面看待工作和生活中遇到的问题 ②学习时间管理技巧，有效提高工作效率
第三周	压力的应对技巧	①应用认知行为理论，转变不良认知 ②学习常见的放松训练
第四周	解决问题的方法	①学习解决问题的方法 ②遇到问题学会求助
第五周	健康生活方式与压力	①学会健康饮食 ②了解运动缓解压力的益处，培养的健康生活方式
第六周	课程回顾与自我管理小组的介绍	①巩固学习成果 ②课程结束后也能通过自我管理小组的形式，自主缓解职业紧张

每节课程除了通俗易懂的授课内容外，也包含多个心理游戏、互动活动和小组家庭作业，强调课程的参与性、互动性和趣味性。在提高员工学习的积极性、促进学习效果的同时，也有效地促进了员工间的互动交流，增加干预

对象的社会支持。并且，参加课程本身对于员工来说就是一个放松身心、缓解职业紧张的过程。

（4）网络干预：综合干预课程期间，复旦大学公共卫生学院开发了专用的"工作压力与心理健康"微信公众号，上传培训课程内容、课程录音，定期推送专家撰写的心理健康知识相关文章，为公司职业紧张干预系列培训课程搭建了内容完整而丰富的网络课堂。网络培训也保证了因事不方便参加现场培训的员工也能得到干预，并巩固了现场培训的学习效果。

三、取得成效

（一）抑郁症状和生活满意度改善情况

本次干预项目对于公司员工的心理健康有显著性改善。采用患者健康问卷（PHQ-9）以及生活满意度问卷（WHO-5）评估干预后与干预前相比，公司员工抑郁症状平均水平从（6.45±4.29）下降到（5.68±4.95），差异有统计学意义（$P<0.05$）。生活满意度平均水平从（14.45±5.77）提高到（17.30±4.97），差异有统计学意义（$P<0.05$），见表 9-6-2。

表 9-6-2　PHQ-9 和 WHO-5 得分变化情况

	干预前（T1）	干预后（T2）
抑郁症状	6.45±4.29	5.68±4.95
生活满意度	14.45±5.77	17.30±4.97
睡眠时长 /h	7.33±1.13	7.50±1.75

（二）职业紧张改善

本次干预项目对于某公司员工的职业紧张情况有显著性缓解，采用职业紧张问卷中文版评估结果见表 9-6-3。

表 9-6-3　职业紧张各指标得分变化情况

参数	干预前（T1）		干预后（T2）	
	均值	标准差	均值	标准差
工作要求	3.37	0.67	3.23	0.67
工作自主性	3.03	0.67	3.12	0.59
社会支持	3.55	0.59	3.95	0.61
职业紧张指数	1.15	0.32	1.06	0.38

（三）职业倦怠改善

本次干预项目对于某公司员工的职业紧张情况有显著性缓解。采用职业倦怠问卷中文版评估员工职业倦怠平均水平从（1.76±1.03）降低到（1.60±1.08），差异有统计学意义（$P<0.05$），见表 9-6-4。

表 9-6-4　职业倦怠各指标得分变化情况

参数	干预前（T1）		干预后（T2）	
	均值	标准差	均值	标准差
情感耗竭	1.66	1.42	1.40	1.53
人格解体	1.37	1.01	1.25	1.13
个体成就感降低	3.75	1.79	3.86	1.70
职业倦怠	1.76	1.03	1.60	1.08

四、经验体会

本职业紧张综合干预项目显著改善了员工的心理健康水平，缓解了职业紧张和职业倦怠情况，初步探索出了适合供电企业的职业心理健康干预模式。针对类似项目干预结束后供电企业的长期自我管理，提出以下建议：

（一）个人层面

加强人际支持：在用人单位内，建立心理健康自我管理小组与“巴林特”小组，将心理健康融入健康自我管理中，提升员工自我管理能力。

开展文体活动：建立各种文体兴趣小组，促进员工间交流沟通，提升员工间的社会支持。

加强信息支持：借助于网络媒介，建立内部网络讨论组、微信群等，促进员工间的沟通和交流，提升员工间的社会支持。

（二）组织层面

政策调整：由公司领导，党委领导，工会，中层与一线员工等参与组建“企业健康促进委员会”，由工会负责委员会的具体工作组织。委员会通过制订与调整相关政策，将心理健康促进作为企业文化建设的一部分，形成公平、公正、支持与包容的企业文化，极大促进工作场所健康促进工作的开展。同时采用扁平化管理，促进员工的主动参与，汲取一线员工的建议和经验。

营造全方位的健康支持环境：通过公司网站、微信群、QQ 群、健康讲座、健康指南、宣传栏等形式宣传心理健康的重要性，使员工正确对待心理健康问题，消除歧视，积极接受辅导和治疗。

（陈　涛　张　丹　成　蕊）

第七节　某外企心理健康促进案例与分析

一、概述

外资企业目前在我国已经成为国民经济的重要组成部分，根据最近商务部国际贸易经济合作研究院2019年10月19日在首届跨国公司领导人青岛峰会上发布的《跨国公司投资中国40年》报告显示，截至2018年底，中国累计设立外商投资企业96.1万家，实际使用外资2.1万亿美元。40年来，跨国公司投资结构不断优化，呈现出与中国经济转型高度吻合的特征。改革开放初期，外资集中投资于劳动密集型制造业。2011年，中国服务业利用外资占比首超制造业。2019年前7个月，以研发设计、科技服务、检验检测服务为主的高技术服务业实际使用外资973.9亿元，同比增长63.2%。

跨国公司在中国经济发展中的地位和作用举足轻重，不可或缺。“在我们国家的主要的经济指标里面，现在跨国公司占的比重已经是比较重了，比如说我们45%左右的进出口贸易额，20%以上的工业增加值，20%左右的税收，13%的城镇就业人口，所以大家看出来就是跨国公司投资形成的外资经济，实际上已经成为我们中国经济的一个重要的组成部分。”

外资企业在为职工提供的健康保障方面，总体而言是得到较多的关键，多家知名的大型跨国公司背景的化工企业在职业安全领域以“零事故零死亡”为努力目标。在职工健康安全方面引入了国际通过规范和做法，从全流程管理的角色的控制健康风险。外资企业在为职业提供健康服务，往往会考虑到服务提供能力和水平，以及服务提供的成本效益比，企业还会通过购买服务的形式，引入社会第三方的专业机构到企业内部为职工提供健康服务，以达到增进职工健康的效果。

外资企业对职工心理健康的关注也较早，注意引用国际标准来为职工提供服务。在2006年天津的一家北欧投资背景的制药企业，就在职业健康服务中引用与北欧职业卫生监管一致的标准，将职业紧张和心理健康作为职业健康服务的重要内容，在评估中运用与北欧一致的评估工具和标准来开展监管和服务。当然不可否认，在外资企业中不是所有的企业都能够做到和该企业一样能够同时满足我国与外资企业出资国本土的职业健康的要求。还应该看到，仍存在相当的数量的外资企业在为职工提供健康保障方面采用两套标准来进行，即在我国对雇佣职工提供职业健康服务时仅满足于执行我国现行的法规和规范的要求，在职工健康保障方面与在原籍国的实施规范有明显差距。

外资企业在职业健康方面，为少数企业要求同时满足我国现行法规又要执行原出资法规外，相当多的企业仅满足于执行我国现行法规阶段；由于国内现行的职业病防治法中对职业紧张和心理健康尚无明确要求，所以在这方面多以出现问题后的事后补救为主，对主动开展职业紧张和心理健康监测和干预尚不普遍。

二、实践

（一）企业信息

某知名药品企业是世界五百强之一，致力于医药相关产品的研发、生产、推广与销售。中国市场是其自 1982 年就进入，其在中国大陆范围内的职工总数近万人。职工的健康保障问题一直受到重视和关注，对于生产性工厂（场所）而言，有系统的职业健康安全管理体系为职工提供系统服务。而在上海中国总部与 4 个区域办公室的职工总数约 2 000 人左右，其健康服务方面未做全面设计和规划。自 2010 年起即发现：公司内从事办公室工作职工（即白领）的健康问题日益突显，受到关注，在与职工沟通交流普遍抱怨职业紧张程度高，工作满意度和幸福感不高，慢性疲劳症状多见，同时部分职工中有心理健康问题出现。在职工行为上表现为职工主动离职增多，流动性加大，人员更迭频繁，对公司的持续发展带来了不利影响。为改善职工健康状况，企业确定在总部及地区办公室人员中推进以提升员工健康水平，缓解职业紧张，增进幸福感（wellbeing）为目的工作场所健康促进项目，内部通称为 Bwell 项目。

（二）具体做法

项目发起由公司内部人力资源部门在对部分职工走访调研的基础上完成了快速需求评估，认识到急需关注在写字楼工作的办公室工作人员（白领）的职业紧张和心理健康及体力活动不足等问题，并通过内部文件向公司总部汇报。在欧洲的公司总部对此非常重视，并组织内外部专家进行调研论证，最后确定在中国公司开展被通称 Bwell 的工作场所健康促进项目。

1. **组织措施**　项目得到了公司董事会的支持，并指派一名董事兼管职工健康保障。同时中国公司成立了由人事（HR）部门、健康安全（HSE）、医疗与行政部门相关人员构成的 Bwell 项目工作组，来具体负责项目的推进和实施。于 2015 年开展实施，项目列入企业内部预算，其投入和工资增加速率同步。考虑到内部资源有限，实施中发挥市场机制作用，利用公司内外部资源来服务职工健康。通过购买社会第三方的服务形式，如健身教练聘请等，由专业的人做专业的事，以保证项目的成效。

2. **BWell 项目内容**　最初提出的核心要素有：吃好（eat well），多动（move often），好心情（feel good），改善人体工效（ergonomic）。但在具体实施中，其

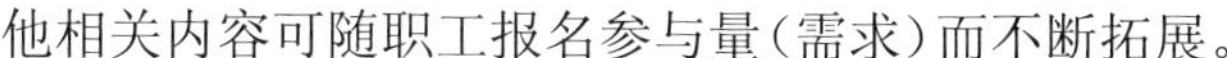

他相关内容可随职工报名参与量（需求）而不断拓展。

3. 项目实施动员 2015年起将Bwell项目列入企业年度工作计划，并通过公司内部邮件与公示栏告知每个员工项目的意义，主要内容与报名方式，要求每位员工至少参加1项以上健康促进专题活动，以保证项目推进的全覆盖。2016年与2017年项目逐步走向规范化制度化，更注重针对性。

4. 项目的分项实施

（1）吃出健康：以合理营养为指导，通过内部的政策、硬件条件的改善和专题健康教育，帮助员工提升营养与健康常识，促进员工更多的选择有利于健康的食品。具体做法有：

1）开设营养小课堂，传播基本营养常识：由于公司内部有相关专业人员，由其作为老师为同事进行营养常识教育。主要内容包括：什么是营养素？如何才能合理营养？各类食物所含热能量、如何合理营养与合理膳食等。课程既有现场的培训课程，为方便出差无法到现场听课，同时在开设网上营养小课堂，供职工随时在线学习与复习。

2）支持性环境构建：食品热能与主要营养素，通过海报与背景墙的形式呈现，以200kcal能量不同食物的量主核心，用精心设计的漫画来呈现，让职工在选择食品时能够看到相关的提示。如在公司内的自动售卖机上有张贴了各种食品所含热能的海报。

3）内部政策激励职工选择健康食品：让职工在选择有益于健康的食品时不增加过多的支出。主要政策调整有：在内部的自动售卖机上对于促进健康干果类、酸奶、全麦面包、无糖咖啡、低脂、低糖食品等食品，购买前先刷公司胸卡，后即按正常售卖价格的30%～50%折价售卖，同时总量有上限，只用于工作场所使用。而对于高热能的食品按正常市场价售卖，无折扣。

4）推荐使用工作餐：由于公司位置中央商务区，公司内无自营食堂，所以公司行政部门和周围餐饮企业沟通，为食用蔬菜、水果色拉者提供50%折扣，折扣后价格和普遍食品价格相近，以鼓励职工多食用蔬菜水果。

5）健康会务策略：公司内各类会议餐盒均订购低热能的健康食品，同时和人体工效学结合起来，开会时间超过1小时即安排站立或休息时间，同时会议中提供无糖饮料和饮水。通过参加会议的领导对职工的影响，在公司内部发挥引领和示范作用。

（2）经常运动：针对办公室工作人员长期坐立工作，普遍存在运动量不足的现况，公司内部通过一系列政策和制度、环境改造来促进职工增加体力活动量，以促进身心健康。具体措施有：

1）支持性环境营造：在办公场所中将面积超100m^2的大会议进行改造，以适应作为健身和运动的需求。并购置健身用器械，供午间和下午下班后使用。内部楼梯的清理与美化，总部是租赁的中央商务区的4层写字楼，为鼓励大家多走楼梯，对4层楼的内部楼梯进行专项改造，以促进职工在交流时尽量走内部楼梯通道。

2）工间操制度：确立每天上下午各一次的工间操制度，每个楼层分成8个区域，每个区域都有专人担任领操，以促进大家共同参与；同时公司高层也走出办公室与员工共同做工间操。促进高层与员工间的交流与沟通。

3）运动：各类运动兴趣小组组织起来，由公司为需要的兴趣小组聘请教练。仅上海总部的午间运动小组就有：有氧运动组（cardio）、瑜伽（yoga）、自由搏击（body combat）、按摩（massage）、健康操（zumba）、健身时刻（wellness moment）等，每个运动小组均由公司出资聘请专业教练，在教练指导下进行，以保证运动效果，防止运动损伤。

4）比赛：举起各类比赛，以激励员工参加动员。如以“飞奔吧兄弟”为主题的为期3个月的健跑走比赛，通过运动手环来打卡记录，分小组与个人排名，以激励员工参与。

5）慢跑课程：为运动技能有限的职工专门开设慢跑课程（NB jogging class），传授跑步运动技巧，并有教练指导，为参加者提供独特的礼品。

（3）好心情：该项目直接针对职业紧张和心理健康，由于考虑到心理健康问题比较敏感，所以在项目设计时，不提及职业紧张、职业倦怠、抑郁、焦虑等心理健康的概念，但实际工作均是以此为主要目标，旨在通过群体活动来增加社会支持，增加职工应对不良情绪的技能。具体做法有：

1）压力管理课程：开展压力管理培训，增进压力识别能力，学会深呼吸和放松技能。改变对压力的认知，鼓励勇敢面对压力，通过转变心态，学会接受现实，以减轻压力及其所诱发的抑郁与焦虑等情绪问题。面对短期的压力和紧张情绪时，鼓励通过做深呼吸来缓解压力。

2）良好睡觉（sleep well）：鼓励职工参加睡觉保健课程，主动进行睡觉质量监测，通过调整生活方式和工作安排来保证良好睡觉。重点围绕3个方面展开：①合理调整工作安排，保证睡眠和工作的协调：要求员工学会在睡觉前将工作相关事件放到一边，以保证良好睡觉。②促进睡觉食谱选择工作坊：由参与职工自选一天食物来改进睡眠，邀请专家进行点评指导，提升职工通过选择食物来改进睡眠的能力。③运动保睡眠：通过鼓励职工多参加各类运动来改善自身的睡觉质量。

3）鼓励饮水：倡导与鼓励职工多饮水，每天饮水量不少于1 500ml，减少各类饮料，尤其的含糖饮料的摄入。在所有的办公场所为职工提供免费的饮用水，为饮水提供基本的环境支持。

4）健康风险评估（health risk assessment）：与职工每年一次的免费健康体

检相结合，通过收集职工的生活方式，包括：吸烟、饮酒、消化、营养、能量、运动、休息和睡觉、压力和复原力、知晓率和预防行为等内容，再和个人的体检数据相结合，为职工慢性病的健康风险进行系统评估，参与者每人得到一张图文字并茂，用不同颜色的直方图来显示风险程度高低的个体评估报告，让接受者一目了然的看明白自身不同慢性病的健康风险大小，以促进职工增加对慢性病预防意识。2017 年仅在上海总部员工中有 755 人接受过健康风险评估。

（4）其他项目：①组织团体建设活动，让职工增加交流和支持。2017 年公司内举行了各类纪念公司进入中国 35 周年活动，主题为“fit to lead”，引入趣味运动会与各类小游戏活动，以增加团队凝聚力，促进职工相互了解与相互支持。②戒烟小组。公司内招募了 15 个有戒烟意向的吸烟者，开展为期 3 个月的戒烟辅导，由公司专门为他们聘请了戒烟教授，为其戒烟行动提供专业支持支持，以减轻其戒烟所出现的不良反应，增加其成功的信心。当 3 个月期满时，有 12 名职工成功戒烟，3 名未能成功戒烟者吸烟量下降了 80%。③免疫接种。利用公司本身业务中涉及疫苗销售的优势，为职工和 2 名家人提供流感疫苗免费接种的职工福利。④积极组织职工参与各项社会活动，如上海每年组织的登高定向挑战赛，该公司员工组队参与。

同时需要说明的是所有 Bwell 项目不仅是在中国公司的上海总部开展，公司在全国的 4 处区域办公室同时推进，但根据员工报名人数多少，在项目设定上略有差别。

三、取得成效及经验体会

该公司 Bwell 项目从 2015 年开始实施，2016 年基本成型，2017 年开始进行规范化制度化运作实施。

在项目实施与评价中，注重了过程评价，主要成效表现为：项目做到了公司上海总部和区域办公室职工的全覆盖。根据 2017 年的统计，共有 24 108 人次参加各类健康促进活动，按其职工人数看，平均达到每位职工每月参加一次健康促进活动的水平；公司因健康原因造成的工时损失减少了 1 800 小时。公司高层对项目开展的成效予以肯定，认为项目的开展对职工的士气和幸福感提升明显，内部的人际关系更和谐。

公司在 2018 年上半年通过了由社会第三方组织的健康促进企业认证，充分体现了企业的社会责任，发挥了对社会的积极影响和示范作用。

项目的主要优势可以归纳为：①项目得到的公司高层的认可和支持；②借助于原来人员构建了负责健康的队伍，职责明确；③公司在开展各类项目中充分体现的环境、政策和制度的支持；④项目在职工参与上覆盖面广泛；

⑤将心理健康问题融入健康促进整体中。

项目的局限性主要表现为：①对相关的数据收集不充分，无法进行前后比较这是绝大多数企业内健康促进项目的共性特点，开展项目设计者由于是非专业人员居多，往往注重于过程评价，习惯于统计参加人数和现场照片等场景的记录，而对职工的行为、职业紧张和心理健康等专业指标的收集是不充分的。②项目投入相对较多，其成本效益比无法呈现，影响项目的推广价值。项目通过向第三方购买服务的形式，引入健身教练进行现场指导和引领。同时为低脂绿色食品与坚果类提供一定补贴，其投入的资金总量未做详细收集，可能会影响到项目的可推广性。

（戴俊明）

第八节　积极心理学在工作场所心理健康促进中的应用实践

工作场所作为生产组织的主要场所，是职业人群工作、学习、社交、生活和休息的重要场地，职业人群约一半的时间身处其中。而职业人群作为经济和社会发展的主要贡献者，其身心健康不仅关系到个人及家庭幸福，还关系到企业的生存和国家的稳定发展。

工作场所健康促进（workplace health promotion，WHP）是实现 WHO 提出的“人人享有职业卫生保健”的战略措施，是一项“低投入、高产出”的社会系统工程。我国的健康工作场所健康促进是在“健康中国”战略思想指导下，通过对工作场所的综合干预，完善职业健康支持性环境，以达到促进从业人员身心健康，延长从业者职业生涯，提高企业的竞争力，保障企业和社会的可持续发展的目的，具有良好社会、经济效益。

一、心理健康促进在健康工作场所建设中至关重要

心理健康促进（mental health promotion 或 psychological health promotion）是通过各种资源和措施来促进个体心理健康水平，不仅关注心理问题的矫治更关注积极心理品质的发展。工作场所心理健康促进即针对工作场所（职场）中从业人员面临的主要心理问题和需要，从系统角度整合资源采取措施，促进从业人员心理健康水平提高，满足从业人员个人发展和企业和谐生存。

2017 年，英国工作场所心理健康调查发现，英国有 15% 的职业人群存在不同程度的心理问题，职业人群心理健康问题带来的缺勤、工作效率降低、失能、离职等，每年对英国政府和企业造成万亿英镑的损失。我国是世界上劳动人口最多的国家，2017 年我国在业人口 7.76 亿人，占到总人口的 55.8%。随着社会转型竞争加剧，我国职业人群失能也从过去的以职业病和职业伤害

为主，变为职业病、职业伤害和职业心理问题并重。频繁报道的职业人群自杀现象，提示职业人群心理问题已成为我们亟待应对的职业健康新挑战。

在 WHO 提出的健康工作场所模型中，社会心理环境健康促进被列为健康工作场所建设的四大影响途径之一。2019 年 7 月，国务院发布《健康中国行动（2019—2030 年）》，从控制影响健康的前期因素角度提出了心理健康和健康环境促进行动，从保护重点人员健康角度提出了职业健康保护行动。《健康中国行动（2019—2030 年）》鼓励从业人员正确认识精神心理疾病，掌握基本的情绪管理、压力管理等自我心理调适方法；要求用人单位充分考虑劳动者健康需要，把心理健康教育融入员工思想政治工作，为劳动者提供健康支持性环境。并将“采取综合措施降低或消除职业紧张”纳入职业健康保护行动个人和社会倡导性指标，将“开展心理平衡健康教育讲座”纳入健康促进企业（机关）标准。可以看出，心理健康促进在健康工作场所建设中至关重要。

二、积极心理学是工作场所心理健康促进上“以健康为中心”的时代选择

随着社会经济发展和劳动环境改善，职业有害因素的范围由传统的有毒有害因素，扩展到生理、心理、社会等一切可能影响职业人群健康的因素。而激烈的全球化商业竞争，迫使企业想方设法通过提高从业人员工作投入和工作绩效来减少人力支出，与此同时，从业人员也比以往任何时候都更关注企业是否能让其得到持续发展。《健康中国行动（2019—2030 年）》从以“疾病”为中心向以“健康”为中心的转变，也要求我们在职业人群尚未出现相关健康结局时就对其心理健康给予关注，不但矫治高职业紧张所致身心健康问题，同时关注从业人员的自身发展，通过加强有利于良好心理健康因素的过程，提升从业人员个人潜力，尽可能达到其最佳的健康状态。这些都促进了积极心理学在工作场所心理健康促进领域的发展和应用。

积极心理学（positive psychology）的起源最早可追溯至 20 世纪 30 年代 Terman 关于天才和婚姻幸福感的研究、荣格关于生活意义研究和美国心理学会前主席 Martin Seligman 针对二战后心理疾病治疗模式的思考和改进。Seligman 也提出了积极心理学定义：应用心理学理论、研究方法和干预技术来解释人类行为的积极性、适应性、创造性和情感实现性。与占统治地位的传统心理学相反，积极心理学强调要关注积极的层面，从一个开放的、欣赏的角度去看待人的潜能、动机和能力，通过对积极方面进行充分探索，让从业人员对工作的意义和成果有更充分的理解。

随着积极心理学领域的理论构建与实证研究，大量文献已经证明了积极的能力与力量在健康和工作上的优势，及对职业人群身心健康的保护和工作

能力的提升。这使得积极心理学在工作场所心理健康促进上的应用，被越来越多的学者寄予厚望，在本章之后的篇幅中，我们将从积极心理学的角度，对工作场所心理健康促进的意义、内容、实例、方法、评价指标进行介绍。

三、运用积极心理学开展工作场所心理健康促进

工作场所有自己的组织结构和管理系统，有现成的信息交流途径，开展工作场所健康促进与其他场所相比，具有先天的组织优势和便利条件。就积极心理学作用对象而言，越是依靠自身人力资本的企业，开展工作场所心理健康促进的效果越明显。下面我们简要介绍几个运用积极心理学开展工作场所心理健康促进的实例。

（一）从心理资本角度开展工作场所心理健康促进——以某教育集团为例

1. 分析对象特质 某教育集团是全国知名的民营英语培训机构，属于活跃度高的人力密集型企业，其员工多为知识型员工，主要包括一线教师和管理人员。随着此教育集团快速扩展和上市，许多影响企业未来发展的问题被暴露出来，包括：中层管理人员能力缺乏，管理模式滞后，不重视企业文化，重销售轻售后，人员队伍不稳定，人才的培养难以为继。尤其是其员工离职率过高，反应出其人力资源管理问题已经比较严重。

2. 选定干预策略 Luthans 等认为心理资本包涵希望、乐观、自我效能感、韧性四个要素，并将四项要素设计为四个实践培育维度融入到心理资本干预模型中。根据以往的研究结果，作为积极心理资源的重要组成部分，通过应用一些适合组织需要的心理资本测量和开发工具对员工心理资本干预和开发，从而影响心理资本中的每一状态变量以及整体的心理资本水平，能够明显提升员工工作满意度和工作绩效，同时很大程度上直接降低其离职倾向，符合此教育集团目前迫切要解决的稳定教师队伍问题的诉求，也符合其提升中层管理人员工作投入的需求。并且研究证明，在工作场所中通过短期的、高度聚焦的微干预措施开发心理资本可以给组织带来巨大的投资回报与潜在收益。

3. 实施干预 从心理资本的 4 个不同维度对员工进行干预。一是树立希望，主要通过鼓励一线教师参与企业决策和企业目标，将薪酬纳入激励体制并将激励计划以广泛设立的奖项惠及整个教师群体，从而保持员工在日常工作有更加积极向上的工作态度。二是培养乐观精神，通过引导教师在教学中学会包容过去、珍惜现在并积极寻找未来改进机会，从而用积极的解释和归因分析学生学业成就，对自己和学生的付出及努力予以肯定。三是提升自我效能（自信），通过不断强化已具备技能和成功教学经验，进行技能培训和鼓励目标拆解，来达到提升教师自信的目标。四是增强韧性，通过让教师了解

并运用自身禀赋、技能、社会资本等韧性资产，正确应对压力，让其在面对师生冲突、领导问责、教学成果不突出等问题上，能够迅速复原情绪并积极的面对。通过以上方法从企业整体的角度，加强对教师心理资本开发和管理，最终达到提高集团教育教学水平，稳定人员队伍的目的。

4. **评价** 以 Luthans 等人编制心理资本问卷（PCQ-24）作为评价工具，该问卷共 24 个条目，分为“自我效能”、“希望”、“韧性”和“乐观”4 个维度、各 6 个条目，采用是李克特 6 点评分。分数越高代表该维度表现越好，所有条目得分总和来反映心理资本的水平。

（二）从情绪智力角度开展工作场所心理健康促进——以军队为例

1. **分析对象特质** 部队新兵大多处于 16～25 岁的年龄段，正处于人生心理发展波动最明显的阶段，加上军校严格而又封闭的管理训练环境，相对封闭的学习、生活环境，比较固定狭窄的人际关系群体、较少的社会实践交流，这一切直接冲击和影响着部队士兵的认知、情感、意志、需要、兴趣等整个心理状态，可能给学员带来一系列心理困扰或心理危机。部队新兵的问题屡屡出现，这提示我们军人学员的心理素质亟待提高。

2. **选定干预策略** 情绪智力与心理健康、应对方式的关系密切，当个体具有较高的情绪调整能力，往往懂得采用积极的应对方式处理问题，维护自我心身健康水平。部队新兵情绪智力的干预，有助于帮助部队新兵尽快适应部队生活，使其充分发挥个人能力。认知行为取向的心理疗法是当今成长得最快、最有效、被广泛使用的一种心理治疗手段。基于认知过程影响情感和行为的理论假设，认知行为疗法强调，个体的想法或思维（认知）决定其情绪及行为；人之所以会感到情绪困扰或产生非适应性行为，主要是由于其对事、对人、对己的不适当或不合理的想法或思维所导致；消极悲观的想法将导致悲观的情绪与消极的行为，积极乐观的想法将产生愉悦的情绪与积极的行为。它通过认知和行为干预技术，以改变人们不合理的观念和看法，来调整不良情绪和行为，克服心理障碍，从而促进心身健康的一种治疗技术。

3. **实施** 以积极心理学的取向出发，同时融合了认知情绪疗法的一些理论，所发展出的一套提高个体情绪智力的课程设计方案。针对情绪智力内涵而设计相应课程，共有 12 个单元，其中第一单元为课程介绍，第二、第三单元在培养认识自我情绪的能力，第四至六单元在培养成员的积极认知的能力，第七、第八单元则在培养积极的情绪体验，第九、第十单元培养积极的人格品质，第十一单元在培养处理个人发展性问题的能力，第十二单元是课程回顾和总结。

4. **评价** 采用《情绪智力量表（EIS）》中文版、《症状自评量表（SCL-90）》《课程回馈表》《总团体回馈单》《课程学习单》、课后作业、情绪日志进行课程效果评价。EIS 的整体测量信度较高，可用于常模参照测验和标准参照测验。SCL-90 是进行心理健康状况鉴别及团体心理卫生普查时实用、简便而有价值的量表。

（三）从心理弹性角度开展工作场所心理健康促进——以武警为例

1. **分析对象特质**　武警是负责国家内部安全保卫任务的部队，担负着国家赋予的重大使命。其工作具有高压力、高强度、高危险等特征，日常应激和军事任务中的应激对武警军人的心理健康状况是一个重大的威胁。因此，对武警战士的要求格外严格，他们不仅要有强健的体魄、过硬的军事素质和较高的思想政治素质，良好的心理素质也是必不可少的。生活习惯和生活环境发生的强烈改变，紧张的部队生活、严谨的军人作风、艰苦的军事训练、全新的战友和集体，这些都给新兵的心理带来巨大的冲击。如果无法顺利度过入伍适应期，会给新兵带来许多不良影响，轻则出现抑郁、焦虑、食欲不振、睡眠障碍等现象，重则意志消沉，逃避现状，无法完成训练任务，甚至出现暴力冲突行为、逃跑、自杀等情况。

2. **选定干预策略**　团体辅导是目前常用的心理弹性干预的形式，它是在团体的情境下，借助团体的力量和各种心理辅导技术，使团体成员自知并自助，达到消除症状，改善适应，发展健康人格的目的。团体心理辅导十分关注团体氛围的营造和控制，成员由对团体的信任扩大到对周围的其他人的信任，由对团体的归属感扩大到对学校、社会及国家的认同感和归属感。

“心理弹性总训练”（Master Resilience Training，MRT）是“全方位士兵强健计划”（Comprehensive Soldier Fimess，CSF）的重要组成部分之一，它是一个为期十天的训练课程，主要为军官们提供面对面的心理弹性技能训练，并帮助他们将这些技能交给他们的士兵们，开发者们认为，MRT 中的心理弹性技能能够增强士兵处理逆境的能力，防止抑郁、焦虑、创伤后应激障碍（PTSD）的产生，并能提高士兵的整体健康和绩效表现。MRT 课程包括准备、维护和增强三个部分，前八天为准备部分，由宾夕法尼亚大学积极心理学中心开发，以“宾州复原力方案”和积极心理学领域的其他实验验证性工作为基础，主要教授心理弹性的基础；维护部分由沃尔特里德陆军研究所的研究人员开发，它专注于部署周期性的循环训练；增强部分由西点军校的体育心理学家开发，教授一些能将个人成绩最大化的个人职业技能。

3. **实施**　针对心理弹性的六个核心能力——自我意识、自我调节、乐观、心理的灵活性、性格优势、关系，以 MRT 准备部分的内容为参考，设计团体心理辅导方案。团体心理辅导共八次活动，每周进行一次，包括内化武警角色、探索自我优势、理性认识情绪、理性调节情绪、缓解身心压力、和谐人际关系、感知社会支持、警营生涯规划。

4. 总结评价　采用 Connor-Davidson 心理弹性量表中文版进行测量，共 25 个条目，分为坚韧、自强、乐观三个因子。该量表具有良好的信效度，适合中国人群。

（四）从组织支持感角度开展工作场所心理健康促进——以医院护士为例

1. 分析对象特质　随着医疗技术的不断提高，住院患者的治疗手段及方法不断增多，一方面提高了疾病的治愈率，另一方面也增加了护士的工作量，超负荷的工作量、日益紧张的医疗环境、不被认同的职业等问题使护士的离职率居高不下，严重影响护理质量及患者的满意度。因此，提高护士工作满意度、降低离职率、提高护士的职业认同感是一个迫切需要解决的问题。

2. 选定干预策略　组织支持理论认为，组织支持满足了员工的社会情感需求，如果员工感受到组织愿意而且能够对他们的工作进行回报，员工就会为组织的利益付出更多的努力。员工如果得到重要的价值资源（如工资增长，发展性的培训机会），他们就会产生义务感，按照互惠的原则，来通过增加角色内和角色外绩效，减少旷工来帮助组织达成其目标。研究表明，组织支持感主要是通过 5 个方面的机制而发挥作用。一是促使员工产生义务感，以帮助组织达成目标；二是促使员工产生对组织的情感承诺；三是促使员工增强对自身能力的信心；四是促使员工感受到在需要帮助时，觉得组织可以依靠；五是促使员工增强对组织能够关注其幸福感和奖励其贡献的信念。程序公正、来自上级的支持以及来自组织的奖赏和工作条件，能够对组织支持感产生重要的影响。

3. 实施　应用组织支持理论，采用组织公平、加强上级支持感、提高工作待遇及条件等措施。组织公平具体措施包括采取绩效考核制度、改革晋升条件、增加院内聘任岗位、合同制护士与编制护士同样享受外出学习培训的机会、对全院 30% 表现优秀的合同制护士与编制护士同工同酬；加强上级支持感具体措施包括固定每周二召开护士长会议，听取护士长的意见及想法，对于护士长提出的困难及问题积极解决，将护士长会内容传达到每位护士，护士长听取本科室护士的意见、想法，下次护士长会反馈给护理部；提高工作待遇及条件包括全面提高护士劳酬金，实行绩效考核，对护理工作量进行打分，加大工作量大的科室及部门的劳酬金。

4. 总结评价　采用明尼苏达满意度问卷（MSQ）、职业认同感量表、离职意愿量表和组织支持感量表进行测量，均具有良好的信效度。MSQ 包括外在满意度和内在满意度 2 个维度，是目前国际公认的测量工作满意度的量表。护士职业认同量表中文版在国内被普遍应用于包括护理人员在内的职业认同感的测评。组织支持感量表包括组织对员工的工作支持、价值认同和利益关心 3 个维度。

（五）从积极溢出角度开展工作场所心理健康促进——以医院护士为例

1. **分析对象特质**　护士已成为职业倦怠的高发群体，以女性为主体的护理工作者作为承受高压的一类特殊人群，现代社会既期望他们能够积极地参加工作，对社会作出贡献，又期望她们兼顾好家庭。在时间与精力有限的情况下，女性承受着工作与家庭的双重压力。有研究证明，护士的角色模糊、角色冲突是其职业倦怠的重要原因之一。工作家庭冲突作为一种压力源，能影响护士的身心健康，造成紧张、焦虑等，对工作和家庭生活造成消极影响，如造成工作满意度和生活满意度低，从而引发工作倦怠、缺勤、离职等。

2. **选定干预策略**　边界理论（boundary theory）是众多用于解释工作 - 家庭关系理论中的主流理论之一，且尤为适用于工作领域与家庭领域相互交叉的情景。基于边界理论，从人与环境匹配，即“供需均衡”的视角出发，分别以工作弹性意愿和工作弹性能力、以及家庭弹性意愿和家庭弹性能力为关键变量，以不同水平与不同质量的工作对家庭增益和家庭对工作增益组合状态构建工作 - 家庭增益方格模型（见图 9-8-1）。图中右上角边框加粗的方格为“理想区域”，其工作弹性意愿和家庭弹性意愿同时分别被工作弹性能力和家庭弹性能力恰好满足，换言之，无论是在工作对家庭增益方向上，还是在家庭对工作增益方向上，均处于“完全匹配”的状态。因而，处于“理想区域方格”的个体，尽管他们工作对家庭增益的水平和家庭对工作增益的水平有高有低。但是，他们工作对家庭增益的质量和家庭对工作增益的质量均是最优的。企业在对员工的工作 - 家庭增益进行干预时，应以帮助处于“非理想方格”的员工实现向“理想区域方格”的转化为着力点。

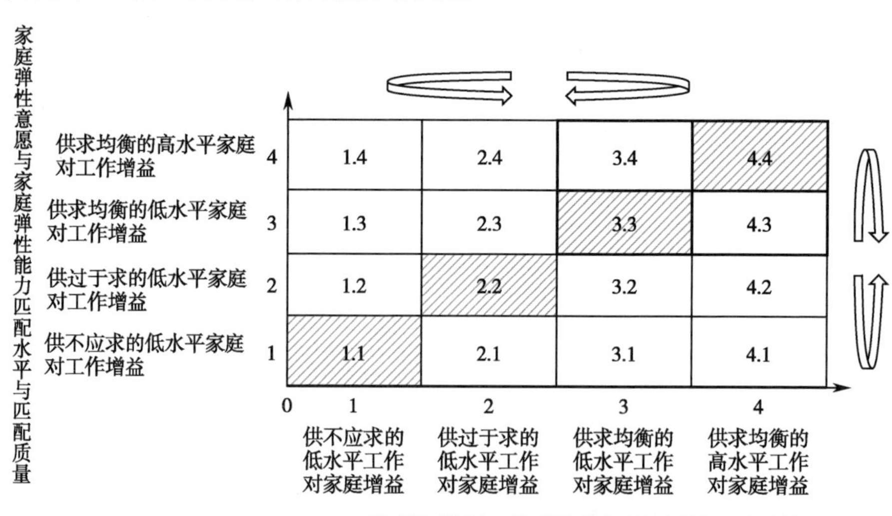

图 9-8-1　工作 - 家庭增益方格模型

3. 实施　通过实施增益干预提高职业女性的家庭平衡、工作平衡与双方的资源共享。实施增益干预时间为 8 周。第 1 周引导思考，引导护士改变原来把家庭与工作看成完全对立的观念。参与者写出家庭与工作双方的互利作用，包括护理工作对家庭生活带来的便捷、对家庭关系的积极影响、对自己在家庭中的地位带来的影响，护理工作对自己处理家务带来的积极影响、护理工作对自己处理与家人感情的积极影响等，还分析家庭和睦对工作状态的影响；第 2 周是改变认知，依据工作家庭积极增益理论编写心理健康促进宣教手册，引导护士接纳与领悟工作家庭间的增益互补作用；第 3～6 周是改变行为，通过手机信息发送行为、情绪调节指南，指导护士改变行动；第 7 周每人写出感悟，研究组成员对其进行沟通，巩固认知行为干预效果；第 8 周进行干预后问卷调查。

4. 总结评价　采用的量表包括知识型员工主观幸福感量表、职业女性工作家庭平衡量表、工作家庭冲突量表，均具有良好的信效度。知识型员工主观幸福感问卷包括家庭满意度、工作满意度、情感体验三个维度。职业女性工作家庭平衡的量表包括家庭平衡维度、工作平衡维度、资源共享三个维度。工作家庭冲突量表，共 10 个项目，其中 5 个项目测量家庭工作冲突，5 个项目测量工作家庭冲突。

（吴　辉）

第九节　其他实用方法和技术介绍

除了以上案例中用到的心理健康促进方法外，以下心理健康促进方法也适合在工作场所中借鉴和应用。

一、问题管理 +

问题管理 +（problem management plus，PM +）是 WHO 提出的针对常见心理健康问题的综合性心理干预策略，其特点是无需对心理问题进行明确区分，无正规心理健康知识背景的非专业人员经过短期培训即可开展心理干预，且适用于几乎所有常见心理健康问题（如抑郁、焦虑、压力或悲伤）以及经历生活工作应激（如失业、人际冲突）的成年人。

PM + 分 5 个的核心阶段：第一阶段为管理压力阶段，通过缓慢呼吸训练、心理教育、对个人进行有关逆境常见反应的教育、简短的激励性访谈等方法，使参与者掌握压力的症状，获得干预的一般概述和基本原理，并增强人们积极参与 PM + 的承诺，学会放松并管理自身压力；第二阶段为管理问题阶段，通过将问题分类为可解决的、不可解决的和不重要的，确定什么是重要的，并将资源投入那些被认为对生活有意义的问题来帮助个人控制自己的问题；第三阶段为行动阶段，通过行为激活策略鼓励个人逐步重新参与愉快的和以任务为导向的活动，以改善情绪和功能，增加从环境中获得积极强化的机会，切断不良心理状态惯性；第四阶段为社会支持强化阶段，旨在优化个人重新参与社区的能力，从他人或特定机构获得支持（如情感、实践）；第五阶段为预防复发阶段，包括识别复发的个人警告信号。测试人们对策略的了解，包括如何最好地应用它们来管理特定的问题，以及确定未来的目标。

在 PM+ 中，受试者每周与心理问题管理人员进行多次面对面交流，通过持续低强度重复来加强效果，这种方便、有效、无需太多专业训练就能开展的干预，特别适合在日常工作场景中应用。

二、团体心理促进

团体心理促进是以团体为学习环境，利用成员间的人际交互作用，改变其认知和行为策略，重新审视自我、激励自我，学习新的态度与行为方式；通过了解他人、信任他人，改善与他人的关系，发展良好适应的助人过程。

团体心理促进一般分为 4 个阶段：第一阶段为团体相识阶段，建立初步的信任，并介绍和商定团体契约。第二阶段为相互信任阶段，帮助他们逐步开放自己，建立自我表达模式、催化团体动力。第三阶段为辅导阶段，团体进入工作状态，首先加强成员的自尊、自信和自我认同；其次是帮助成员认识管理情绪；再次增强成员的社会责任感、自我管理学习的能力；最后磨砺成员能正确看待生活中的磨难。最后一个阶段为结束阶段，通过活动帮助成员处理分离情绪，整理分享团体学习经验，结束团体辅导。

三、巴林特小组

巴林特小组模式由精神病学家、心理分析师巴林特创建，它将服务者与被服务者的人际关系作为核心，以服务对象整个人和这段关系为关注点，从一段具体关系的阐释开始，探索关系的深层潜意识部分，从而发现实际工作中困难的交往模式，并发展出能改变与服务对象关系的全新想法，是适用于工作内容为帮助服务他人的专业实务工作者（如医护人员、教师、司法、社会工作者等）的一种体验式学习方法。

巴林特小组的工作方式不是评价，而是检查和阐释，为参加小组的每个人提供一个反省自己工作的机会，一个表达自己的情感和感受的安全环境，并使小组成员感受到组织的支持，促进与被服务对象的同情理解。每次活动的一般分为 4 个步骤：第一步个案展示，案例提供者陈述与服务对象之间的矛盾，表达自己的感受、提出自己的困惑；第二步小组成员讨论，陈诉者缄默旁观倾听，小组内其他成员表达自己对该案例的认识、想法和建议；第三步反思，在听取其他成员的发言后，案例报告者反思总结，重新认识与患者间的问题；第四步组长总结，感谢案例提供者。

巴林特小组领导人负责鼓励和引导组员深入探索这段关系，而案例提供者与服务对象的关系常常以“平行过程”的形式在小组讨论中重演，小组成员变成了这段关系中案例呈报者各个方面的化身，而呈报案例者自动变成了被服务对象的代表。小组成员们在共同经历了角色扮演、感知分析、总结等环节的深入体验后，移情反移情分析能力、与服务对象的共情理解能力、情绪智力水平得到了提高。

巴林特小组一般每周开展一次，每次 90 分钟，持续 1～3 年，小组成员具有封闭性固定性，虽然对小组领导人要求较高（必须经过 2～3 年国际巴林特协会专业培训），但在工作场所中借鉴巴林特小组的思路开展定期团建依然很有价值，尤其是对服务性实务工作场景而言。

四、基于网络的心理促进技术

随着互联网和移动互联技术的发展，基于网络和大数据的社会心理学研究已经逐渐步入主流心理学研究的视野，在研究视角和方法等方面展现出蓬勃的生命力。

由于精神心理问题的私密性和中国人含蓄内敛的民族特性，相对于传统的心理促进技术而言，基于网络的工作场所心理促进能够最大程度降低由于面对面交谈带来的熟人压力，计算机技术也使得结合社交媒体语言特征、网络搜索关注行为及心理学测验三者之长的心理预警程序构建，与长期个性化干预成为可能。除此之外，还能最大程度弥补专业心理咨询服务可及性差的缺陷。

基于企业 OA 移动办公系统的心理健康促进服务，必将以其多样化的干预手段和灵活的时间安排，成为传统的心理健康促进策略的有益补充，并为工作场所心理健康促进提供新的范式。

（吴 辉）

参考文献

1. 郑日昌，张驰，田宝伟. 团体心理训练 [M]. 北京：开明出版社. 2012.
2. 侯永梅. 心理社会因素对心身疾病的影响 [J]. 中国组织工程研究，2004，8（12）：2358-2359.
3. 余乐成，李朝霞. 石油石化行业职业心理健康管理策略探讨 [J]. 职业健康，2017，17（6）：25-28.

4. 余善法. 职业紧张评价与控制 [M]. 北京：人民卫生出版社，2018：469-471.
5. 王瑾，刘晓曼，王超，等. 电子制造服务业流水线员工心理资本在职业紧张与抑郁症状间中介效应 [J]. 中国职业医学，2019，46（3）：280-285.
6. 张占武，刘芳，董大壮. 电子制造企业生产线“90 后员工”心理健康状况研究 [J]. 人力资源管理，2015，7：275-276.
7. 刘畅. GDF 电子公司生产部门压力管理体系构建 [D]. 北京：北京工业大学，2012.
8. 程刚. 电子制造企业基层员工工作倦怠及其影响机制研究 [D]. 苏州：苏州大学，2007.
9. 刘文慧. 珠三角地区电子制造企业女工职业紧张与抑郁症状的关系研究 [D]. 广州：广东药科大学，2018.
10. 陈惠清，李小亮，黄晋，等. 劳动密集型企业工人职业应激状况及其影响因素分析 [J]. 中国职业医学，2017，44（4）：445-449.
11. 陈惠清，陈青松，李华亮，等. 作业时间对供电企业作业人员职业紧张水平影响 [J]. 中国职业医学，2013，40（6）：540-543.
12. 刘晓曼，王超，李霜. 某供电企业员工不同模式职业紧张状况及影响因素分析 [J]. 中国职业医学，2016，43（3）：320-323.
13. 陈涛，贾宁，孙成勋，等. 供电企业运检人员职业紧张的危险因素研究 [J]. 中国工业医学杂志，2018，31（6）：408-410.
14. Joyce S.，Modini M.，Christensen H.，et al. Workplace interventions for common mental disorders：A systematic meta-review[J]. Psychological Medicine，2016，46（4）：683-697.
15. Wang X.X.，Liu L.，Wu H.，et al. Associations of Occupational Stressors，Perceived Organizational Support，and Psychological Capital with Work Engagement among Chinese Female Nurses[J]. BioMed Research International.，2017，1-11.
16. Qiu T.，Liu C.L.，Wu H.，et al. The mediating role of psychological capital on the association between workplace violence and professional identity among Chinese doctors：a cross-sectional study[J]. Psychology Research and Behavior Management，2019，12（12）：209-217.
17. Liu L.，Xu P.Y.，Wu H.，et al. Mediating role of emotional labor in the association between emotional intelligence and fatigue among Chinese doctors：a cross-sectional study[J]. BMC Public Health，2018，18（1）：881.
18. 张欢，李荣华，刘权. 医学生职业认同感与心理弹性及其影响因素研究 [J]. 国际医药卫生导报，2018，24（8）：1142-1144.
19. 王育红. 组织支持理论在护士人力资源管理中的应用 [J]. 护理研究，2015，29（30）：3747-3750.
20. 林忠，孟德芳，鞠蕾. 工作—家庭增益方格模型构建研究 [J]. 中国工业经济，2015，32（4）：97-109.
21. Dawson K.S.，Bryant R.A.，Harper M.，et al. Problem Management Plus（PM+）：a WHO

transdiagnostic psychological intervention for common mental health problems[J]. World Psychiatry，2015，14(3)：354-357.

22. 黄轲，刘琴，张帆，等. 我国心理弹性干预措施及其效果的系统评价 [J]. 中国循证医学杂志，2013，13(04)：373-378.

23. 林忠，孟德芳，鞠蕾. 工作—家庭增益方格模型构建研究 [J]. 中国工业经济，2015，(4)：97-109.

24. 田甜. 巴林特小组培训提升护士情绪智力及沟通能力的作用 [J]. 世界临床医学，2019，13(2)：114-115.

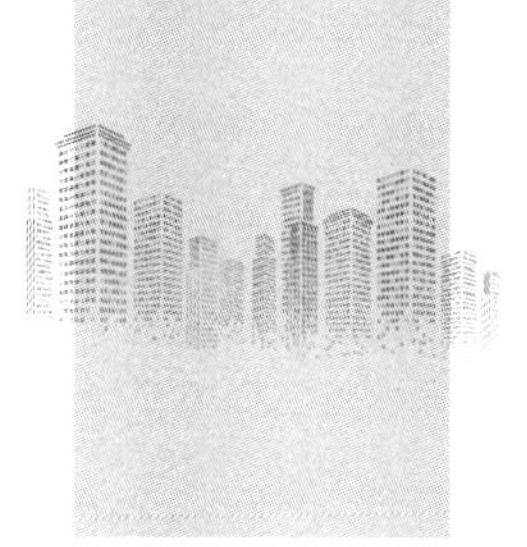

附　　录

附录 1　工作场所心理健康影响因素调查问卷

知情同意

您好！

本调查是为了评估您的职业心理健康状况，以便为后续开展针对性的心理健康改善促进工作提供基础。我们希望能为增进各位同仁身心健康作出努力。因此，我们需要您的配合，您的参与对于未来的工作很重要！

这份问卷没有标准答案，您只需要按照您的实际情况填写调查表的各项内容，如果您不确定答案，请选择您认为最有可能的选项。我们将对您的答案及个人信息严格保密。

我们真诚希望得到您的帮助和支持，选择同意，将开始此次调查，此问卷需要 10～15 分钟完成。

□同意　　　　□不同意

（调查单位）

工作场所心理健康影响因素调查问卷

填表说明：

1. 请用圆珠笔或签字笔认真填写。
2. 请根据您对下列说法的认可程度作出选择（在相应的数字上画“○”）或填写相关信息。
3. 调查问卷需要 10～15 分钟完成。

	完全不同意	不同意	同意	非常同意
1. 单位提供的服务或福利能够解决我的心理健康问题	1	2	3	4
2. 所有人都能对自己的行为负责	（1）	（2）	（3）	（4）
3. 工作中我知道应该做什么	1	2	3	4
4. 工作中大家互相尊重和体谅	（1）	（2）	（3）	（4）
5. 招聘/晋升会考虑到特定职位所需要的人员技能	1	2	3	4
6. 我在工作中得到的反馈能帮助我成长和发展	（1）	（2）	（3）	（4）
7. 我的主管很欣赏我的工作	1	2	3	4
8. 我可以和我的主管讨论如何做我的工作	（1）	（2）	（3）	（4）
9. 我的工作量对我的职位来说是合理的	1	2	3	4
10. 我喜欢我的工作	（1）	（2）	（3）	（4）
11. 单位鼓励员工享受该有的假期（例如，午餐时间，病假，假期，休假日，产假）	1	2	3	4
12. 单位致力于减少工作中不必要的压力	（1）	（2）	（3）	（4）
13. 管理层会采取适当的行动保护我在工作中的人身安全	1	2	3	4
14. 如果我在工作时看起来很沮丧，我的主管会说或者做一些开导我的事情	（1）	（2）	（3）	（4）
15. 工作中，大家对他人的想法、价值观和信仰表示真诚的尊重	1	2	3	4
16. 单位里的领导力能发挥有效作用	（1）	（2）	（3）	（4）
17. 我们的单位能有效地处理员工之间存在的问题	1	2	3	4
18. 单位会聘用最适合岗位的人员	（1）	（2）	（3）	（4）
19. 我的主管对我提出的新机遇和挑战持开放态度	1	2	3	4
20. 我的收入和付出是匹配的	（1）	（2）	（3）	（4）
21. 我对如何开展我的工作有自主权	1	2	3	4
22. 我可以和主管商量我的工作量	（1）	（2）	（3）	（4）

续表

	完全不同意	不同意	同意	非常同意
23. 如果工作需要，我愿意付出额外的努力	1	2	3	4
24. 我能够合理地平衡工作和个人生活需求	**(1)**	**(2)**	**(3)**	**(4)**
25. 我的主管关心我的幸福感	1	2	3	4
26. 单位提供了足够的培训来帮助我在工作中保护自身安全(应急能力、安全保护、预防暴力)	**(1)**	**(2)**	**(3)**	**(4)**
27. 当我处理个人或家庭问题时，我能感到来自单位的支持	1	2	3	4
28. 工作中遇到困难的情况能够得到有效处理	**(1)**	**(2)**	**(3)**	**(4)**
29. 我能及时被告知工作中的重要变化	1	2	3	4
30. 所有人在我们单位都能受到公平对待	**(1)**	**(2)**	**(3)**	**(4)**
31. 我有足够的社交和情感技能来做好我的工作	1	2	3	4
32. 我有机会在单位中晋升	**(1)**	**(2)**	**(3)**	**(4)**
33. 单位会对员工的额外付出表示感谢	1	2	3	4
34. 我的意见和建议在工作中被考虑	**(1)**	**(2)**	**(3)**	**(4)**
35. 我有足够的设备和资源来做好我的工作	1	2	3	4
36. 我的工作是我的重要组成部分	**(1)**	**(2)**	**(3)**	**(4)**
37. 单位提倡工作与生活相平衡	1	2	3	4
38. 单位努力防止员工受到骚扰、歧视或暴力的伤害	**(1)**	**(2)**	**(3)**	**(4)**
39. 当事故发生或风险被确定时，单位会有效地作出反应	1	2	3	4
40. 单位支持那些因精神健康状况休假后重返工作岗位的员工	**(1)**	**(2)**	**(3)**	**(4)**
41. 我认为我是工作社区里的一分子	1	2	3	4
42. 我的主管对我的表现提供了有益的反馈	**(1)**	**(2)**	**(3)**	**(4)**
43. 单位尽量降低了不必要的冲突	1	2	3	4
44. 我的主管认为社交技巧和其他技能一样有价值	**(1)**	**(2)**	**(3)**	**(4)**
45. 单位重视员工的成长和发展	1	2	3	4
46. 我的组织会庆祝大家共同创造的成就	**(1)**	**(2)**	**(3)**	**(4)**
47. 我会被告知可能会影响我工作的重要变化	1	2	3	4
48. 我的工作不会受到不必要的干扰和中断	**(1)**	**(2)**	**(3)**	**(4)**

续表

	完全不同意	不同意	同意	非常同意
49. 我致力于我的组织的成功	1	2	3	4
50. 我可以和我的主管谈心关于如何在遇到困难时维持工作与生活平衡	（1）	（2）	（3）	（4）
51. 我认为我所在的单位是心理健康的工作场所	1	2	3	4
52. 我有足够的设备和工具来保障我工作时的安全（防护服，充足的照明，符合人体工程学的座位）	（1）	（2）	（3）	（4）
53. 在单位，大家对员工心理健康的重要性有很好的理解	1	2	3	4
54. 员工和管理层相互信任	（1）	（2）	（3）	（4）
55. 我的部门提供清晰有效的沟通	1	2	3	4
56. 我的单位提供有效的方法来处理委托方的不当行为	（1）	（2）	（3）	（4）
57. 我的岗位能够很好地发挥我的优点	1	2	3	4
58. 我有机会在工作中培养我的人际交往能力	（1）	（2）	（3）	（4）
59. 单位重视我对工作的承诺和热情	1	2	3	4
60. 单位鼓励所有员工提出与工作相关的重要意见	（1）	（2）	（3）	（4）
61. 在面临多重任务时，我可以决定任务和责任的优先级	1	2	3	4
62. 我为我所做的工作感到自豪	（1）	（2）	（3）	（4）
63. 绝大多数时候，工作后我还有精力处理个人生活	1	2	3	4
64. 单位能有效处理可能威胁或伤害员工的情况（如骚扰、歧视、暴力）	（1）	（2）	（3）	（4）
65. 当员工提出对人身安全的担忧时，我的雇主会作出适当的反应	1	2	3	4

其他：

1. 在单位，由于我的文化 / 种族背景、残疾、性取向、性别或年龄，我正在经历歧视。

0）否　　　　　　1）是

2. 在单位，我被人欺负或骚扰，无论是口头上的还是身体上的。

0）否　　　　　　1）是

3. 在单位，由于我有精神疾病，我受到了不公平的待遇。

0）否　　　　　　1）是

衷心感谢您完成本次调查！

请您再浏览一下补齐遗漏条目！非常感谢！

调查员：＿＿＿＿＿＿＿＿　　审核员：＿＿＿＿＿＿＿＿

注意：此问卷中心理支持因素包含条目 1、14、27、40 和 53，组织文化因素包含条目 2、15、28、41 和 54，依次类推。

附录 2　工作场所心理健康促进活动

工作场所心理健康因素	工作场所心理健康促进活动			
	工作环境	培训与发展	沟通	推荐措施
心理支持	1. 消除对存在心理健康问题群体的谴责和歧视； 2. 支持管理部门、人力资源部门以及工会组织使用正式和非正式工作网络来处理员工心理健康问题； 3. 整合员工心理健康问题三级预防措施； 4. 建立讨论心理健康问题而不受歧视的工作场所文化	1. 面向所有员工开展教育、培训，以增强员工心理健康意识； 2. 面向管理层（比如人力资源部门、卫生安全部门、工会组织等）开展心理健康问题教育； 3. 培训或指导员工提高其人际交往技能和管理技能； 4. 提供培训机会帮助可能存在心理健康问题的员工； 5. 对存在心理健康问题的员工给予必要的支持（如时间、奖励）； 6. 审查提供心理健康服务的第三方，以确保恪守循证实践并关注服务效果； 7. 培训和动员“同伴支持”人员关注心理健康问题	1. 鼓励工作场所创建相互尊重的沟通文化，以便能够放心、开放地探讨心理健康问题； 2. 确保员工知晓单位有关解决心理健康问题的福利和方式； 3. 共享社会资源或在线资源来帮助解决心理健康问题； 4. 与因存在心理健康问题而无法工作的员工保持定期交流与支持	1. 提供福利来全面支持员工心理健康（例如，配备心理专业人士，制订员工与家庭援助计划等）； 2. 为可能有心理健康问题的员工提供早期干预支持与计划； 3. 适时帮助员工评估心理功能，以确定合适的治疗或调节方式； 4. 制订“继续工作”政策与行动计划，来帮助那些存在精神健康问题却仍在工作的群体； 5. 关注与心理健康安全相关的职业特异性危险因素； 6. 配备具备心理健康专业知识的工作人员，提供健康、成功的重返工作岗位服务； 7. 与员工共同制订具体的重返岗位工作计划，包括一系列积极应对精神健康问题的措施（例如分级重返岗位）。在这个过程中，协调好关键参与者至关重要

续表

工作场所心理健康因素	工作场所心理健康促进活动			
	工作环境	培训与发展	沟通	推荐措施
组织文化	1. 创建诚实、包容、公平的工作场所文化，并加以模式化、常态化； 2. 保持开放式工作环境以促进员工团结与交流； 3. 确保组织任务、价值观念和道德规范执行过程不乏味	1. 创造集体学习发展机会以增进感情（如团建活动）； 2. 为新进或初级员工安排指导教练以延续组织文化； 3. 面向所有员工开展有效沟通与矛盾处理相关的培训	1. 鼓励各层级员工增进互动与认知（可以利用午餐时间）； 2. 鼓励面对面的交流，尤其是处理有一定难度的问题； 3. 当决策有可能引起负面影响时，进行一些必要的说明和解释，同时保证给予尊重、真诚、关心和同情； 4. 与员工沟通管理决策，并适时寻求他们的帮助	1. 工作场所出现人际关系问题或者矛盾时，及时有效地给予回应； 2. 作出信任、公平与公正的声明，并公示； 3. 建立基于组织文化的工作准则与工作规程，来规范组织制定决策； 4. 引导所有员工对自己的行为负责，尤其要确保领导层或管理者一视同仁或更加严于律己
领导力	1. 在提拔晋升时，要着重考虑领导的情商； 2. 创造机会增加员工与管理层或领导者的日常交流与互动； 3. 确保员工非常清楚他们的任务和责任，以及对整个组织的贡献	1. 帮助新任领导熟悉工作岗位或开展工作见习计划； 2. 为监督管理部门提供领导技能相关的培训； 3. 培养监督 / 管理者关于有效沟通、情商和解决问题的能力； 4. 帮助新任领导了解组织文化和理念	1. 保持组织内部定期沟通（可通过邮件、公告或局域网）； 2. 保持员工与管理者之间定期、公开以及有效的沟通，尤其是过渡期、不稳定期等特殊阶段更要加强沟通； 3. 定期召开员工座谈会并且确保领导要出席	1. 定期回顾，确保工作不偏离组织目标； 2. 确保有关员工知晓并认同其岗位职责； 3. 明确说明领导或管理者的期望（比如通过协议条款进行说明）； 4. 通过合作或双向反馈，定期为所有员工进行业绩评价（包括管理层）

续表

工作场所心理健康因素	工作场所心理健康促进活动			
	工作环境	培训与发展	沟通	推荐措施
礼貌与尊重	1. 维护组织文化氛围，一旦出现无礼或不文明的行为，立即进行处置； 2. 及时有效处理矛盾，并确保后续跟进所有相关方； 3. 确保领导或管理者在场，更易分析、解决问题； 4. 强化有礼貌的领导行为	1. 提供工作场所礼貌行为相关的培训与资源（如人际矛盾冲突处理、愤怒管理等）； 2. 为工作过程中可能面临困难或发牢骚的员工提供支持与培训； 3. 实施多样化培训（如开展精神障碍问题的培训）	1. 所有沟通均应使用不含歧视意义的礼貌用语； 2. 所有沟通均应保证员工个人隐私； 3. 定期在位置明显的地方向员工展示礼仪与尊重相关的要求（如公告栏、员工手册）	1. 建立不当行为所致后果相关的实施指南和道德准则； 2. 招聘、雇用以及确定员工工作方向时，需说明礼仪和尊重相关的政策； 3. 对无礼行为采用“零容忍”的政策，但也需要建设性地解决问题； 4. 对于不当行为（包括不当的客户行为）要进行正式调查、收集资料和妥善解决； 5. 考虑备选解决方式（如督查专员介入、非正式的第三方机构介入、正式的调停等）
心理素养	1. 雇用或晋升员工时，除了考虑其专业技能与知识外，还应考虑其人际或情感能力，即管理情绪或处理人际关系的能力； 2. 创建一种重视情感能力的文化，并将其作为招聘、筛选、奖励以及晋升的准则； 3. 让能力较高者参与到新职位申请者的选拔过程中，或者作为晋升的内部候选人	1. 通过培训和面试来评估应试者人际或情感能力与某特定职位的匹配度，以及与整个团体组织的匹配度； 2. 帮助新员工获取工作岗位所需的人际或情感能力； 3. 设置人际或情感能力有关的培训，尤其要满足高需求岗位的需要	1. 鼓励或表扬人际或情感能力展示者； 2. 对人际或情感行为进行定期和综合性地评估，包括建设性的意见反馈；在适当情况下，考虑为员工重新安排与其人际或情感能力相匹配的工作岗位	1. 详细描述工作岗位要求，包括人际或情感能力要求； 2. 招聘过程中可预演工作中人际或情感能力需求； 3. 通过试用期可观察新晋职工与岗位匹配度，必要时给予进一步的反馈、培训与帮助； 4. 通过工作分析来评价岗位所需的人际或情感能力、对身体和知识的要求等

续表

工作场所心理健康因素	工作场所心理健康促进活动			
	工作环境	培训与发展	沟通	推荐措施
成长与发展	1. 创建重视与鼓励人际或情感能力发展的文化； 2. 强调“人际技能”对所有员工的重要性，尤其是对那些担任领导职务的重要性； 3. 创造一切资源与机会，来提高员工人际或情感能力	1. 询问员工对培训的投入，以促进其自身人际或情感的成长与发展； 2. 提供工作见习活动、工作共享或指导的机会，以促进人际或情感能力的提升； 3. 为注重培养人际或情感能力的培训提供专门的时间和资金支持	1. 对整个工作过程中表现出良好人际 / 情感行为的员工提供组织上的认可和鼓励； 2. 管理者或领导层需经常为员工表现进行建设性地反馈，并为进一步促进人际或情感能力发展提供机会与支持； 3. 为人际或情感成长与发展创造广泛的内外部沟通机会	1. 建立详细的人际或情感发展计划，并将其纳入绩效评价； 2. 为员工提供发展其人际或情感技能的机会，使他们有能力竞争内部职位； 3. 晋升决策中需考虑候选人的人际或情感能力
认可与奖励	1. 对在工作中加倍努力的员工表示感谢； 2. 认可并庆祝员工个人和专业上的成就； 3. 肯定结果的同时也要肯定员工的付出	1. 培训管理者树立定期且适当认可员工的理念； 2. 培训管理者有关建设性反馈的艺术性； 3. 认可员工参与培训与发展活动	1. 公布个人或团体取得的成果和成绩（可通过员工座谈会、海报或奖章、简报等）； 2. 向更高管理层反映员工收到的积极反馈； 3. 定期表扬员工（可以通过员工座谈会、早餐时间或评出月度最佳员工）	1. 对完成特殊任务或取得里程碑式成绩的个人或团体给予认可与奖励； 2. 按绩效给予奖励或奖金，可以是非金钱奖励（例如休假、优先挑选轮班时间、工作任务等）； 3. 及时给予认可
参与和影响力	1. 建立一种所有员工均享有一定程度的自主权，均承担一定的任务与责任的文化； 2. 将自上而下（管理者驱动）和自下而上（员工驱动）的方法与工作相关的决策结合起来，就如何改进工作提出正式和非正式的反馈意见	1. 培训帮助员工控制工作节奏（例如工作轻重缓急、时间分配等）； 2. 培训有效沟通技能（例如协商与解决人际关系矛盾）； 3. 培训与支持工作组自主开展工作（例如自我管理团队）	1. 有效沟通工作流程变化或变更，并给出合理解释，从而将所带来的影响降到最小； 2. 组织变更或转型时期鼓励员工积极参与； 3. 鼓励管理者与员工积极探讨如何改进和完成工作； 4. 对员工提出的改进措施要及时予以回应	1. 准确描述工作岗位职责与任务； 2. 确保所有员工都有确定的联络人（主管、办公室经理、工会组织等）来解决工作有关问题

续表

工作场所心理健康因素	工作场所心理健康促进活动			
	工作环境	培训与发展	沟通	推荐措施
工作负荷管理	1．制定一种能够明确评价工作质量和工作数量的方式； 2．根据不同岗位职责安排合理工作量； 3．适当允许员工弹性工作，如给予工作选择权、决定权等； 4．确保配备必要的设备和人员，以帮助有效完成工作； 5．制定并实施应急策略，以应对高需求时期工作量（如临时雇员、工作共享）； 6．在高要求工作阶段，要认可并感谢员工的努力	1．全面指导新员工，提供准确和真实的工作需求和期望信息； 2．根据个人特长和能力分配任务，确保整个过程的公平性； 3．提供管理工作负荷相关的教育（如时间管理、技术应用等）； 4．提供弹性工作、职业紧张管理等有关的教育（如自我调节策略等）	1．定期与员工进行沟通，指导他们如何管理调整自己的工作量； 2．告知员工做好应对某时期增加任务量的准备（例如季节性需求、转变高峰时段）； 3．积极让员工参与制定如何更好地管理工作量的策略	1．工作岗位书面描述要准确合理地说明生产预期； 2．为加班工作提供资金补偿或休假补偿； 3．确保系统实时记录工作空缺（如休假、病假或其他旷工等）； 4．分析岗位工作量需求、工作分配的公平性以及需求改进的空间； 5．在超工作量工作时，给予无报酬津贴（如报销用餐及交通费用等）
工作投入	1．工作中建立团队意识（例如组织团建活动）； 2．创造机会鼓励员工参与社会活动； 3．在组织层面上承诺“以人为本”的价值观； 4．对在工作中额外付出的员工表示认可与赞赏； 5．创造条件使得团队成员都能充分发挥自身才能； 6．营造轻松愉悦的工作环境，也可设置公共活动间供员工们聚集	1．培训管理者提高帮助员工投入工作的能力； 2．注重人才培养与指导； 3．培训员工作为组织代表，帮助招聘和建立 / 维护积极的公众形象	1．向员工和公众传达组织使命、价值观念； 2．公开表扬个人、团队或组织取得的成绩或成就； 3．通过焦点组访谈等形式，就如何提高工作投入征求员工意见。 4．确保员工在创建组织目标中具有一定发言权	1．制定管理者问责机制，如针对员工留职、工作投入等情况的问责。 2．提供与就业年限挂钩的激励措施； 3．给临时工或不稳定岗位员工提供帮助（如临时工、合同工、即将面临裁员或重组的员工）

续表

工作场所心理健康因素	工作场所心理健康促进活动			
	工作环境	培训与发展	沟通	推荐措施
工作 - 家庭平衡	1. 形成有管理层支持的工作 / 生活平衡有效模式； 2. 提供促进身体健康与平衡的机会（如去健身房、拥有私人时间、准假停薪等） 3. 支持员工在家或场外办公（可以配备需要的技术与资源）	1. 帮助指导员工平衡工作与个人生活； 2. 创造机会指导管理者支持自身及员工平衡工作与生活； 3. 提供外部与内部学习机会，学习非工作相关的知识（如参加育儿或老年人护理相关的讲座）	1. 组织承诺平衡整体健康与生产力； 2. 增加对单位和社区资源 / 项目中平衡工作与生活的认识； 3. 支持员工分享工作外的喜悦（如生孩子、周年纪念日、终身成就等）	1. 在可能的情况下灵活安排工作（如压缩工作计划、在家办公、在线会议、非全日工作、工作共享等）； 2. 给予倒班工人适当的帮助（如限制倒班数量、提前通知倒班、允许替代倒班）； 3. 为员工家属提供支持（如提供日托、健身设备、健康教育等）； 4. 评估员工对这些决策的认知程度（如工作弹性、有选择权）； 5. 工作高峰时段补偿休息机会（如工作量少时可休息）
心理保护	1. 创建一种重视、鼓励和促进心理健康与安全的文化； 2. 确保工作场所决策制定、程序实施公正（“程序公正”），确保工作场所决策结果公平（“分配公平”），以真诚、关怀、同情、尊重的方式来传达决策（“互动公平”）； 3. 创建一个可以安全机密地讨论和处理工作场所棘手问题的体系；	1. 持续提供关于组织 / 工会政策和项目的培训，内容涉及对骚扰、歧视、工作场所暴力与冲突管理； 2. 指导和培训管理者、人力资源部门和工会组织认识并维护工作场所的心理健康与安全； 3. 培训识别和处理工作场所紧张源相关的内容	1. 对现有的关于骚扰、歧视、暴力和冲突管理的政策提供持续的认识和交流； 2. 为员工提供机会来辨别和参与解决心理安全问题； 3. 交流现有资源、教育材料和有效管理压力源的方法	1. 遵守职业心理健康相关法律、法规、政策、标准； 2. 制定评估和处理员工心理健康损害（如骚扰、歧视和暴力）的政策和方案； 3. 随着法律、法规、政策、标准的变化，定期回顾和修订政策和方案； 4. 所有员工参与制定单位道德准则、文化和个人隐私声明； 5. 为那些经历过工作场所骚扰、歧视或暴力的员工提供内、外部援助政策和福利（例如员工援助计划等）；

续表

工作场所心理健康因素	工作场所心理健康促进活动			
	工作环境	培训与发展	沟通	推荐措施
	4. 要认识到确保心理安全不仅仅是一项政策，还包括持续的教育、实施和评价，并适时进行调整； 5. 鼓励和加强积极心理健康与安全的行为			6. 定期进行监测和风险评估，以帮助识别可能对员工心理健康与安全产生负面影响的因素； 7. 为风险较高人群提供政策与服务（如同伴支持、安全行走计划）； 8. 为员工提供充足的时间休息，尤其针对脑力劳动或体力劳动繁重者
人身安全	1. 审查工作时间安排，确保不会引起不必要的心理健康风险； 2. 如有必要，岗位描述中对健康危害因素进行说明（尤其心理健康危害因素）； 3. 及时有效地处理工作有关的疾病和事故； 4. 记录所有事件、事故和应对措施； 5. 确保在发生重大事故后作出及时有效的回应（如平息、报告、员工援助计划等）； 6. 为高风险作业的员工提供额外的支持和服务； 7. 确保员工有足够的时间和合适的条件进行休息	1. 培训员工如何最大限度地减少有害因素的接触； 2. 培训员工了解有害因素的心理健康与安全影响； 3. 采取措施减少有害因素对心理健康的影响（如调节合适的光线、噪声、报警器和通风）； 4. 培训员工识别、报告以及调查有害因素的能力； 5. 向员工提供识别有害因素的指南，鼓励及时、有效、安全地进行报告； 6. 指导员工掌握必要的知识和技能，帮助应对事件或事故带来的心理影响	1. 确保所有员工了解健康与安全相关的政策； 2. 向公众和员工公开健康与安全报告； 3. 向所有工作人员通报健康、安全领域的政策与法规变化； 4. 向所有员工传达组织和行业安全有关政策	1. 持续更新对有害因素的监测结果； 2. 将保护员工的人身安全作为组织文化的一部分； 3. 对面临健康风险的员工提供帮助和保护

附录3　症状自评量表(SCL-90)

指导语：以下列出了有些人可能会有的问题，请仔细地阅读每一条，然后根据近一星期以内下述情况影响您的实际感觉，在每个问题后标明该题的程度得分。

	题目	从无	很轻	中等	偏重	严重
1.	头痛	1	2	3	4	5
2.	过敏	1	2	3	4	5
3.	脑中有不必要的想法或字句盘旋	1	2	3	4	5
4.	头昏或昏倒	1	2	3	4	5
5.	对异性的兴趣减退	1	2	3	4	5
6.	对旁人责备求全	1	2	3	4	5
7.	感到别人能控制您的思想	1	2	3	4	5
8.	责怪别人制造麻烦	1	2	3	4	5
9.	忘记性大	1	2	3	4	5
10.	担心自己的衣饰整齐及仪态的端正	1	2	3	4	5
11.	容易烦恼和激动	1	2	3	4	5
12.	胸痛	1	2	3	4	5
13.	害怕空旷的场所或街道	1	2	3	4	5
14.	感到自己的精力下降，活动减慢	1	2	3	4	5
15.	想结束自己的生命	1	2	3	4	5
16.	听到旁人听不到的声音	1	2	3	4	5
17.	发抖	1	2	3	4	5
18.	感到大多数人都不可信任	1	2	3	4	5
19.	胃口不好	1	2	3	4	5
20.	容易哭泣	1	2	3	4	5
21.	同异性相处时感到害羞不自在	1	2	3	4	5
22.	感到受骗，中了圈套或有人想抓住您	1	2	3	4	5
23.	无缘无故地突然感到害怕	1	2	3	4	5
24.	自己不能控制地大发脾气	1	2	3	4	5
25.	怕单独出门	1	2	3	4	5
26.	经常责怪自己	1	2	3	4	5
27.	腰痛	1	2	3	4	5
28.	感到难以完成任务	1	2	3	4	5

续表

题目	从无	很轻	中等	偏重	严重
29. 感到孤独	1	2	3	4	5
30. 感到苦闷	1	2	3	4	5
31. 过分担忧	1	2	3	4	5
32. 对事物不感兴趣	1	2	3	4	5
33. 感到害怕	1	2	3	4	5
34. 您的感情容易受到伤害	1	2	3	4	5
35. 旁人能知道您的私下想法	1	2	3	4	5
36. 感到别人不理解您、不同情您	1	2	3	4	5
37. 感到人们对您不友好，不喜欢您	1	2	3	4	5
38. 做事必须做得很慢以保证做得正确	1	2	3	4	5
39. 心跳得很厉害	1	2	3	4	5
40. 恶心或胃部不舒服	1	2	3	4	5
41. 感到比不上他人	1	2	3	4	5
42. 肌肉酸痛	1	2	3	4	5
43. 感到有人在监视您、谈论您	1	2	3	4	5
44. 难以入睡	1	2	3	4	5
45. 做事必须反复检查	1	2	3	4	5
46. 难以作出决定	1	2	3	4	5
47. 怕乘电车、公共汽车、地铁或火车	1	2	3	4	5
48. 呼吸有困难	1	2	3	4	5
49. 一阵阵发冷或发热	1	2	3	4	5
50. 因为感到害怕而避开某些东西、场合或活动	1	2	3	4	5
51. 脑子变空了	1	2	3	4	5
52. 身体发麻或刺痛	1	2	3	4	5
53. 喉咙有哽塞感	1	2	3	4	5
54. 感到前途没有希望	1	2	3	4	5
55. 不能集中注意	1	2	3	4	5
56. 感到身体的某一部分软弱无力	1	2	3	4	5
57. 感到紧张或容易紧张	1	2	3	4	5
58. 感到手或脚发重	1	2	3	4	5
59. 想到死亡的事	1	2	3	4	5
60. 吃得太多	1	2	3	4	5
61. 当别人看着您或谈论您时感到不自在	1	2	3	4	5
62. 有一些不属于您自己的想法	1	2	3	4	5

续表

题目	从无	很轻	中等	偏重	严重
63. 有想打人或伤害他人的冲动	1	2	3	4	5
64. 醒得太早	1	2	3	4	5
65. 必须反复洗手、点数目或触摸某些东西	1	2	3	4	5
66. 睡得不稳不深	1	2	3	4	5
67. 有想摔坏或破坏东西的冲动	1	2	3	4	5
68. 有一些别人没有的想法或念头	1	2	3	4	5
69. 感到对别人神经过敏	1	2	3	4	5
70. 在商店或电影院等人多的地方感到不自在	1	2	3	4	5
71. 感到任何事情都很困难	1	2	3	4	5
72. 一阵阵恐惧或惊恐	1	2	3	4	5
73. 感到在公共场合吃东西很不舒服	1	2	3	4	5
74. 经常与人争论	1	2	3	4	5
75. 单独一个人时神经很紧张	1	2	3	4	5
76. 别人对您的成绩没有作出恰当的评价	1	2	3	4	5
77. 即使和别人在一起也感到孤单	1	2	3	4	5
78. 感到坐立不安心神不定	1	2	3	4	5
79. 感到自己没有什么价值	1	2	3	4	5
80. 感到熟悉的东西变成陌生或不像是真的	1	2	3	4	5
81. 大叫或摔东西	1	2	3	4	5
82. 害怕会在公共场合昏倒	1	2	3	4	5
83. 感到别人想占您的便宜	1	2	3	4	5
84. 为一些有关性的想法而很苦恼	1	2	3	4	5
85. 您认为应该因为自己的过错而受到惩罚	1	2	3	4	5
86. 感到要很快把事情做完	1	2	3	4	5
87. 感到自己的身体有严重问题	1	2	3	4	5
88. 从未感到和其他人很亲近	1	2	3	4	5
89. 感到自己有罪	1	2	3	4	5
90. 感到自己的脑子有毛病	1	2	3	4	5

附录 4　Goldberg's 普通健康调查表

	最近你——	经常	有时	偶尔	从来没有
1	无论做什么都能集中精力吗？	1	2	3	4
2	因焦虑而失眠吗？	4	3	2	1
3	感到在某事中正发挥着有益的作用吗？	1	2	3	4
4	感到能对某事作出决定吗？	1	2	3	4
5	感到一直过度紧张和疲劳吗？	4	3	2	1
6	感到不能去克服困难吗？	4	3	2	1
7	喜欢你的日常活动吗？	1	2	3	4
8	能正视问题而不回避矛盾吗？	1	2	3	4
9	一直感到不愉快和沮丧吗？	4	3	2	1
10	一直对自己失去信心吗？	4	3	2	1
11	一直认为你自己是一个无价值的人吗？	4	3	2	1
12	总的看来，你一直感到愉快吗？	1	2	3	4

注：此问卷由我国学者余善法提供。

附录 5　患者健康问卷(PHQ-9)

在过去两周,您是否受到以下问题困扰?

	题目	一直如此	一半以上	偶尔	完全不会
1	做事时都没有兴趣或很少乐趣	3	2	1	0
2	感觉心情不好,不开心	3	2	1	0
3	睡不着、睡不踏实,或睡得太多	3	2	1	0
4	感觉疲倦、没劲	3	2	1	0
5	胃口不好或吃得过多	3	2	1	0
6	觉得自己很失败,或是让人失望了	3	2	1	0
7	做事注意力难以集中,如看书、读报或看电视	3	2	1	0
8	行动或说话速度变得迟缓,以致别人可以察觉到;或者相反,坐立不安,烦躁,比平时更易到处走动	3	2	1	0
9	有轻生的念头或伤害自己的想法	3	2	1	0
10	上述9个小问题,给您的工作、家庭生活或与他人造成多大影响?				
	毫无影响		0		
	有点影响		1		
	很有影响		2		
	极大影响		3		

附录6　McLean职业紧张问卷

一、紧张因素

	题目	从来不	几乎不	有时	经常	一贯
1	不明白同事对你有何期望（要求）	1	2	3	4	5
2	工作中不得不做与你正确判断相反的事情	1	2	3	4	5
3	各级领导对你提出相互矛盾的要求时，你不能适应	1	2	3	4	5
4	感到工作负荷太重，在一个正常工作日里不可能完成	1	2	3	4	5
5	没有足够的时间去完成工作	1	2	3	4	5
6	感到因为工作影响了个人生活	1	2	3	4	5
7	感到工作范围和责任不明确	1	2	3	4	5
8	感到几乎无权去履行职责	1	2	3	4	5
9	不能够得到完成工作所必需的信息	1	2	3	4	5
10	不知道上级对你的工作评价如何	1	2	3	4	5
11	不能预测上级对某事的反应	1	2	3	4	5
12	在工作中有与上级不同的想法	1	2	3	4	5

二、应付能力

	题目	非常对	对	有点对	不很对	一点也不对
1	当工作出现问题时，你能及时改变工作方法	1	2	3	4	5
2	几乎用去所有的时间去考虑你的工作	5	4	3	2	1
3	能尊重别人的情感和意见	1	2	3	4	5
4	能认识到自己能力的局限和优势，并接受它	1	2	3	4	5
5	有很多好朋友	1	2	3	4	5
6	无论在工作时间内外，都喜欢运用自己的能力和技术	1	2	3	4	5
7	很容易对某人或某事厌烦	5	4	3	2	1
8	喜欢与看问题方式不同的人在一起交谈	1	2	3	4	5

续表

	题目	非常对	对	有点对	不很对	一点也不对
9	常做不能胜任的工作，或承担太多的工作任务而又无力完成它	5	4	3	2	1
10	在周末的娱乐活动中，你总是非常活跃、精力充沛	1	2	3	4	5
11	喜欢与同类型的人在一起工作	5	4	3	2	1
12	工作主要是为了生存，而不一定是因为喜欢	5	4	3	2	1
13	对自己的长处和短处有清楚的认识	1	2	3	4	5
14	常同与想法不一致的人争论	5	4	3	2	1
15	在工作中通常不能调动别人的工作积极性	5	4	3	2	1
16	对多方面的问题感兴趣	1	2	3	4	5
17	当工作不能按照你的设想进行时，就不知所措	5	4	3	2	1
18	通常不知道如何提出一个有争议的话题	5	4	3	2	1
19	常常能找到阻止你实现重要目标的人或事	1	2	3	4	5
20	常同上级或同事在工作上意见不合	5	4	3	2	1

三、工作满意度

	题目	非常满意	满意	一般	不满意	很不满意
1	同所了解的其他单位相比，你对自己的单位满意吗？	1	2	3	4	5
2	对自己所从事的工种满意吗？	1	2	3	4	5
3	对自己的工作条件满意吗？	1	2	3	4	5
4	对与同事在工作中的合作状况满意吗？	1	2	3	4	5
5	对你的直接上级在履行职责时所做的工作满意吗？	1	2	3	4	5
6	对你的直接上级在行使职权时所做的工作满意吗？	1	2	3	4	5
7	与你所承担的责任和付出相比，你对工资满意吗？	1	2	3	4	5
8	与其他单位同工种的工资相比，你对工资满意吗？	1	2	3	4	5

续表

	题目	非常满意	满意	一般	不满意	很不满意
9	自到现在的单位上班以来，你对工作上的进步满意吗？	1	2	3	4	5
10	对在单位中调换比较好的工种的机会满意吗？	1	2	3	4	5
11	对在现在的工作中发挥才能的程度满意吗？	1	2	3	4	5
12	你的知识水平满足你现在工作的需要吗？	1	2	3	4	5

注：此问卷由我国学者余善法提供。

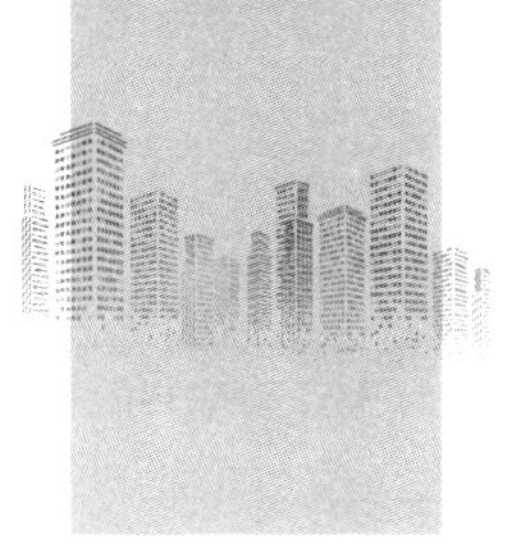

中英文名词对照

2014 版美国国家阿尔茨海默病解决计划	National Plan to Address Alzheimer’s Disease：2014 Update
5- 羟色胺	5-hydroxytryptamine，5-HT
Beck 抑郁问卷	Beck depression inventory，BDI
Connor-Davidson 心理弹性量表	the Conner-Davidaon resilience scale，CD-RlSC
Maslach 职业倦怠量表	Maslach burnout inventory，MBI
McLean 工作紧张问卷	McLean’s work stress questionnaire
Oldenbury 职业倦怠量表	Oldenbury burnout inventory，OLBI
Shirom-Melamed 倦怠测量量表	Shirom-Melamed burnout measure，SMBM
WHO 生存质量问卷	WHO quality of life questionnaire，WHO QOL
WHO 幸福感指数量表	WHO-5 wellbeing index，WHO-5

A

艾丁克工作能力调查问卷	Endicott work productivity scale
艾森克人格问卷	Eysenck personality questionnaire，EPQ
按摩	massage

B

边界理论	boundary theory

C

参与和影响力	involvement & influence
成长与发展	growth & development
出勤主义	presenteeism
创伤后应激障碍	post-traumatic stress disorder，PTSD

D

多巴胺	dopamine

多动	move often
多因素情绪智力量表	multiple emotional intelligence scale，MEIS

F

访谈调查	interview survey
付出 - 回报失衡	effort-reward imbalance
付出 - 回报失衡理论模式	effort-reward imbalance model，ERI Model
付出 - 回报失衡问卷	effort-reward imbalance questionnaire，ERIQ

G

改进	improve
改善人体工效	ergonomic
高峰体验	peak experience
个人成就感降低	reduced personal accomplishment
个人紧张反应问卷	personal strain questionnaire，PSQ
个性	personality
工作场所健康促进	workplace health promotion，WHP
工作场所心理健康促进	workplace mental health promotion，WMHP
工作负荷	workload
工作负荷管理	workload Management
工作 - 家庭平衡	work-family balance
工作控制力	job demand
工作满意度	job satisfaction
工作内容问卷	job content questionnaire，JCQ
工作生产力和活动受损问卷	work productivity and activity impairment questionnaire：general health
工作投入	work engagement
工作需求	job demand
工作需求 - 控制理论模式	job demand-control model，JDC Model
工作紧张测量量表	job stress survey，JSS
国内生产总值	gross domestic product，GDP

H

汉密尔顿焦虑量表	Hamilton anxiety scale，HAMA
好心情	feel good
患者健康问卷	patient health questionnaire-9，PHQ-9

J

积极心理学	positive psychology

积极溢出	positive spillover
积极组织行为学	positive organizational behavior, POB
计划	plan
加拿大心理健康委员会	Mental Health Commission of Canada, MHCC
加速药品合作伙伴计划	Accelerating Medicines Partnership, AMP
健康操	zumba
健康风险评估	health risk assessment
健康生产力受损量表	stanford presenteeism scale
健身时刻	wellness moment
焦虑自评量表	self-rating anxiety scale, SAS
倦怠测量量表	burnout measure, BM

K

卡特尔 16 种人格因素问卷	Cattell 16 personality factors questionnaire, 16PF
可支付医疗费用法案	Affordable Care Act

L

礼貌与尊重	civility & respect
良好睡觉	sleep well
领导力	clear leadership & expectations
流畅体验	flow
流调中心用抑郁量表	center for epidemiologic studies depression scale, CES-D
罗夏测验	Rorschach test

M

慢跑课程	NB jogging class
美国国家卫生基金会	National Sanitation Foundation, NSF
美国国家心理健康觉知月	National Mental Health Awareness Month
美国国家精神卫生研究所	National Institute of Mental Health, NIMH
明尼苏达多相人格测验	Minnesota multiphasic personality inventory, MMPI

N

内部模式	internal mode
内啡肽	endorphins

P

平民专家	citizen expert

Q

情感耗竭	emotional exhaustion
情景判断式情绪智力量表	Wong & Law emotional intelligence scale，WLEIS
情商问卷表	emotional quotient inventory，EQ-i
情绪胜任力量表	emotional competency inventory，ECI
情绪智力	emotional intelligence，EI
情绪智力量表	emotional intelligence scale，EIS
去甲肾上腺素	noradrenalin or norepinephrine，NA or NE
全方位士兵强健计划	Comprehensive Soldier Fimess，CSF
全面心理健康行动计划	Comprehensive Mental Health Action Plan，CMHAP

R

人格解体	depersonalization
人脑计划	human brain project，HBP
人身安全	protection of physical safety
认可与奖励	recognition & reward
认知	cognition

S

伤残调整寿命年	disability adjusted of life years，DALYs
设置模式	service mode
身体自尊	body self-esteem
肾上腺素	adrenaline，AD
生存质量	quality of life
实施	implement

T

通过推动创新型神经技术开展大脑研究	brain research through advancing innovative neurotechnologies，BRAIN
投资回报率	return on investment，ROI

W

外部模式	external mode
玩世不恭	cynicism
问卷调查	questionnaire survey
问题管理 +	problem management plus，PM +
污名	stigma

污名 stigmatization
物质滥用 substance abuse

X

效度 validity
效果评估 evaluate
心境状态 mood
心理保护 psychological protection
心理弹性 resilience
心理弹性量表 Conner-Davidson resilience scale，CD-RISC
心理弹性总训练 Master Resilience Training，MRT
心理疾病 psychosomatic diseases
心理健康 mental health
心理健康促进 mental health promotion，MHP
心理健康服务体系 Mental Health Service System
心理素养 psychological competencies & requirements
心理应激 psychological stress
心理障碍 psychological disorders
心理支持 psychological support
心理治疗发展路径项目 improving access to psychological therapies，IAPT
心理咨询 counseling
心理资本 psychological capital，PC
信度 reliability
信息加工 information processing
幸福感 wellbeing
需求评估 assess

Y

压力知觉 perceived stress
压力知觉量表 perceived stress scale，PPS
研究维度标准 research domain criteria，RDoc
一般工作紧张问卷 generic job stress questionnaire，GJSQ
一般健康问卷 general health questionnaire，GHQ
医院焦虑抑郁量表焦虑分表 hospital anxiety and depression scale for anxiety，HADS-A
医院焦虑抑郁量表抑郁分表 hospital anxiety and depression scale for depression，HADS-D
抑郁行为症状 depressive symptoms
抑郁焦虑压力量表焦虑分表 depression anxiety stress scale，DASS-21
抑郁焦虑压力量表抑郁分表 depression anxiety stress scale，DASS-21
抑郁情绪 depressed mood

抑郁体验问卷	depressive experiences questionnaire, DEQ
抑郁性神经症	depressive disorder
抑郁状态问卷	depression status inventory, DSI
抑郁自评量表	self-rating depression scale, SDS
有氧运动	cardio
瑜伽	yoga
员工心理援助计划	employee psychological assistance program, EPAP
员工援助计划	employee assistant program, EAP

Z

在线心理健康	e-mental health
症状自评表	symptom check-list-90, SCL-90
职业紧张量表	occupational stress inventory, OSI
职业紧张量表修订版	occupational stress inventory revised edition, OSI-R
职业酒精依赖项目	occupational alcoholism program, OAP
职业倦怠	burnout
职业认同	career identity
职业任务问卷	occupational role questionnaire, ORQ
职业效能降低	reduced professional efficacy
中国心理健康量表	Chinese psychological health inventory, CPHI
主观幸福感	subjective well-being, SWB
转介	referral
资源守恒理论	conservation of resources, COR
资源整合	assemble
自我观念	self-concept
自我效能	self-efficacy
自由搏击	body combat
自主平衡系统	self-generate physiogical coherence system, SPCS
自尊	self-esteem
组合模式	combined mode
组织动员	mobilize
组织文化	organizational culture
组织支持感	perceived organizational support